Esther Matolycz

Kommunikation in der Pflege

SpringerWienNewYork

Mag. phil. Esther Matolycz
Wien, Österreich

Printed in Germany

SpringerWienNewYork ist ein Unternehmen von
Springer Science + Business Media
springer.at

Umschlagbilder: iStock / Nurse hugging a senior man in a nursing home /
Dr. Heinz Linke (vorne links);
GettyImages / Mature male doctor by two female nurses /
Jochen Sands (vorne rechts);
© Frank Helmrich (hinten)

Satz: Jung Crossmedia Publishing GmbH, 35633 Lahnau, Deutschland
Druck und Bindung: Strauss GmbH, 69509 Mörlenbach, Deutschland

Gedruckt auf säurefreiem, chlorfrei gebleichtem Papier – TCF
SPIN: 12457601

Bibliografische Information der Deutschen Nationalbibliothek
Die Deutsche Nationalbibliothek verzeichnet diese Publikation in der Deutschen Nationalbibliografie; detaillierte bibliografische Daten sind im Internet über http://dnb.d-nb.de abrufbar.

ISBN 978-3-211-89011-0 SpringerWienNewYork

SpringerWienNewYork

Inhaltsverzeichnis

Statt einer Einleitung: zum Umgang mit diesem Buch

Dieses Buch hat sich die Bewältigung gleich zweier Drahtseilakte zum Ziel gesetzt: Es möchte zum einen praktische Hilfestellung für den Pflegealltag geben und zugleich über die Theorie der Kommunikation informieren. Zum anderen sollen dabei sowohl weitgehend Bekanntes als auch weniger populäre Ansätze und Denkmodelle vorgestellt werden.
Immer aber ist letztlich die Beantwortung von Fragen, die sich für Pflegende im Praxisalltag auftun und die vielleicht ratlos machen, das Ziel dieses Buches.
Auf dem Weg dorthin will das Buch zunächst dazu beitragen, Blickwinkel zu ändern und zu helfen, zwischenmenschliches Miteinander zu verstehen – und in der Folge, es bewusst und aktiv zu gestalten.

Dazu sollen jeweils Probleme, die sich in der Praxis ergeben können, gezeigt, benannt und analysiert werden. Schließlich werden praktische Handlungsorientierungen vorgeschlagen, die sich aber nicht als Rezept im Sinne einer jeweils einzig möglichen Lösung begreifen. Vielmehr ist der Leser[1] dazu aufgefordert, kreativ zu sein und die gegebenen Hinweise als Vorschläge und Orientierungshilfen zu verstehen, zu denen es selbstverständlich immer auch Alternativen gibt.

Dabei gehe ich zumeist nach folgendem Prinzip vor:
Zu Beginn jedes größeren Kapitels wird ein kurzer Überblick über seinen Inhalt gegeben. Die einzelnen Unterkapitel beginnen jeweils mit einem oder mehreren praktischen Beispielen aus dem Feld der Pflege.
In der Folge wird erklärt, um welche Theorie oder welches Phänomen aus der Kommunikationswissenschaft es sich dabei handelt. Schließlich werden Tipps für die Pflegepraxis gegeben – es wird also über-

1 Zugunsten der leichteren Lesbarkeit wurde auf geschlechtsneutrale Formulierungen verzichtet. Selbstverständlich sind aber jeweils *beide* Geschlechter gemeint.

legt, was die besprochene Theorie oder das besprochene Phänomen Pflegenden zu sagen hat.

Kommunikation zu gestalten und zu optimieren funktioniert nicht nach „Kochrezept". Diesbezügliche Kompetenzen werden Schritt für Schritt durch den immer wieder geübten Wechsel von Perspektiven erworben, wobei in manchen Situationen das Wissen um bestimmte Phänomene allein schon ausreichen kann, um die eigene Haltung und damit das Wesen der (kommunikativen) Beziehung zu Anderen zum Vorteil aller Beteiligten zu verändern.

Mitunter können ganz unterschiedliche Gefühle und die eigene Eingebundenheit in eine Sache verhindern, dass jener gedankliche Schritt getan wird, der aus der emotionalen Beteiligung an einer Situation heraus führt und der notwendig ist, um sie quasi „mit Abstand" zu betrachten, also zu **reflektieren.**
Weiters sind einerseits Zeit, andererseits Distanz zum Arbeitsalltag gefragt, oft auch der Mut, eigene Anschauungen auf den Kopf zu stellen oder Gegebenheiten kritisch zu hinterfragen.

Die berufliche Pflege ist ein weites Feld, und sie auszuüben, ohne zu kommunizieren – was eigentlich nur bedeutet, dass zwischen Lebewesen Bedeutungen vermittelt werden (Burkart 1998: 35) – ist nicht möglich. Vor allem aber sei gesagt, und hier möchte dieses Buch eine Hilfe sein: Gelingende Kommunikation verhindert nicht nur Probleme, Fehler und Missstimmungen, sondern schafft Möglichkeiten, die Interaktion (also die Prozesse der Wechselbeziehung) zwischen Menschen bewusst zu gestalten und zu erleben.

Der *erste Teil* des vorliegenden Buches beschäftigt sich mit den theoretischen Grundlagen der Kommunikation. Das geschieht jeweils vor dem Hintergrund typischer Beispiele aus dem Pflegealltag, anhand derer die zugehörige Theorie der Kommunikation erklärt wird: das sind zuerst die sogenannten „pragmatischen Axiome der Kommunikation" nach Paul Watzlawick und dann die „Anatomie einer Nachricht" nach Friedemann Schulz von Thun.
Am Ende eines jeden Unterkapitels sind – wie bereits erwähnt – Tipps und Orientierungshilfen für die Pflegepraxis zu finden.

Die anschließenden Ausführungen, die der Übersetzung von Florence Nightingales „Notes on Nursing" (Bemerkungen zur Krankenpflege), die erstmals 1860 (!) erschienen, entnommen sind, werden wiedergegeben und interpretiert. Ansonsten folgt dieser Teil des Buches nur teilweise dem oben angeführten Schema, da anstelle der Handlungsorientierungen versucht wird, Entsprechungen zu Nightingales Ausführungen in heutigen Kommunikations- und Interaktionsmodellen zu finden – mit, so viel sei schon verraten, zum Teil erstaunlichen Ergebnissen.
Danach werden – wieder dem eingeführten Schema folgend – Phänomene der Kommunikationstheorie in den Blick genommen, und zwar solche, die sich mit Prozessen des Verstehens beschäftigen.

Der *zweite Teil* des Buches hat spezielle Problemfelder der Kommunikation zum Inhalt: Es wird etwa überlegt, warum sich gewisse „Spiele" und Kreisläufe immer zu wiederholen scheinen, was es mit Situationen, in denen man nur das „Falsche" sagen und tun kann, auf sich hat, und wie man sich daraus löst. Und es geht um die Frage, warum – um ein großes Wort zu bemühen – selbst in der Verständigung das Ganze mehr ist als bloß die Summe seiner Teile.
Weiter widme ich mich einem Phänomen, das es in nahezu allen Pflegeteams gibt: der Berufung auf ein bestimmtes Pflegekonzept oder Besprechungsprotokoll, das mit dem Psychoanalytiker Wilfried R. Bion als „Gruppenbibel" verstanden werden kann. Warum das problematisch ist, möchte ich, wie auch in allen anderen Unterkapiteln, wieder anhand praktischer Beispiele zeigen und schließlich theoretisch erklären; am Ende werden ebenfalls Tipps für die Praxis gegeben.
In gleicher Weise werde ich auch darstellen, warum gerade (auch) in der Pflege den sogenannten Störungen unbedingt der Vorrang zu geben ist und welche Rolle der Begriff „Metakommunikation" dabei spielt bzw. welche Gefahren damit verbunden sind.

Der *dritte* Teil denkt darüber nach, welchen Einfluss die Pflegeabhängigkeit eines Menschen auf seine und/oder die Kommunikation derer, die ihn pflegen, hat.
Dabei werden, im gewohnten Schema, die Asymmetrie von Beziehung und Kommunikation zwischen Pflegenden und zu Pflegenden sowie das Phänomen der „Botschaft hinter der Botschaft" betrachtet.

Weiters beschäftigt sich dieser Teil des Buches mit der Bedeutung von Affekten, Aggressionen und Ängsten für das sprachliche Miteinander und zeigt auf, wie sie sich äußern können und wie mit ihnen umzugehen ist.

Der *vierte* Teil beschäftigt sich mit der Interaktion zwischen Menschen aus verschiedenen Kulturkreisen in der Pflege, wobei die Besonderheiten aus beispielsweise afrikanischen oder asiatischen Ländern in den Blick genommen werden – im Zentrum stehen auch hier Phänomene, die für unser Fach von herausragender Bedeutung sind. Dazu gehören der Schmerzausdruck und seine Funktion, unterschiedliche Verständnisse von Nähe und Distanz, die Frage, wie mit Differenzen im interkulturellen Team umzugehen ist oder was es bedeutet, mit muslimischen Klienten der Pflege in Interaktion zu sein.

Teil *fünf* hat verschiedene Situationen zum Thema, die sich überall dort ergeben können, wo im Berufsfeld „Pflege" kommuniziert wird. Ich habe mich dabei für jene Situationen entschieden, von denen ich denke, dass sie sowohl für möglichst viele Kollegen interessant als auch auf viele Felder übertragbar sind. Den Anfang bilden Überlegungen rund um das Aufnahme- oder Erstgespräch, weiter beschäftigt sich das Kapitel mit der sogenannten „Alltagskommunikation" – in der etwa dem Humor zentrale Bedeutung zukommt, aber auch kleine und größere „Machtspiele" Thema sind – und schließlich möchte ich der Kommunikation mit Angehörigen Aufmerksamkeit widmen. In diesem Kontext werden die „berühmten" Beschwerden und mögliche Widerstände behandelt. Auch hier wird für die unterschiedlichen Szenarien zumindest ein Fallbeispiel aus der Praxis gezeigt, um danach die zugehörige Theorie zu erörtern (wobei dabei zum Teil auf bereits Ausgeführtes zurückgegriffen wird). Schließlich werden wieder jeweils Tipps und Handlungsorientierungen für die Pflegepraxis gegeben.

Selbstverständlich sind dabei nicht alle Begrifflichkeiten und Probleme, mit denen man es im Zusammenhang mit der Kommunikation in der Pflege zu tun bekommt, aufgeführt. Oft habe ich mich in einer Sache auch auf einen zentralen Aspekt beschränkt.
Wer aber das Phänomen beispielsweise der Gewalt in der Pflege-Kommunikation vermisst, dem sei zugesagt, dass er nicht enttäuscht

werden wird. Dieses sensible Thema wird innerhalb der einzelnen Kapitel wiederholt behandelt, zudem werden natürlich Handlungsorientierungen zu dessen größtmöglicher Vermeidung gegeben.

Das Buch muss nicht notwendig „von vorne nach hinten" gelesen werden, auch wenn diese Lesart sicherlich – besonders im fünften Teil – sowohl Verständnis als auch Lektüre erleichtert. Prinzipiell können die einzelnen Teile auch unabhängig voneinander studiert werden.
Ich hoffe, mit diesem Buch Orientierung und Hilfe im Pflegealltag sowie informative Einblicke in das große Feld der Kommunikationswissenschaft geben zu können.

I. Klassiker der Kommunikations- und Pflegetheorie. Grundlagen

Noch heute, fast achtzehn Jahre später, erinnere ich mich gut an den ersten Praktikumstag meiner Pflegeausbildung. Wie ich es im theoretischen Unterricht gelernt hatte, wollte ich mich bei allen Patienten vorstellen und mit ihnen ins Gespräch kommen. Und natürlich wollte ich auf der Abteilung, einer großen, internistischen Station, möglichst das hinterlassen, was man einen guten Eindruck nennt.
Am Gang sah ich die Rufanlage blinken und ging ins Zimmer. Eine wohl 80-jährige Frau flüsterte immer wieder: „Das ist lauter Mist, den die mir hier geben, lauter Mist, alles Gift“ und ließ mich nicht aus den Augen. Eine andere Patientin verlangte „die Schüssel bitte, schnell!“, eine dritte war offenbar kurz davor, sich zu übergeben. Die Nierenschale, nach der ich – hektisch auf der Suche – eine ausgebildete Schwester fragte, die schnell auf einen Schrank deutete, kam keine Sekunde zu früh.

Zuerst gab ich den Vorsatz auf, mich bei jedem Patienten persönlich vorzustellen, dann auch die Erwartung, großartige Gespräche zu führen.
In einem anderen Patientenzimmer, in das ich nach diesem Erlebnis von der Schwester, die sich um mich kümmern sollte, mitgenommen wurde, saß eine alte, mürrisch wirkende Frau. Jetzt durfte ich mich vorstellen. Sie sah mich kurz an, sagte „soso“ und beachtete mich dann nicht weiter.
Die Schwester, die mich anleitete, zwickte die alte Frau mit Daumen und Zeigefinger ganz leicht in die Nase, hielt sie fest und wackelte ein wenig damit: „Haaa-llo!“ Das war gar nicht gut. Das Gesicht, das wusste ich bereits, war eine sehr intime Zone, da hatte man nicht einfach so hinzugreifen. Es war auch deutlich zu sehen, dass der Patientin nicht nach Scherzen und Kindereien zumute war. Doch überraschenderweise lachte sie auf, wollte gar nicht mehr aufhören und hielt die Hand der Schwester fest.

Eine runde Sache schien das mit den Gesprächen und überhaupt der Kommunikation nicht zu sein. Den Regeln jedenfalls folgte sie nicht.
Was mir auch bald klar war: Kommunikation fiel erst so richtig auf, wenn sie nicht funktionierte. Und jene, denen sie gelang, wirkten auf mich oft, als würden sie *intuitiv* agieren, also vielschichtige Situationen unmittelbar erfassen und entsprechend handeln.
Es kam, und diesen Eindruck gewann ich im Lauf der Zeit immer mehr, sehr oft auf *Zwischentöne* und *Stimmungen* an, die es wahrzunehmen und auf die es zu reagieren galt.
Ebenso oft waren es aber wenige klare Worte, die – endlich ausgesprochen – den gesamten Blick auf eine Sache ändern und damit zum hilfreichen *Steuerungsmechanismus* werden konnten.
Und manchmal ließ es sich schlicht nicht fassen, was genau es war, das diejenigen taten oder einsetzten, denen Gespräche und menschliches Miteinander aller Art so gut wie immer zu gelingen schienen.

Wie kann nun ein Fahrplan aussehen, dem dabei – bewusst oder unbewusst – jeweils gefolgt wird?
Zuerst ist es wichtig, möglichst viel über das Wesen menschlicher Kommunikation zu **wissen** und möglichst viele verschiedene Mechanismen zu **kennen,** da es wesentlich ist, vielschichtige Situationen zunächst **erfassen** zu können. Um es anhand eines Bildes zu sagen: um also sehen zu können, in welcher Gegend man sich überhaupt befindet.
Sachlagen richtig zu erfassen und zu analysieren erfordert neben dem Wissen darum natürlich immer auch Übung und Erfahrung.

In einem weiteren Schritt geht es daher darum, mögliche Arten, sich in den verschiedenen Gegenden kommunikativ zu verhalten, einzusetzen. Dafür kommen meist mehrere Kommunikationsarten in Frage, weshalb ich auch in der Einleitung dazu aufgefordert habe, sie nicht als „Rezept“ zu verstehen.
Letztlich sind die Kenntnis verschiedener Felder, Mechanismen und Methoden der Kommunikation wichtig, um sich dieses Wissens **bewusst** bedienen zu können.

Allerdings ist gelungener, zwischenmenschlicher Verständigung gerade diese Bewusstheit meist nicht anzusehen – weshalb sie wie In-

tuition wirken kann, was sie manchmal auch ist. Aber: Kommunikatives Handeln, das *allein* auf dieser Grundlage entsteht, lässt sich weder absichtsvoll wiederholen noch bewusst einsetzen.
Genau das aber ist in der Pflege, in der Kommunikation, Teil des professionellen Handelns und oft notwendig.

Zunächst möchte ich nun einige wesentliche Grundlagen vorstellen, auf denen die moderne Kommunikationswissenschaft aufbaut. Dann soll Florence Nightingale zu Wort kommen: Was sie bereits 1860 für die Pflege forderte, hat (auch wenn es noch nicht benannt war) doch mit dem zu tun, was uns in diesem Zusammenhang heute beschäftigt. Am Ende des ersten, großen Kapitels möchte ich mich Prozessen rund um gegenseitiges Verstehen widmen.

1. Paul Watzlawick: Fünf Axiome der Kommunikation und ihre Bedeutung für die Pflege

Der Psychotherapeut Paul Watzlawick (1921–2007) begründete gemeinsam mit anderen Forschern fünf sogenannte Axiome[2] der Kommunikation. In der Kommunikationswissenschaft ist die Rede von den „pragmatischen" (in diesem Fall den „verhaltensmäßigen") Axiomen (Watzlawick et al. 2007, S. 13).
Sie beschäftigen sich mit der Frage nach dem Wesen von Kommunikation und machen dabei Aussagen über sie.
Wo immer Menschen miteinander in Beziehung treten, sich zueinander verhalten, haben sie es mit dem zu tun, was diese Grundsätze beschreiben.
Selbstverständlich ist auch das Miteinander zwischen Pflegenden und zu Pflegenden davon betroffen.
Zunächst aber soll, wie in der Einleitung angekündigt, die Pflegepraxis Thema sein.

1.1 „Das strengt mich mehr an als alles andere" (Man kann nicht *nicht* kommunizieren)

Aus der Praxis (Nicht „denken" müssen)

Martha bittet darum, heute „im hintersten Winkel" die Medikamentenbestellung machen zu dürfen. „Ich will nicht denken müssen", sagt sie. Inge, die Leiterin der Inneren Station, erfüllt den Wunsch Marthas, die seit zehn Jahren auf 6B in der Pflege arbeitet.
„Manchmal kann ich nicht mehr, da will ich mein Hirn ausschalten", erklärt sie später Monika, die ihre erste Praktikumswoche hat. „Aber bei der Medikamentenbestellung musst du ja denken", meint die.

2 Ein Axiom ist ein Grundsatz, auf den weitere Teile einer Wissenschaft aufbauen. Er kann nicht bewiesen, allerdings auch nicht widerlegt werden.

„Stimmt", sagt Martha, „aber warte zwei Jahre, dann weißt du, was ich meine."

Aus der Praxis (Danilo)

Frau Eisen wartet in der Ambulanz der Unfallchirurgie. Als auf dem Bildschirm im Warteraum ihr Name aufblinkt, geht sie ins Behandlungszimmer eins. Ohne Blickkontakt mit ihr aufzunehmen oder sie zu begrüßen, nimmt der Arzt ihren Finger, hält ihn vor sich hoch und meint, zum Pfleger gewandt, nur: „Seeehr schön." Dann: „Keine Naht, nur Reinigung und so weiter." Daraufhin lässt er Frau Eisens Finger los und tippt etwas in den Laptop, ohne die Patientin anzusehen. Auch der Pfleger, auf dessen Namensschild „Danilo" steht, scheint kein Mann großer Worte zu sein. Er tätschelt Frau Eisens Finger, während er eine Kompresse auf die Wunde drückt, lächelt und beginnt mit der Wundreinigung.
„Ok", sagt er, nachdem er sterile Pflasterstreifen so um die Wunde gelegt hat, dass sie nicht klafft. Dann legt er einen Verband an. „Tetanus?", fragt der Arzt Danilo, und bevor sich dieser an Frau Eisen wenden kann, sagt sie: „Vor acht Jahren, aber da bin ich nicht sicher."
„Also dann!", ruft der Arzt, während er Danilo zunickt und von einer Schwester die nächste Patientin ins Behandlungszimmer rufen lässt. Danilo holt die Fertigampulle und bereitet auf einem Tablett Tupfer zur Desinfektion vor. „Angst?", will er wissen und Frau Eisen verneint. „Los geht's", sagt der Pfleger und zwinkert der Patientin mit einem Auge zu.

„Das da bleibt", sagt er als er den Alkoholtupfer auf die Einstichstelle drückt und deutet auf den Verband. „Fünf Tage." Er grinst und hält Frau Eisen mit gespielter Drohgebärde den ausgestreckten Zeigefinger vor die Nase.
„Wie war's?", fragt ihr Mann draußen, als sie aus dem Behandlungszimmer kommt.

Man kann nicht *nicht* kommunizieren

Paul Watzlawick sagt über Kommunikation – und das ist für die Analyse unserer Beispiele wichtig – Folgendes:

„Es muss ferner daran erinnert werden, dass das ‚Material' jeglicher Kommunikation keineswegs nur Worte sind, sondern auch alle paralinguistischen[3] Phänomene (wie z. B. Tonfall, Schnelligkeit oder Langsamkeit der Sprache, Pausen, Lachen und Seufzen), Körperhaltung, Ausdrucksbewegungen (Körpersprache) usw. innerhalb eines bestimmten Kontextes umfaßt – kurz, Verhalten jeder Art" (Watzlawick et al. 2007, S. 51).

Dass Kommunikation auch ohne Worte stattfinden kann, ist bekannt. Selbstverständlich wird auch durch Gesten, Mimik oder eben Körpersprache etwas vermittelt, das beim Gegenüber ankommt. Für uns zunächst interessant ist jener Teil des Zitates, in dem vom „Verhalten" die Rede ist.
Der Arzt, der ganz offensichtlich vermeiden möchte, mit Frau Eisen zu kommunizieren, zeigt nämlich genau durch sein Verhalten (er nimmt ihren Finger, hält ihn in die Luft als gehöre er niemandem, er wendet sich an den Pfleger, statt die Patientin direkt anzusprechen), dass er *nicht* beabsichtigt, ein Gespräch mit ihr zu führen. Kommuniziert hat er natürlich auch – und zwar, dass er, im alltäglichen Verständnis von Kommunikation – eben *nicht* kommunizieren will.
Tatsächlich gelungen ist ihm nur eines, nämlich die Vermeidung eines Wortwechsels.

Schließlich habe das **Verhalten,** so Paul Watzlawick, „vor allem eine Eigenschaft, die so grundlegend ist, daß sie oft übersehen wird: Verhalten hat kein Gegenteil, oder um dieselbe Tatsache noch simpler auszudrücken: Man kann sich nicht *nicht* verhalten. Handeln oder Nichthandeln, Worte oder Schweigen haben alle Mitteilungscharakter (...). Der Mann im überfüllten Wartesaal, der vor sich auf den Boden starrt oder mit geschlossenen Augen dasitzt, teilt den anderen mit, daß er weder sprechen noch angesprochen werden will, und gewöhnlich reagieren seine Nachbarn richtig darauf, indem sie ihn in Ruhe lassen" (Watzlawick et al. 2007, S. 51).

3 Damit ist alles das gemeint, was auch „neben" der rein *sprach*wissenschaftlichen Betrachtung eine Rolle spielt.

„Eine einzelne Kommunikation“, so Watzlawick, „heißt Mitteilung *(message)*[4] (...). Ein wechselseitiger Ablauf von Mitteilungen zwischen zwei oder mehreren Personen wird als Interaktion bezeichnet“ (Watzlawick et al. 2007, S. 50f).
Ob Letztere zwischen Frau Eisen und dem Arzt stattgefunden hat, lässt sich aus dem Beispiel nicht ersehen – wir wissen nichts darüber, ob die Patientin mit Verunsicherung, Gekränktheit oder Missbilligung auf dessen Versuche, wechselseitigen Austausch zu vermeiden, reagiert und ob sie diesbezügliche Signale gesendet hat.

Kommunikation funktioniere nämlich, wie Watzlawick ausführt, auch *einseitig,* auch wenn es dazu eines Senders *und* eines Empfängers bedürfe. Bei Letzterem komme schließlich etwas an. Seine (in unserem Fall Frau Eisens) *Reaktion darauf* aber *müsse* nicht zwingend vom Sender (z. B. dem Arzt) wahrgenommen werden.
Weiters führt Watzlawick aus: „Man kann auch nicht sagen, daß Kommunikation nur dann stattfindet, wenn sie absichtlich, bewußt und erfolgreich ist, d. h., wenn gegenseitiges Verständnis zustande kommt“ (Watzlawick et al. 2007, S. 52).
Wechselseitiges Miteinander dagegen wäre in seinem Verständnis bereits **Interaktion.**
Diese wiederum fand zwischen dem Arzt und Frau Eisen womöglich nicht statt. Dazu hätte er anhand ihrer **Reaktionen** wahrnehmen müssen, dass er die Patientin vielleicht verunsichert, eventuell sogar gekränkt hat. Die Interaktion fand offensichtlich vorrangig zwischen Pfleger und Patientin statt:
Danilo *hat* mit Frau Eisen interagiert und die beiden konnten sich verständigen – sogar so gut, dass Frau Eisen später zu ihrem Mann sagen wird, dass „ein sehr netter und lustiger philippinischer Pfleger da war.“
Kommuniziert haben alle Drei, indem sie Nachrichten gesendet und auch empfangen haben.

Die Figur Danilos, die ich beispielhaft für viele andere Kollegen gewählt habe, soll Pflegende vor allem entlasten: Gelingendes, interaktives Miteinander bedarf *keiner* kommunikativen Standards, keines

4 Anm.: also: „Nachricht“

perfekten Satzbaus und keiner lang andauernden Gespräche, zumindest nicht grundsätzlich.
Es ist vielmehr möglich, dass alles, worauf es ankommt, durchaus *auch* in wenigen Gesten, Worten und Bewegungen vermittelt wird.
Das soll nun kein Aufruf zu Wortkargheit oder „Kürze“ sein. Selbstverständlich ist es wünschenswert, ja eigentlich Pflicht, dass Pflegende sich vorstellen und Patienten über das, was sie tun, informieren.
Beispielsweise lässt aber ein Ambulanzbetrieb, in dem – oft in der Nacht – viele Patienten in kurzer Zeit versorgt werden müssen, nicht immer lange Dialoge zu. Gerade für die Pflege wird, was Kommunikation betrifft, gerne geraten, eine ruhige Atmosphäre zu schaffen und sich Zeit zu nehmen. Selbstverständlich wäre das auch auf unfallchirurgischen Ambulanzen, im Nachtdienst oder dann, wenn acht „Aufnahmen“ am Gang warten, wünschenswert. Doch das ist schlicht nicht immer machbar.
Natürlich hätte Danilo besser daran getan, sich zumindest vorzustellen und mehr Information zu geben, aber selbst mit seinem kommunikativen „Minimalprogramm“ konnte das Nötigste an Verständigung stattfinden und transportiert werden. Darüber hinaus fühlte die Patientin sich bei ihm offenbar in guten Händen.
Der Arzt entschied sich für einen Weg, der ihm zeit- und energiesparend erscheinen mochte. Vielleicht wollte er sich auch einfach auf nichts allzu „Nahes“ einlassen. Danilo arbeitete ebenfalls unter Bedingungen der Zeitknappheit, sah aber, was (unbedingt) notwendig war und tat es im Rahmen seiner Möglichkeiten – und Frau Eisen ist zumindest zufrieden.

Das erste Beispiel zeigt etwas, das meines Erachtens in der Pflege weitgehend tabuisiert wird – nämlich den Umstand, dass der Wunsch, nicht zu kommunizieren, vor allem aber nicht zu interagieren, einerseits häufig vorhanden ist und andererseits gerne versteckt wird. „Ich will nicht denken müssen“, sagt Martha. Als Monika entgegnet, dass die Medikamentenbestellung gerade damit verbunden sei, meint Martha nur: „Warte zwei Jahre, dann weißt du, was ich meine.“

„Patientenferne“ Tätigkeiten sind in der Pflege nicht unbeliebt – im Gegenteil. Wer sie ausübt, begründet das aber selten damit, sich

nicht mit Klienten verständigen und/oder auseinandersetzen zu wollen, sondern gibt – wie Martha – andere Gründe dafür an.
Interaktion ist anstrengend – muss man dabei doch die Reaktionen des Gegenübers miteinbeziehen und gedanklich vorwegnehmen, zudem befindet man sich in ständigem Austausch mit Anderen. Das gilt für das Patientenzimmer wie für den Sozialraum.
Rückzugsmöglichkeiten sind für Pflegende Mangelware und wer – wie Martha – sagt, dass er „nicht denken" will, meint oft nur, dass er auch einmal für sich sein und sich nicht acht, zehn oder zwölf Stunden am Tag der aufmerksamen Wahrnehmung und Rückmeldung dieser Wahrnehmungen widmen kann oder will.

Ich denke, dass es sich dabei um ein so nachvollziehbares wie legitimes Bedürfnis handelt. In dem Moment nämlich, in dem Pflegende auch nur in *Anwesenheit* ihrer Klienten tätig sind, kommt Watzlawicks Axiom zum Tragen:
„Man kann nicht *nicht* kommunizieren" (Watzlawick et al. 2007, S. 53).
Das hat viel mit Bewusstheit, auch Anstrengung zu tun, die allerdings (wie von Martha) nicht unbedingt bewusst wahrgenommen und schon gar nicht ausgesprochen wird.
Manchmal ist wohl der Rückzug (in Sozialräume, in denen man *alleine* ist, in Spülräume, Depots oder ins Stationszimmer) die einzige Möglichkeit, zu verhindern, dass ein Verhalten wie das des Arztes zum „Dauerprogramm" wird.
So sehr nämlich Kommunikation und Interaktion Aufgaben der Pflege sind, so sehr ist es, im wahrsten Sinn des Wortes, *not*wendig, sie manchmal unterlassen zu können – und zwar ganz bewusst. Wird sie dann wieder aufgenommen, soll und kann dies ebenso bewusst geschehen.

Für die Praxis:

- **Kommunikation** besteht nicht nur aus Worten (= **verbale Kommunikation**), sondern auch aus Blicken, Gesten, Mimik, Berührungen oder der Körperhaltung (= **nonverbale Kommunikation**[5]), überhaupt aus jedem Verhalten, das
- von einem Empfänger wahrgenommen wird, und zwar
- unabhängig davon, ob der Sender das beabsichtigt hat oder nicht.
- Jede ankommende Mitteilung (auch Gestik, Mimik oder Bewegung) ist Kommunikation.
- Erst der wechselseitige Ablauf solcher Mitteilungen wird als **Interaktion** bezeichnet.
- Nachdem man sich nicht *nicht* verhalten kann, gilt der Satz: „Man kann nicht *nicht* kommunizieren."
- Gerade im Krankenhaus sind wir mit Menschen konfrontiert, denen der Tagesablauf und die Gegebenheiten, die Pflegefachsprache, die Untersuchungen und das gesamte Terrain fremd sind. Umso sensibler und aufmerksamer beobachten sie alles, was rund um sie vor sich geht.
- Pflegenden muss *bewusst* sein, dass sie ständig beobachtet werden und ihr *Verhalten,* gerade dann, wenn direktere Formen der Kommunikation unterbleiben (müssen, etwa aus Zeitmangel), von Patienten als Informationsvermittlung gewertet wird, auch: dass diese dabei zu Interpretationen neigen können.
- Der Versuch, in Anwesenheit Anderer *nicht* zu kommunizieren, ist von vorneherein zum Scheitern verurteilt, da genau das nicht gelingen kann. Gezeigt wird dabei in der Regel nämlich nur, dass man nicht kommunizieren *will.*
- Besonders Pflegende brauchen **kommunikationsfreie Zeiten,** also Zeiten, in denen sie alleine sind und sich zurückziehen können! Diesbezügliche Wünsche weisen nicht auf unsoziales Verhalten oder mangelnde Professionalität hin, sondern sind ein Grundbedürfnis auch und gerade dann, wenn mit Menschen gearbeitet wird.

5 Also eben: Kommunikation *ohne* Worte

1.2 „Das haben Sie ja gut gemacht!" (Inhalts- und Beziehungsaspekt von Kommunikation)

Aus der Praxis (Verbesserungsvorschläge)

Marion hat ihre Ausbildung zur Krankenschwester vor drei Jahren beendet und ist seit einer Woche auf der Neurologie beschäftigt. Davor hat sie eine Ausbildung zur Wundmanagerin gemacht. Christel, die schon acht Jahre lang auf der Abteilung arbeitet, hat einen Patienten aufgenommen, mit ihm das Aufnahmegespräch geführt und gerade seinen Dekubitus verbunden, da seit über einer Woche ein Hydrokolloidverband angelegt war.
Marion hat zugesehen, steckt nun die Hände in die Taschen ihres Kasacks und sagt: „Das haben Sie ja gut gemacht."
„Fein", meint Christel kurz, desinfiziert sich die Hände und fährt den Verbandswagen aus dem Zimmer.
„Auf Körperwärme kann man den Verband vorher noch bringen, dann ist es perfekt", sagt Marion draußen zu Christel. Die geht weiter, ohne der Kollegin zu antworten.

„Unsere Wundmanagerin wird dir sagen, wie das funktioniert", flüstert Christel Ute ins Ohr, als diese später ein Wundprotokoll anlegt.

„Eigentlich ist es ganz ok, nur ein Abteilungsfossil gibt es dort wohl. Der darf man nichts vorschlagen, da ist sie gleich beleidigt", erzählt Marion am Abend ihrem Mann, der fragt, wie der Tag gelaufen ist.

Aus der Praxis (Hintergründe)

Stationsleitung Hannelore ist krank. Irene vertritt sie für eine Woche. „Kannst du bitte heute mit Tamara Frau Kaum baden und eine Anti-Dekubitus-Matratze einbetten?", sagt Irene bei der Dienstübergabe zu Michaela.
„Ich weiß nicht", gibt Michaela zurück, „ob das heute zu schaffen ist. Wir haben ja auch noch Herrn Schall, du weißt, wie lange das mit ihm immer dauert, und evaluieren muss ich auch noch."

„Schon, aber darum kommt ja Tamara zu dir in die Gruppe“, meint Irene, „und Ulli ist ja auch noch da.“
„Tamara“, betont Michaela, „ist zum Lernen bei uns, die sollte eigentlich einmal bei einer Gastroskopie zusehen, wenn sie schon auf der Inneren Praktikum hat.“
„Das mit Frau Kaum wäre aber wichtig“, meint Irene.
„Herr Schall ist auch wichtig, und Tamaras Praktikum auch“, sagt Michaela.
„Versucht es einfach“, schlägt Irene vor.
Zu Mittag zeigt sich, dass Frau Kaum nicht gebadet wurde und keine Anti-Dekubitus-Matratze bekommen hat.
„Hätte ich noch schneller machen sollen, was meinst du?“, fragt Tamara später Manuela, eine Krankenpflegehelferin.
„Vergiss das“, antwortet diese, „es war ja klar, dass es so gekommen ist, das weiß auch jeder. Da ging es um etwas anderes.“

Inhalts- und Beziehungsaspekt von Kommunikation

„Wenn man untersucht“, so Paul Watzlawick, „*was* jede Mitteilung enthält, so erweist sich ihr Inhalt vor allem als Information. Dabei ist es gleichgültig, ob diese Information wahr oder falsch, gültig oder ungültig oder unentscheidbar ist. Gleichzeitig aber enthält jede Mitteilung einen weiteren Aspekt, der viel weniger augenfällig, jedoch ebenso wichtig ist – nämlich einen Hinweis darauf, wie ihr Sender sie vom Empfänger verstanden haben will. Sie definiert also, wie der Sender die Beziehung zwischen sich und dem Empfänger sieht, und ist in diesem Sinn seine persönliche Stellungnahme zum anderen“ (Watzlawick et al. 2007, S. 53).

Was sich zwischen Irene und Michaela, auch zwischen Marion und Christel abspielt, ist ein so großes wie häufig vorkommendes kommunikatives Problem.
Bleiben wir fürs Erste bei Irene und Michaela.
Die Erwähnung der „unbeteiligten“ Kollegin Manuela sagt etwas aus, das auf den Kern der Sache hinweist: Eigentlich ging es weder um Zeitmangel noch um die Unmöglichkeit, bestimmte Pflegeinterventionen durchzuführen, also gar nicht um den **Inhalt** des Dialoges bei der Dienstübergabe.

Es gibt, was unter den Mitgliedern des Teams offenbar bekannt ist, ein Problem, das auf Ebene der **Beziehung** zwischen Michaela und Irene liegt. Ausgetragen wird es aber nicht dort, sondern anderswo, nämlich auf Ebene des **Inhaltes** des Gesprächs, das sich um Pflegeinterventionen dreht.
Wir wissen zunächst nichts Genaues darüber, wie Irene und Michaela zueinanderstehen. Es zeigt sich, dass Irene eine Anweisung gibt und Michaela sie nicht ausführt.
Wir wissen zunächst auch nichts Genaues über den Ablauf des Pflegealltages auf dieser Abteilung oder das übliche Arbeitstempo Michaelas, aber ein Bad und das Einbetten einer Anti-Dekubitus-Matratze bedeuten jeweils einen nicht unbeträchtlichen Arbeitsaufwand, der zu allen anderen Aufgaben noch dazukommt.
Machen wir einen Zeitsprung und hören, was man sich auf der Abteilung – jeweils unter vier Augen – nach dem Mittagessen erzählt:

„Unerträglich, wie Irene Chefin spielt, kaum dass Hannelore nicht da ist.“ (Michaela)

„Hast du das gesehen? Normalerweise ist das für Michaela kein Problem, die schafft das schon. Und Tamara und Ulli hatte sie auch noch in der Gruppe. Aber nein, kaum kommt etwas von mir, macht sie es prinzipiell nicht. Ich bin sicher, sie findet morgen wieder einen Grund, es nicht zu tun.“ (Irene)

„Wenn sie morgen wieder beginnt, herumzukommandieren, bin ich ab Mittwoch krank, das weiß ich.“ (Michaela)

Die (inhaltliche!) Aufforderung Irenes, nämlich Frau Kaum zu baden und ihr eine Anti-Dekubitus-Matratze zu geben, wird von Michaela als „Kommandieren“ und „Chefin-Spielen“ verstanden. Die (inhaltlich!) nicht erfolgte Ausführung dieser Aufforderung begreift Irene als bewussten Widerstand. Wie sich aus den späteren Aussagen der beiden ersehen lässt, will Irene ihre Position als Vertretung der Stationsleitung ganz klar behaupten – und Michaela will ebenso klar zeigen, dass sie nicht beabsichtigt, Irenes Position zu akzeptieren.

Sowohl Irene als auch Michaela lesen aus dem, was die Andere sagt oder tut, etwas heraus, das nichts mit der Sache selbst zu tun hat, und zwar etwas, das mit der Beziehung zwischen beiden im Zusammenhang steht. Beide mögen mit ihren Vermutungen recht haben.

Tatsache bleibt, dass hier Ebenen verschwimmen und möglicherweise beide ihr Tun von der Art ihrer Beziehung zueinander abhängig machen. Diese dominiert dann auch das Geschehen – und auch wenn inhaltlich weiter über Frau Kaum, das Bad und die Matratze gesprochen wird, geht es letztlich um das Verhältnis zwischen Irene und Michaela.

Bei Christels und Marions Kommunikation geht es ebenfalls nicht (mehr) hauptsächlich um die Frage, ob der Hydrokolloidverband durch Reiben auf Körpertemperatur gebracht werden soll. Thema ist nämlich (geworden), wer wem etwas sagen darf und wer welche Rolle im Interaktionsgefüge einnimmt. Ist es Marion, die Jüngere, die Christel „zu sagen hat", wie man den Spezialverband anwendet, oder ist es letztlich Christel, die über mehr (und langjährige) Erfahrung verfügt?

In beiden Fällen sind „Beziehungsdefinitionen" anstelle dessen getreten, was für die *Pflege* wichtig ist. Sie werden meist über all das transportiert, was neben der rein sprachlichen (also inhaltlichen) Vermittlung eine Rolle spielt:

Paul Watzlawick sagt dazu, dass diese „Beziehungsdefinition" nun vom Anderen akzeptiert oder abgelehnt werden könne. Er könne ihr aber auch „eine andere Definition geben."
In jedem Fall habe **dieser** Aspekt der Interaktion zwischen Menschen **nichts mit dem Inhalt** ihres Gesprächs zu tun, „sondern mit den gegenseitigen Definitionen ihrer Beziehung" – und zwar auch dann, wenn sie weiter beim „Thema" blieben (Watzlawick et al. 2007, S. 54).

In dieser Denkweise ist jene Ebene der Kommunikation, die über die Überbringung einer Information (etwa die Irenes: „Kannst du heute mit Tamara Frau Kaum baden und eine Anti-Dekubitus-Matratze einbetten") hinaus geht und immer vorhanden ist, eine **Metakommunikation** (vgl. dazu etwa Watzlawick et al. 2007, S. 56), also eine Mitteilung, die etwas über die Mitteilung selbst mitteilt („Kommunikation über Kommunikation"). Das kann ein Blick, die Betonung bestimmter Worte oder die Bezugnahme auf Dinge sein, die zwischen den beiden vorgehen und von denen sie wissen – z. B. auch eine (gemeinsame) Vorgeschichte.

In der rein *sprachlichen* Vermittlung (also jener, die frei von jeder nonverbalen Kommunikation wie Mimik, Gestik oder Tonfall ist), *fehle* einem Satz diese sogenannte „metakommunikative Verstehensanweisung" (Watzlawick et al. 2007, S. 56).
Werde er ausgesprochen, könne er auf verschiedene Arten mitgeteilt und damit auch verstanden werden, denn:
Nimmt man den Satz, den z. B. Irene sagt, und betont dabei jeweils ein anderes Wort, so zeigt sich bald, dass er völlig unterschiedliche Bedeutungen annehmen kann.
Das zweite Axiom Watzlawicks lautet demgemäß:
„Jede Kommunikation hat einen Inhalts- und einen Beziehungsaspekt, derart, daß letzterer den ersten bestimmt und daher eine Metakommunikation ist" (Watzlawick et al. 2007, S. 56).

Was können Irene, Michaela, Marion und Christel nun tun, um diese Vermischung der Ebenen zu vermeiden?

Grundsätzlich sollen Probleme, die es auf persönlicher, also auf Beziehungsebene gibt, auch dort geklärt werden. Christel täte gut daran, anzusprechen, dass sie sich von Marion bevormundet fühlt – ebenso Michaela bei Irene.
Auch könnte Marion zu Christel sagen, dass sie den Eindruck hat, sie sei „grundlos" beleidigt – sie habe ihr ja nur einen Vorschlag zur Verbesserung ihres Handlings mit dem Verband machen wollen.

Dagegen spricht allerdings, dass derlei Gespräche mitunter eine Art von Nähe mit sich bringen, die vielleicht gar nicht gewünscht ist – und dieser Aspekt scheint mir vielfach vernachlässigt.
Es ist nämlich kein Zufall, dass die „wirklichen" Schwierigkeiten je mit Dritten besprochen werden – Michaela, Irene, Marion und Christel wenden sich dabei vorzugsweise an jene Kollegen (oder Menschen aus ihrem Umfeld), von denen sie annehmen, dass sie die eigene Meinung teilen.

Der „Vorteil“ dessen ist, dass zunächst gedanklich und emotional keine „schwierigen“ Reaktionen, keine Betroffenheit des jeweils Anderen, auch keine gröberen Meinungsverschiedenheiten eingeplant werden müssen, denn genau das macht Kommunikation (besonders mit weniger vertrauten Menschen) anstrengend.
Der Schritt über diese Grenze kann ein Gewinn sein, und das ist häufig der Fall. Er kann sich aber auch als etwas herausstellen, das zumindest einem der beiden „zu tief“ oder zu nahe geht. Genauer beschäftige ich mich mit solchen Situationen im Kapitel II 1.; auch andere in diesem Buch besprochene Phänomene führen immer wieder an dieses Problem heran und zeigen Lösungswege auf, die allerdings vielschichtig sind – wie das Problem selbst.

Für die Praxis:

- Jede Kommunikation hat einen **Inhalts- und einen Beziehungsaspekt,** wobei
- der **zweite** oft **wesentlicher** ist als der erste, er geht nämlich über den Inhalt hinaus und
- sagt gleichzeitig, *wie* der Inhalt einer Mitteilung zu verstehen ist, indem
- er auch etwas über die Beziehung des Senders der Nachricht zu ihrem Empfänger aussagt.
- Das kann durch Blicke, die Betonung einzelner Worte, Gesten oder die (heimliche) Bezugnahme auf eine gemeinsame Vorgeschichte in einer Sache geschehen.
- Es ist wichtig zu wissen, dass die Beziehung zwischen Sender und Empfänger oft viel bedeutender ist als der Inhalt einer Nachricht.
- Man sollte deshalb bemüht sein, die beiden Ebenen zu trennen. Auch wenn ein Kollege mit – beispielsweise – „Besserwisserei“ oder „Beleidigtsein“ anstrengt, soll das vom Inhalt der Sache abgegrenzt und (trotz allem!) das getan werden, was „inhaltlich“ richtig ist (etwa den Hydrokolloidverband anzuwärmen oder Frau Kaum das Bad und die Matratze zukommen zu lassen).
- Es macht kaum Sinn, derlei „Vermischungen“ direkt in der Situation anzusprechen. Das soll in einer ruhigen Minute geschehen, vor allem dann, wenn das Problem bestehen bleibt und sich vielleicht wiederholt. Wie ein solches Ansprechen funktionieren kann, beschreibe ich im Kapitel I 4.4.

- Der Inhalt dieses Axioms ist besonders für das kollegiale Miteinander in der Pflege von großer Bedeutung, da sich hier vielfach Inhalte von Mitteilungen mit persönlichen Beziehungen vermischen, und zwar dergestalt, dass quasi „sachliche“ Nachrichten gerade dort vermittelt werden, wo die Botschaft eigentlich im Bereich des zwischenmenschlichen „Miteinanders“ angesiedelt ist (zu in Nachrichten enthaltenen Botschaften vgl. auch Kapitel I 2.1).

1.3 „Ich kann nicht anders, weil ...“ (Die Interpunktion von Ereignisfolgen)

Aus der Praxis (Die Schwester, die es immer eilig hat)

„Was kann ich für Sie tun?“ Petra hat Nachtdienst, draußen warten ein Mann und eine Frau, die noch aufgenommen werden müssen. Sie betritt das Zimmer von Frau Dorn, die geläutet hat. Die Patientin sagt: „Nein, nein, Schwester, nicht schon wieder davonlaufen, zuerst einmal brauche ich die Schüssel.“
„Bringe ich Ihnen“, entgegnet Petra und sagt, während sie das Zimmer verlässt, um sie zu holen: „Sonst noch etwas?“
Frau Dorn scheint zu überlegen. „Machen Sie bitte das Fenster auf und dann will ich einen Tee.“ Petra hat den Tee draußen am Wagen und bringt ihn sofort, nachdem sie das Fenster geöffnet hat. „So, nun wünsche ich Ihnen eine gute Nacht!“, sagt sie und will sich umdrehen.
„Ich habe gelesen, dass Abführmittel gar nicht gesund sind“, will Frau Dorn eine Unterhaltung beginnen.

„Das ist ein Wahnsinn mit der“, sagt Petra draußen zu Ursula, ihrer Kollegin. „Ab dem Moment, in dem ich im Zimmer war, hat sie überlegt, wie sie mich aufhalten kann, und natürlich gerade jetzt, wo der Stress am größten ist. Ich konnte sie gerade noch abwimmeln. Mal sehen, was ihr als Nächstes einfällt.“
„Ich weiß“, meint Ursula, „mir hat sie vorhin erklärt, dass die Schwestern sowieso nur davonrennen, keine nimmt sich Zeit und so weiter. Kennen wir alles.“

Aus der Praxis (Herr Mondschein)

„Schwester, Schwester, Schwester“, ruft Herr Mondschein. Er sitzt im Tagraum des Pflegeheims und beobachtet die Pflegenden. Diese laufen geschäftig hin und her, manchmal bleibt jemand kurz bei ihm stehen und sagt: „Nicht schreien, Herr Mondschein, wir sind ja da.“ Dann hält Herr Mondschein kurz inne und schaut. Kaum ist er wieder allein, holt er Luft und schreit, oft noch lauter als zuvor: „Schwester, Schwester, Schwester.“ Manchmal streckt er die Hand aus und versucht, das Pflegepersonal zu erwischen.
„Ja, Herr Mondschein, warum rufen Sie denn den ganzen Tag?“, fragt der Seelsorger, der durch die Abteilung geht und den Bewohnern einen guten Morgen wünscht. „Weil die Schwestern mir dauernd davonlaufen, keine bleibt stehen“, erklärt der Mann.

„Eine Ungeheuerlichkeit ist das“, ereifert sich eine Besucherin, „die Schwestern lassen den armen Mann schreien und rennen einfach weiter.“
„Wissen Sie“, erklärt Ulla ihr, „das geht nicht anders, er schreit ohne Pause nach uns, ganz egal was wir tun.“

Die Interpunktion von Ereignisfolgen

Von außen betrachtet scheinen Kommunikationsabläufe zunächst, so Watzlawick, Beavin und Jackson, ein ununterbrochenes Hin und Her von Mitteilungen zu sein. Allerdings, und nun kommen wir auch schon zum Kern der Sache, lege jeder, der an Interaktionen teilnehme, ihnen eine Struktur zugrunde, die als „Interpunktion von Ereignisfolgen“ bezeichnet werde (Watzlawick et al. 2007: 57 ff).
Wer interpunktiert, setzt sozusagen einen Anfang innerhalb eines eigentlich kreisförmigen Ablaufs von Ereignissen.
Je nachdem, *wo* dieser Anfang gesetzt wird, scheinen dieselben Einzelbotschaften kommunikativer Abläufe einmal die *Ursache* einer Reaktion und einmal die *Reaktion* selbst zu sein.
Das klingt komplizierter als es ist und soll anhand der genannten Beispiele verdeutlicht werden: Fragt man Frau Dorn, *warum* sie nach immer neuen Gründen sucht, Petra für sich zu beanspruchen, wird sie sagen: „Ich kann nicht anders, weil sie es immer eilig hat.“

Fragt man Petra, *warum* sie immer bemüht ist, das Zimmer von Frau Dorn so schnell als möglich zu verlassen, wird sie zur Antwort geben: „Ich muss das so machen, weil sie mich sonst ewig aufhält."

Einmal ist Petras Eile der Grund für Frau Dorns Versuche, Petra aufzuhalten – und einmal sind eben diese Versuche der Grund für Petras Eile.

Dasselbe lässt sich mit Herrn Mondschein und den Pflegenden durchspielen:
Aus deren Sicht laufen sie an Herrn Mondschein vorbei, *weil* er dauernd schreit.
Aus seiner Sicht schreit er dauernd, *weil* alle ihm „davonlaufen".

Dasselbe lässt sich auch im Zusammenhang mit Praxisanleitern und „desinteressierten" Schülern, die jeweils „ihre Aufgabe nicht wahrnehmen" (sie fragen nichts, *weil* man ihnen nichts zeigt oder man zeigt ihnen nichts, *weil* sie nicht fragen) und anhand vieler anderer Situationen, die uns täglich begegnen, exerzieren.

Grundsätzlich neigen wir also dazu, und hier ist zugleich der Knackpunkt in der Sache, das **eigene** Verhalten **als Reaktion auf das eines Gegenübers** zu begreifen und nicht etwa umgekehrt. Die Interpunktion ist „ein wesentlicher Bestandteil jeder menschlichen Beziehung", die Frage ist nur, *wie* sie gesetzt wird: „Diskrepanzen auf dem Gebiet der Interpunktion sind die Wurzeln vieler Beziehungskonflikte" (Watzlawick et al. 2007, S. 58), denn natürlich macht es einen Unterschied, ob ein Patient so fordernd erlebt wird, dass die „Flucht" aus dem Zimmer die (auch mit Blick auf die zur Verfügung stehende Zeit!) einzige Möglichkeit scheint, oder ob er es ist, der sein Verhalten als ständige Reaktion darauf wahrnimmt, dass man dauernd vor ihm „davonläuft". Das Axiom, in dem das zusammengefasst ist, lautet: „Die Natur einer Beziehung ist durch die Interpunktion der Kommunikationsabläufe seitens der Partner bedingt" (Watzlawick et al. 2007, S. 61).

Nun könnte man sich fragen, wer tatsächlich „angefangen" hat, allerdings „ist dieser Ausgangspunkt meist allen Partnern längst nicht mehr erinnerlich" (Watzlawick et al. 2007, S. 61). Wenn wir an Petra und Frau Dorn oder Herrn Mondschein und die Pflegenden denken, so zeigt sich, dass die „Rollenverteilung“ sich irgendwann derart eingespielt hat, dass diese für die Problemlösung tatsächlich in den meisten Fällen unerheblich ist – geht es doch in der Regel nicht um ein besonderes Ereignis, welches das (beidseitige) Verhalten begründet hat, sondern es ist das *Verhalten selbst,* das die Kette aufrecht erhält.

Das Problem (und damit auch ein Teil seiner Lösung) liegt für die Autoren „hauptsächlich in der (...) Unfähigkeit, über ihre individuellen Definitionen der Beziehung zu metakommunizieren“ (Watzlawick et al. 2007: 59). Das bedeutet, dass die Beteiligten meist nicht in der Lage sind, aus dem Kreislauf, in dem sie sich befinden, „auszusteigen“, die Sache quasi von außen zu betrachten und miteinander über die *Art* in der sich zueinander verhalten, zu sprechen.

Das ist, zugegeben, viel verlangt. Gerade Klienten der Pflege sind häufig so mit sich selbst beschäftigt, dass ein derartiger Perspektivenwechsel nicht möglich scheint – und auch für Pflegende ist es (aus verschiedenen Gründen) schwierig, so etwas zum Inhalt eines Gespräches zu machen. Ich kann mir nicht vorstellen, dass Petra und Frau Dorn dieses Kommunikationsproblem einfach „auf den Tisch legen“ und die unterschiedlichen Auffassungen besprechen können.

Was in der Pflege helfen könnte, wäre allerdings Folgendes:

Nachdem der Kreislauf, innerhalb dessen jeweils sozusagen inhaltlich reagiert wird, durchbrochen werden muss, könnte Petra Frau Dorn ganz einfach ihre Wahrnehmung der Situation rückmelden, indem sie etwa sagt: „Frau Dorn, ich habe das Gefühl, Sie überlegen, während ich eine Sache erledige, schon, was die nächste sein könnte.“

Das wäre für Frau Dorn eine Möglichkeit, endlich direkt auszusprechen, was sie beschäftigt, nämlich: „Sie haben ja nie Zeit. Sie laufen mir dauernd davon.“

Damit wäre zumindest eine Ebene geschaffen, die sich von jener der *gegenseitigen Reaktionen* (von denen noch dazu jede der beiden meint, sie sei die einzige Möglichkeit) abhebt.

Petra könnte nun sagen: „Ach, Frau Dorn, mir bleibt im Moment tatsächlich nichts anderes übrig, als schnell zu machen, aber wenn es ein wenig nachlässt mit der Arbeit, dann komme ich und nehme mir Zeit für Sie."

Nun ist das kein Allheilmittel, aber Frau Dorn hat zumindest auf einer anderen Ebene als jener des *Verhaltens* von Petra vermittelt bekommen, dass deren Möglichkeiten eingeschränkt sind und ihr Wunsch sich nicht erfüllen wird, so sehr sie sich auch darum bemüht.
Trotzdem mag es sein, dass Frau Dorn darauf nicht reagiert. Andererseits haben wir es auch mit Klienten wie Herrn Mondschein zu tun, die einer so rationalen Argumentation vielleicht aufgrund demenzieller Erkrankung oder anderer Umstände nicht zugänglich sind. Trotzdem muss der Kreislauf durchbrochen werden, da seine Fortsetzung für beide Interaktionspartner höchst anstrengend ist und vor allem beide unzufrieden zurücklässt.
Die Pflegenden hätten also noch die Möglichkeit, etwas für Herrn Mondschein (oder auch Frau Dorn) völlig Unerwartetes zu tun. Das ist, zugegeben, mit Zeitaufwand verbunden, aber das Verharren im Kreislauf kostet zumindest ebenso viel an Ressourcen.
Man könnte Frau Dorn durch ein Verhalten überraschen, das den **Kreislauf** von „Petra beeilt sich, weil die Patientin so fordernd ist – die Patientin ist so fordernd, weil Petra sich beeilt" usw. **durchbricht.**

Das könnte z. B. so aussehen:

Petra geht – trotzdem sie es eilig hat – mit einer bewusst anderen Haltung ins Zimmer und sagt, wenn oder bevor Frau Dorn mit ihren Aufzählungen beginnt: „Ich nehme mir jetzt Zeit für Sie. Überlegen Sie nur ganz in Ruhe, ich beginne einmal, und dann sage Sie mir der Reihe nach, was Sie gerne hätten." Frau Dorn wird zunächst überrascht sein, dann die Lage nutzen. Wenn sie fürs Erste fertig zu sein scheint, kann Petra sich neben Frau Dorn stellen und – ohne, dass diese darum gebeten hätte, fragen: „Sagen Sie, kann ich *noch* etwas für Sie tun?" – womit der Kreislauf sich zunächst sogar umgekehrt hätte.
Wichtig ist aber, dass sein Durchbrechen bewusst geschieht. Würde Petra sich „nur" etwas mehr Zeit lassen, ist es möglich, dass Frau Dorn das gar nicht wahrnimmt, sondern sich immer noch zu schnell „abgefertigt" fühlt – die zugehörige Aussage: „Ich nehme mir jetzt Zeit für Sie" ist also von Bedeutung.

Im Fall von Herrn Mondschein könnte eine solche unerwartete Reaktion z. B. so aussehen, dass die Schwester einen Sessel nimmt und sich fünf Minuten zu ihm setzt.

Ich habe die Erfahrung gemacht, dass das Durchbrechen eingefahrener Kreisläufe in der Regel einerseits „unter dem Strich" weniger zeitaufwendig ist als zuvor gedacht (Frau Dorn und Herr Mondschein holen sich Aufmerksamkeit und Zuwendung auf anderen Wegen ja doch, wenn sie diese nicht so bekommen wie gewünscht) – und es andererseits in jedem Fall effizienter ist als das Verharren in Interaktionsmustern, innerhalb derer die Bedürfnisse der Beteiligten jeweils unerfüllt bleiben.

Für die Praxis:

- In „Kreisläufen", an denen zwei Interaktionspartner beteiligt sind, neigt **jeder der beiden** dazu, sein Verhalten als Reaktion auf das des Anderen zu werten.
- Aus solchen Kreisläufen kann nur ausgebrochen werden, indem sie klar angesprochen werden, indem also darüber **metakommuniziert** wird. Das ist nicht immer einfach, aber eine denkbare Lösung.
- Im Rahmen der Pflege empfiehlt es sich oft (besonders wenn wir es mit belasteten Klienten zu tun haben, die sehr in ihrer Sicht der Dinge „gefangen" sind, was sich im Zustand von Angst, Sorge oder auch mangelhafter, situativer Orientierung befinden), **etwas zu tun, das den Kreislauf anderweitig unterbricht.** Das kann eine ganz unerwartete Reaktion sein, die die Pflegeperson setzt. Wichtig dabei ist, dass das auf eine Weise geschieht, die
- der Klient ganz bewusst spüren und annehmen kann. Es genügt also nicht, sich für beispielsweise Frau Dorn mehr Zeit zu nehmen – Petra sollte ganz klar sagen: „Ich nehme mir jetzt Zeit für Sie."
- Das bedeutet zwar im Moment tatsächlich ein Mehr an (zeitlichem) Aufwand, aber das Durchbrechen eines solchen Kreislaufs, der sich sonst quasi endlos fortsetzt, macht sich im Endeffekt bezahlt und ist letztlich die einzig mögliche Lösung für Probleme in der Interaktion, die darin begründet sind, dass beide Interaktionspartner den Ablauf von Ereignisfolgen unterschiedlich interpretieren. Ich komme auf dieses Phänomen nochmals im Kapitel II 1. zu sprechen.

1.4 „Und manches lässt sich gar nicht sagen" (Digitale und analoge Kommunikation)

Aus der Praxis (Unterstützung beim Essen)

„Und natürlich fragen Sie den Patienten, wie es ihm geht und informieren ihn vor jedem Arbeitsschritt", sagt Ulla im Unterricht, als sie verschiedene Pflegeinterventionen rund um die Unterstützung bei der Nahrungsaufnahme bespricht.
Im Praktikumsblock denkt Susanne, Auszubildende im ersten Jahr, an diese Worte, als sie Frau Huber zum Essen motivieren soll. „Die mag nicht recht", sagt die Stationsleitung zu ihr, „da müssen Sie sich Mühe geben." Susanne denkt an alles, was sie im Unterricht gehört hat. Sie stellt sich bei der Patientin vor, sagt ihr, was es zu Mittag gibt und fragt, wie es ihr geht. Frau Huber wirkt desinteressiert bis mürrisch und reagiert kaum. Nach zehn Minuten gibt Susanne auf. „Lass mich nur machen", sagt Krankenpflegehelferin Nadia, „ich weiß schon, wie das bei ihr geht."
Nadia setzt sich zu Frau Huber und fährt ihr mit dem Daumen über den Handrücken, ohne ein Wort zu sagen. „Das ist was", sagt sie, „dauernd stehen wir mit etwas anderem da, und jetzt auch noch das. Stimmt's?" Sie schiebt Frau Huber einen Löffel Suppe in den Mund. „Was ist das überhaupt?", fragt Nadia und grinst. „Wollen Sie's wissen?" Frau Huber schüttelt den Kopf, schluckt aber. „O. K.", lacht Nadia. Frau Huber isst nicht nur die Suppe, sondern das ganze Menü.

Digitale und analoge Kommunikation

Grundsätzlich ließen sich, so Watzlawick, Beavin und Jackson, Objekte auf zwei verschiedene Arten zum Gegenstand von Kommunikation machen. Die eine Möglichkeit sei, Dingen einen Namen zu geben. Dabei handle es sich um sprachliche Zuordnungen, die Objekten gegeben werden, um sie zu bezeichnen. So verstünden wir in der deutschen Sprache unter der Buchstabenfolge „H-u-t" eine Kopfbedeckung, es handle sich dabei also um ein „(...) Übereinkommen für diese Beziehung zwischen Wort und Objekt (...)", aber „außerhalb dieses Übereinkommens ergibt sich keinerlei weitere Beziehung, mit Aus-

nahme der sogenannten onomatopoetischen Wörter" (Watzlawick et al. 2007, S. 62).
(Ein „Onomatopoetikum" ist ein lautmalerisches Wort, etwa „Wau" – und wenn man es hört, denkt man an das Bellen eines Hundes).
Die Kommunikationsform, in der Objekten bestimmte sprachliche Zuordnungen gegeben sind, nenne man **digital.** Dieses „Mitteilungsmaterial ist weitaus komplexer, vielseitiger und abstrakter als analoges" (Watzlawick et al. 2007, S. 66).
Als **analog** nämlich werde jene Kommunikation bezeichnet, die u. a. im Ton der Sprache, der Gestik oder Mimik liege (Watzlawick et al. 2007, S. 63f).

Sowohl die digitale als auch die analoge Kommunikation haben eine bestimmte Funktion, wie in folgender Ausführung der Autoren deutlich wird:
„Wenn wir uns nun erinnern, dass jede Kommunikation einen Inhalts- und einen Beziehungsaspekt hat, so wird deutlich, dass die digitalen und die analogen Kommunikationsweisen nicht nur nebeneinander bestehen, sondern sich in jeder Mitteilung gegenseitig ergänzen. Wir dürfen ferner vermuten, dass der Inhaltsaspekt digital übermittelt wird, der Beziehungsaspekt dagegen vorwiegend analoger Natur ist" (Watzlawick et al. 2007, S. 64).

Geht man davon aus, dass in **digitaler** Form, also durch Worte, vorrangig der *Inhalt* einer Botschaft vermittelt wird, so wird mit dem **analogen** Teil der Kommunikation etwas über die *Beziehung,* das „Wie" mitgeteilt, in der sich Sender und Empfänger zueinander befinden.
Uns allen sind bestimmte Grußformeln bekannt – ich denke etwa daran, dass in vielen Berufen den Mitarbeitern zunehmend einzelne Satzbausteine, Begrüßungen oder Verabschiedungen vorgeschrieben sind, etwa: „Wir heißen Sie herzlich willkommen" oder „Was kann ich für Sie tun?" Nun ist durchaus denkbar, dass derlei Formeln so zum Einsatz kommen, dass man sich als Passagier oder Kunde weder willkommen fühlt noch den Eindruck hat, dass einem tatsächlich jemand helfen möchte. Selbstverständlich kann das aber auch sehr gut funktionieren – was ich damit sagen möchte, ist, dass **digitalen Kommunikationsanteilen** *allein* etwas Entscheidendes fehlt –

und darum ist es so schwierig, sie – und sei es in bester Absicht – zu standardisieren.

Analoge Kommunikationsanteile leisten nämlich das, was digitalen in gewissem Ausmaß fehlt, und zwar die klare „Definition von Beziehungen". Umgekehrt würde der Versuch, Digitales in Analoges zu übersetzen, „einen wesentlichen Verlust von Information" mit sich bringen (Watzlawick et al. 2007, S. 67).

Was bedeutet das nun für die Pflege?

Watzlawick, Beavin und Jackson betonen, dass überall dort, „wo die Beziehung zum zentralen Thema der Kommunikation wird", sich „digitale Kommunikation als fast bedeutungslos" erweise. Als Beispiele sprechen sie etwa „Liebesbeziehungen, Empathie, Feindschaft, Sorge" und den „Umgang mit sehr kleinen Kindern oder schwer gestörten Patienten" an (Watzlawick et al. 2007, S. 64), wobei unter „Störung" gravierende Probleme in der Interaktion zu verstehen sind. Denken wir nun an demenziell erkrankte Klienten, an Patienten, die sich im Zustand großer Angst, Sorge oder Unsicherheit befinden, wird deutlich, in welchem Ausmaß **analoge Kommunikationsanteile** als die eigentliche **„Sprache der Pflege"** begriffen werden können.
Ich möchte hiermit in keiner Form die Bedeutung der digitalen Verständigung mindern, denn gerade das „Senden" von **inhaltlicher Information,** die im Krankenhausalltag Orientierung schaffen und damit Sicherheit geben soll, bedarf wiederum unbedingt der **digitalen** Vermittlung.
Allerdings klärt sich mit der Unterscheidung der Funktion beider Formen, warum so manche, auch gut gemeinte, Erklärung auf taube Ohren zu stoßen scheint, da vielleicht anderes im Vordergrund steht.

Vielfach wird von verbaler und nicht- oder nonverbaler Kommunikation gesprochen – und grundsätzlich wird darunter auch dasselbe verstanden wie unter digitaler und analoger Vermittlung. Es darf jedoch nicht vergessen werden, dass auch die sprachliche Verständigung von analogen Anteilen begleitet wird – indem das Gesagte in einer bestimmten Satzmelodie, unter Hervorhebung einzelner Worte oder in einem bestimmten Tonfall vorgebracht und zugleich von Mimik und Gestik begleitet wird.

Für Frau Huber steht offenbar nicht die inhaltliche Informationsvermittlung im Vordergrund, der Patientin ist es – nach einem bereits achtwöchigen Aufenthalt auf der Station – egal, ob es heute Brokkoli- oder Spargelcremesuppe gibt oder wie die Schwester heißt, die sie ihr serviert. Davon kann und darf nun natürlich nicht ausgegangen werden – es wäre der Frau wohl auch egal oder sogar recht gewesen, hätte Nadia ihr diese (inhaltlichen) Informationen gegeben.
Wesentlich für die Patientin war etwas anderes, nämlich offenbar die Definition der Beziehung zwischen ihr und der Pflegenden. Nadia konnte das innerhalb weniger Momente klarlegen, zwischen Susanne und Frau Huber stellte sich die erforderliche Nähe allem Anschein nach nicht ein.
Was Nadia tut, mag von außen betrachtet einfach und vielleicht sogar unprofessionell aussehen. Beides ist nicht der Fall. Natürlich hat sie gegenüber Susanne einen entscheidenden Vorteil: Sie ist über das Stadium des „Probierens" bereits hinausgetreten – und hier gebe ich auch schon die Antwort auf die Frage nach Nadias Geheimnis: Selbstverständlich kocht auch sie nur mit Wasser. Und ebenso selbstverständlich hat Verständigung manchmal mit Faktoren zu tun, die nur bedingt beeinflussbar sind. Wir kennen das von uns selbst: Jemand „erinnert" uns an bekannte, vertraute Menschen und wir öffnen uns schnell. Oder aber wir empfinden Antipathie und senden entsprechende Botschaften.
Zu kommunizieren bedeutet zunächst *immer,* sich anzunähern und etwas auszuprobieren. Das gelingt ein Mal besser und ein anderes Mal weniger gut. Je mehr Möglichkeiten jemand hat, sich zu verhalten – und hier kommen die vielfältigen analogen Anteile zwischenmenschlicher Interaktion ins Spiel – desto größer sind seine Chancen, eine zu „treffen", die das Gegenüber erreicht.
Ich rate dabei zu **kleinen Schritten,** wobei die Reaktion des jeweils Anderen aufmerksam beobachtet werden muss. Hält er den Blick oder weicht er aus? Wie reagiert er auf Berührung? Beginnt er von sich aus zu sprechen oder verhält er sich eher abwartend? Jedes dieser Signale, die auch dann ausgesendet werden, wenn jemand *nicht* kommunizieren möchte, kann als kleiner „Wegweiser" verstanden werden (vgl. Kap. I 1.1).
Susanne täte nicht gut daran, ihr Erlebnis mit Frau Huber als Scheitern oder als Misserfolg zu werten. Sie hat ihre Interaktionsmöglichkeiten

nun erweitert – und meiner Erfahrung nach eignen sich Auszubildende die unterschiedlichen Arten, sich kommunikativ zu verhalten, ebenso schnell an wie andere pflegerische Fähigkeiten und Fertigkeiten. Das **Wissen** um die unterschiedlichen diesbezüglichen Möglichkeiten und deren **Bewusstmachung** erleichtert diesen Prozess allerdings entscheidend – macht es doch einen Unterschied, ob zufällig das „Richtige" getroffen wird oder man um bestimmte Phänomene weiß und ihren Einsatz daher absichtsvoll (und vorsichtig) ausprobieren kann.

Für die Praxis:

- Als „digitale" Anteile von Kommunikation werden jene bezeichnet, die „reinen" Inhalt transportieren, also Worte.
- Als „analog" gilt alles, was darüber hinaus vermittelt, *wie* eine sprachliche Nachricht zu verstehen ist.
- Analoge Anteile von Kommunikation sind nicht nur Mimik, Gestik oder Körpersprache, sondern auch die Betonung einzelner Worte, die Satzmelodie oder der Klang der Stimme.
- Auf digitale Weise werden Inhalte vermittelt, auf analoge Weise sozusagen Beziehungsbotschaften.
- Dieser Umstand erklärt, warum es möglich ist, dass ein- und derselbe Satz, von verschiedenen Menschen ausgesprochen, ganz unterschiedliche Wirkungen haben kann – und auch, warum Kommunikation, die anhand (schriftlicher) Standards vorgegeben ist, nicht zwingend funktionieren muss.
- Besonders im Umgang mit Klienten, die der Bedeutung von Worten nicht (mehr) zugänglich sind, kann analoge Kommunikation als „Sprache der Pflege" verstanden werden, welche Verständigung auf „zweiter Ebene" ermöglicht.
- Genaue Beobachtung dessen, was Klienten (auch analog!) aussenden, ermöglicht es uns zu überprüfen, ob und wie die „Beziehungssprache" verstanden wird. Gerade für diese Kommunikationsform kann es keine Standards geben. Hier darf und soll, wenn auch vorsichtig, ein wenig „experimentiert" werden. Wichtig dabei ist vor allem, sensibel für sowohl digitale als auch analoge Rückmeldungen zu sein.

1.5 „Es schaukelt sich immer weiter auf" (Symmetrische und komplementäre Interaktion)

Aus der Praxis (Die Suche nach dem Schal)

„So, dann noch die andere Tasche." Victoria steigt auf einen Sessel und holt die Reisetasche aus Frau Mosmanns Schrank. „Genau schauen!", ruft Frau Mosmann und Victoria kramt in allen Seitenfächern.

„Na?", fragt die Patientin und Victoria schüttelt ohne aufzusehen den Kopf. „Das gibt es nicht. Bringen Sie mir meine Handtasche", befiehlt Frau Mosmann energisch und Victoria holt das Gewünschte vom Garderobenhaken. Die Patientin nimmt ein Adressbuch aus der Handtasche und hält sie Victoria hin: „Hängen Sie das zurück, aber ordentlich. Und dann rufen Sie die Nummer hier an", sie hält das Buch mit dem Daumen auf einer bestimmten Seite offen, „und wenn mein Mann abnimmt, geben Sie mir das Handy. Wenn nicht, versuchen Sie es in fünf Minuten noch einmal."

An der Zimmertür klopft es, dann steht Birgit im Zimmer. „Vicky, da bist du ja!", sagt sie zu ihrer Kollegin, die verzweifelt aussieht. „Wir haben dich gesucht", sagt Birgit noch, hat sich dann aber ein Bild von der Situation gemacht.

„Frau Mosmann", sagt sie, „was können wir für Sie tun?"

„Die soll da bleiben", deutet die Patientin auf Victoria, „ich brauche sie noch."

„Vielleicht kann ich Ihnen helfen?" bietet Birgit an. „Nein, es geht um meinen Seidenschal", gibt Frau Mosmann zurück, „das soll die andere Schwester hier machen."

„Es ist so", sagt Birgit, „dass meine Kollegin in der Pflege benötigt wird – wie wir alle. Um einen Seidenschal zu suchen haben wir, um ehrlich zu sein, keine Zeit. Ich kann mir schon vorstellen, dass das für Sie wichtig ist, aber leider ist es unter den gegebenen Umständen nicht möglich."

Frau Mosmann atmet tief ein und aus, seufzt und verdreht die Augen, akzeptiert aber, was Birgit sagt und packt das Adressbuch ein.

Symmetrische und komplementäre Interaktion

Im obigen Beispiel haben wir es mit zwei unterschiedlichen Formen von Interaktion zu tun, von denen eine besonders deutlich wird – und zwar jene, die Watzlawick, Beavin und Jackson als „komplementäre Interaktion" bezeichnen (Watzlawick et al. 2007, S. 68 ff).

Das Verhalten von zwei Menschen kann „spiegelbildlich" sein – was seine Ursache darin hat, dass die Beziehung zwischen beiden auf „Gleichheit" beruht. Es ist egal, um *welches* Verhalten es sich dabei handelt – „da die Partner sowohl in Stärke wie Schwäche, Härte wie Güte und jedem anderen Verhalten ebenbürtig sein können." In diesem Fall spricht man von „symmetrischer Interaktion". Dabei wird danach gestrebt, Unterschiede zu vermindern und ein möglichst großes Maß an „Gleichheit" zu erreichen. Beide kommunizieren also nach demselben Grundmuster, das sich dabei eventuell steigern kann; ein typisches Beispiel dafür ist, wenn zwei Menschen je von besonders dramatischen Ereignissen erzählen und einander dabei „überbieten" wollen.

In der (wie in unserem Beispiel zwischen der Patientin und Victoria stattfindenden) „komplementären" Interaktion hingegen beruht eine Beziehung auf Ungleichheit und es gibt darin zwei verschiedene „Positionen", wobei Einer die „superiore" (also überlegene), der Andere die „inferiore" (also untergeordnete) Position einnimmt; es kommt somit zu einem Ungleichgewicht (Watzlawick et al. 2007, S. 69).

Worauf dieses Ungleichgewicht auch immer beruht (die Autoren führen dabei verschiedene gesellschaftliche Kontexte oder Beziehungsformen an), das Wesentliche dabei ist, dass diese unterschiedlichen, „aber einander ergänzenden Verhaltensweisen sich gegenseitig auslösen. Es ist nicht etwa so, dass ein Partner dem anderen eine komplementäre Beziehung aufzwingt; vielmehr verhalten sich beide in einer Weise, die das bestimmte Verhalten des anderen voraussetzt, es gleichzeitig aber auch bedingt" (Watzlawick et al. 2007, S. 70).

Menschen können sich im Rahmen der verschiedensten Beziehungen also **symmetrisch** oder **komplementär** zueinander verhalten,

einmal beruht das Miteinander auf Gleichheit, einmal auf Ungleichheit. Wesentlich dabei ist, dass es gerade beim „ungleichen“ Verhalten immer **beide Interaktionspartner** sind, die die Aufrechterhaltung bzw. die Festigung der derart gestalteten Beziehung ermöglichen.
Frau Mosmann verhält sich also zu Victoria, wie sie es eben tut, da Victoria das Spiel mitspielt. Das zeigt sich besonders, als Birgit, die mit Frau Mosmann symmetrisch kommuniziert, Teil der unangenehmen Szenerie wird: In zwei Sätzen beendet sie den Kreislauf, in dem Victoria immer mehr zur Dienstbotin und Frau Mosmann zur „Herrin“ der Lage wird. Birgit hätte auch „mitspielen“ können, sie tat es aber nicht.

Das Problematische an der Sache ist, dass diese Muster nicht leicht zu durchbrechen sind, sobald die Rollen erst einmal verteilt wurden – was Birgit für sich verhindern konnte.
Die Kommunikation in unserem Beispiel ist, sowohl was ihre sprachlichen als auch ihre nichtsprachlichen Anteile betrifft, recht eindeutig: Frau Mosmann befiehlt vom Bett aus, Victoria durchwühlt, ohne Blickkontakt halten zu können, die Taschen der Patientin und befindet sich durchgängig in der abhängigen, rechtfertigenden Position.
Natürlich ist das gerade im Rahmen der Pflege auch umgekehrt gut denkbar – jeder kennt das Bild der „strengen“ Krankenschwester, die wie ein Feldwebel kommandiert, während der Patient immer kleiner und unterwürfiger wird.
Birgit hingegen kommuniziert (wenn auch in abgeschwächter, vor allem aber sehr höflicher Form) in symmetrischer Weise mit Frau Mosmann.

Zunächst sollen diese Ausführungen dabei helfen, sich alles, was Kommunikation ausmacht und (mit-)bestimmt, bewusst zu machen. Victoria hat in der Situation wohl ein unangenehmes Gefühl, wird später auch sagen, dass sie sich „wie eine Dienstbotin behandelt“ fühlte.
Hilfreich wäre für sie, zu reflektieren, mit welchen sprachlichen und nichtsprachlichen Signalen sie womöglich Unterlegenheit signalisiert und somit Frau Mosmann in ihrem Verhalten *bestätigt.*

Es ist darum von Bedeutung, zu wissen, welche (eigenen) Worte, Formulierungen oder Gesten man selbst mit der „überlegenen“ Rolle in

Verbindung bringt – und welche eher dazu führen, dass man sich klein und hilflos fühlt.
Ebenso kann überlegt werden, welche Botschaften einen ruhigen, schüchternen und unsicheren Patienten oder auch Auszubildenden oder Kollegen aus der Reserve locken können und welche umgekehrt geeignet sind, dominanten Gesprächspartnern zu signalisieren, dass man nicht beabsichtigt, sich an bestimmten kommunikativen Spielen zu beteiligen. Könnte sie aktiv auf ein solches Instrumentarium zurückgreifen, fiele es Victoria leichter, aus dem Kreislauf auszusteigen, bevor er sich erst festigen kann.

Es geht hier eindeutig *nicht* darum, die beiden Interaktionsformen als gut oder schlecht zu kategorisieren. Gerade komplementäres Verhalten ist, wie auch Watzlawick, Beavin und Jackson betonen, in unterschiedlichen Kontexten (etwa im Zusammenhang mit bestimmten Formen des Lehrens und Lernens) durchaus angebracht (Watzlawick et al. 2007, S. 69).
Die Muster können allerdings so übertrieben werden, dass sie das Handlungs- und Reflexionsvermögen zumindest eines Interaktionspartners erheblich einschränken.

Für die Praxis:

- Symmetrische Kommunikation beruht auf Gleichartigkeit der Interaktion zweier Menschen.
- Komplementäres Rollenverhalten zeichnet sich meist dadurch aus, dass eine Person „den Ton angibt“ und die andere ihr sozusagen „folgt“. Dabei ist es wichtig, zu wissen, dass **jede** der beiden Personen mit ihrem Verhalten das der anderen erst **ermöglicht** und somit den Kreislauf unterstützt.
- Zunächst ist komplementäre Interaktion nichts grundsätzlich Schlechtes. Es gibt durchaus Klienten, die eine „starke“ Pflegeperson wünschen. Gefährlich daran ist aber, dass die Ein- und Übernahme von Rollen so ausgeprägt sein kann, dass sich beim „unterlegeneren“ Partner tatsächlich Hilflosigkeit (Klienten, die schließlich Ressourcen verlieren) oder (wie bei Victoria) das Gefühl von Ohnmacht einstellt.
- Pflegende sollen immer wieder überprüfen, welche Rolle sie in einem Interaktionsgefüge einnehmen und durch welche kommu-

nikativen Gesten sich diese Rolle auszeichnet, damit sie bei Bedarf wieder verlassen werden kann.

- Wichtig ist das Bewusstsein, dass die komplementäre Interaktionsform nur „überleben“ kann, wenn beide Partner sich aktiv daran beteiligen. Steigt der Eine (etwa Victoria) aus, muss auch der Andere (Frau Mosmann) seine Rolle aufgeben.

2. Friedemann Schulz von Thun: Die Anatomie einer Nachricht und die Bedeutung für die Pflege

2.1 „Das kann man so und anders verstehen" (Die Anatomie einer Nachricht)

Aus der Praxis (Die Fliege)

Anna hat einen Zehnstundendienst hinter sich und ist müde. Sie wird mir später erzählen, dass sie sich in solchen Situationen auch auf den Feierabend nicht freuen, sondern nur an den Dienst am nächsten Tag denken kann. In ihrer Pflegegruppe waren heute acht Aufnahmen zu bewältigen und drei Frischoperierte zu betreuen. Die Tochter eines Patienten hat sich mehrfach über das Essen beschwert, der Stationsarzt ist nicht da und wird durch eine Kollegin vertreten, die die abteilungsinternen Abläufe kaum kennt und ein Anruf der Blutbank steht auch noch aus.

Auf Zimmer elf muss Anna einen Verband bei Frau Ahorn wechseln. Als sie damit fertig ist, deutet Frau Zeisig, die neben Frau Ahorn liegt, zur Wand und sagt: „Schwester, sehen Sie, hier ist eine Fliege."

„Tut mir leid, ich habe zu tun", gibt Anna zurück und verlässt das Zimmer, bevor Frau Ahorn oder Frau Zeisig noch etwas sagen können.

„Die Zeisig glaubt auch, dass wir ihre Dienstmädchen sind", sagt sie bei der Dienstübergabe und verdreht die Augen.

„In solchen Momenten", sagt Anna, „frage ich mich, ob ich im richtigen Beruf bin."

Aus der Praxis (Validation):

Elena ist neu auf der Chirurgie. Am Donnerstagabend ihrer ersten Woche im Dienst findet die Teamsitzung statt und ein wichtiger Besprechungspunkt dabei ist, dass der Anteil an geriatrischen, demenziell erkrankten Patienten ständig zunimmt. „Ich habe einen Validationskurs gemacht", meldet Elena sich zum ersten Mal während der Sitzung zu

Wort. „Das ist fein", entgegnet die Stationsleitung, „wie wäre es, wenn du uns einmal ein kleines Referat darüber halten würdest?" Elena sagt nicht viel dazu und ist unsicher, ob es richtig war, das zu erwähnen. Anschließend geht man zum nächsten Besprechungspunkt über.
In der Pause wendet sich Elena an Monika, die ihr sympathisch ist: „Da habe ich mir ja etwas eingebrockt. Ein Referat zu halten ist so ziemlich das Letzte, was ich will." Monika grinst. „Die Chefin ist die Gutmütigkeit in Person. Die wollte dir garantiert eine Freude machen."
Am nächsten Tag pflegen Elena, Inge und Susanne, die schon seit acht Jahren auf der Abteilung arbeitet, Frau Gruber. Sie ist demenziell erkrankt, beschimpft die drei als „Luder" und gibt Inge einen Fußtritt. „Die Schwester Elena validiert uns jetzt bei Ihnen etwas vor, dass es nur so kracht, Sie werden sehen", sagt Inge und Susanne lacht.
Ich erlebe Elena als humorvolle, äußerst hilfsbereite, spontane und engagierte Person, der ihr Beruf Spaß macht und der an zielgerichtetem, strukturiertem Handeln gelegen ist. So nehme ich sie sowohl innerhalb des Teams als auch im Gespräch mit mir wahr.

Aus der Praxis (Berta Pappenheim)

Ute hat seit einem halben Jahr die Ausbildung zur Lehrerin für Gesundheits- und Krankenpflege beendet und unterrichtet am Ausbildungszentrum L. Heute nimmt sie im Fach „Gesundheitsförderung" das Thema „Abwehrmechanismen" mit der Gruppe durch. Hans macht die Ausbildung zum Krankenpfleger, hat aber davor Psychologie studiert.
Ute bespricht den Abwehrmechanismus der Verdrängung und hat sich ausführlich mit der Bedeutung dieses Phänomens für die Pflege befasst, da meldet sich Hans zu Wort: „Ich weiß nicht, wie weit Berta Pappenheim hier bekannt ist, ich kenne da aber eine sehr interessante Ausführung." Ute bedankt sich bei Hans für seinen Beitrag und erklärt daraufhin der Gruppe, was es mit dieser bekannten Patientin Sigmund Freuds auf sich hat. In Rahmen einer Weiterbildung erzählt Ute mir von dieser Situation: „Da war ich mir sicher, dass er sich über mich lustig macht oder dass er mich kontrollieren will", sagt sie, „ich war dann immer nervös, wenn ich in diese Gruppe musste und habe bei der Unterrichtsvorbereitung ständig darüber nachgedacht, was er mir vielleicht voraus hat."

Grundsätzlich braucht sie, so das psychologische Modell der zwischenmenschlichen Kommunikation, einen *Sender,* eine *Nachricht* und einen *Empfänger,* wobei die Nachricht *vier unterschiedliche Aspekte* oder Seiten hat; es sind dies
erstens: **Sachinhalt** (oder: Worüber ich informiere)
zweitens: **Selbstoffenbarung** (oder: Was ich von mir selbst kundgebe)
drittens: **Beziehung** (oder: Was ich von dir halte oder wie wir zueinander stehen)
und viertens: **Appell** (oder: Wozu ich dich veranlassen möchte).
(Schulz von Thun 2006, S. 25ff)

Frau Zeisig sagt im ersten Beispiel zu Anna: „Schwester, sehen Sie, hier ist eine Fliege."
Nehmen wir nun diese Nachricht quasi auseinander, so zeigt sich, dass der **Sachinhalt** dieser Nachricht klar ist. Frau Zeisig informiert ganz einfach darüber, dass sich im Zimmer eine Fliege befindet.
Was die **Selbstoffenbarung** betrifft, könnte nun sein, dass Frau Zeisig zeigen will, dass sie eine genaue Beobachterin ist, dass ihr nichts entgeht und ihr die Fliege lästig ist (oder ihr Sorgen macht) oder vielleicht, dass sie nach einem Gesprächsthema sucht.
Über die **Beziehung** zwischen Anna und Frau Zeisig könnte dieser Aussage grundsätzlich entnommen werden, dass Frau Zeisig Anna für eine Pflegeperson hält, mit der man auch ein wenig plaudern kann. Ebenso gut ist aber möglich, dass die Patientin in Anna tatsächlich jemanden sieht, der für alle ihre Belange (inklusive der „Fliegenentfernung") zuständig ist (es kann auch durchaus sein, dass sie Anna ärgern will und versucht, ihr gegenüber eine Art Macht auszuspielen: „Sehen Sie, Schwester, wenn ich nur will, dann finde ich etwas und Sie *müssen* mir ja helfen!"). Dies führt uns zum **Appell,** zu möglichen Aufforderungen, die in dieser Nachricht stecken könnten: Auch hier ist wieder Verschiedenes denkbar. Frau Zeisig könnte Anna damit quasi bitten: „Plaudern Sie ein wenig mit mir!" oder „Bleiben Sie noch ein wenig da!" oder aber „Entfernen Sie die Fliege!", vielleicht auch: „Loben Sie mich doch dafür, dass ich so genau hinsehen kann!" oder „Machen Sie einen kleinen Witz, damit die Atmosphäre

hier im Zimmer nicht mehr so angespannt ist!", schließlich: „Bedienen Sie mich, egal wie und egal womit."

Wie diesen Ausführungen unschwer zu entnehmen ist, macht es zunächst einen Unterschied, welchen der vier Aspekte einer Nachricht wir wahrnehmen, auf welchen wir uns konzentrieren, unter welchem Blickwinkel wir ihn also betrachten – ich komme später noch darauf zurück.
Abgesehen davon macht es aber *auch* einen Unterschied, *was nun wirklich* auf einer dieser vier Seiten gemeint war. Will Frau Zeisig (z. B. auf Appell-Ebene) nun einen kleinen Witz hören, will sie, dass die Fliege entfernt wird, oder möchte sie ein wenig plaudern?
Ist (auf Ebene der Selbstoffenbarung) gemeint, dass Frau Zeisig nach einem Gesprächsthema sucht, oder dass ihr die Fliege lästig ist?
Die Nachricht selbst sei, so Schulz von Thun, „das ganze vielseitige Paket mit seinen sprachlichen und nicht-sprachlichen Anteilen" und sie „enthält viele Botschaften gleichzeitig" (Schulz von Thun 2006, S. 33).
Woraus besteht nun aber ein solches Paket an Botschaften?

Botschaften in einer Nachricht

Grundsätzlich können **Botschaften** in einer **Nachricht explizit** oder aber **implizit** enthalten sein.
Was das bedeutet, drückt Friedemann Schulz von Thun folgendermaßen aus: „Explizit heißt: ausdrücklich formuliert. Implizit heißt: ohne dass es direkt gesagt wird, steckt es doch drin oder kann zumindest ‚hineingelegt' werden" (Schulz von Thun 2006, S. 33). Weiter sagt er, dass das für alle vier Seiten einer Nachricht gelte, also können sowohl auf Sach- und Selbstoffenbarungs- als auch auf Beziehungs- wie Appellebene explizite und implizite Botschaften enthalten sein.

Während bei expliziten Botschaften klar ist, wodurch sie ausgedrückt werden, muss man bei **impliziten Botschaften** auf **anderes als auf Worte allein** achten. So könnte Elena aus unserem zweiten Beispiel in ihrem Satz: „Ich habe einen Validationskurs gemacht" das Wort „Ich" betont haben. Wäre dies der Fall gewesen, so hätte sie damit implizit betont, dass sie über die Fähigkeit zu validieren *im Gegensatz* *zu den anderen Teammitgliedern* verfügt. Das würde auf das gesamte Fallbeispiel ein anderes Licht werfen, als es vielleicht zunächst, beim bloßen Lesen, scheint.

Hans könnte seine Feststellung: „Ich weiß nicht, wie weit Berta Pappenheim hier bekannt ist, ich kenne da aber eine sehr interessante Ausführung" tatsächlich herablassend formuliert haben, den entsprechenden Tonfall kann man sich unschwer vorstellen. Er könnte das Wort „hier" betont haben, damit hätte er die Kollegen im Klassenraum tatsächlich abgewertet bzw. zum Ausdruck gebracht, dass er sein absolviertes Studium im Gegensatz zur Pflegeausbildung als anspruchsvoll erachtet. Demgemäß wäre klar, dass er auf Selbstoffenbarungsebene kundgetan hätte, dass er sich den anderen Kursteilnehmern überlegen wähnt, und nicht etwa dass er (was auch denkbar wäre), Ute einen guten Tipp geben möchte.
Noch befinden wir uns auf Ebene der verbalen Kommunikation und es zeigt sich, dass der Tonfall (herablassend, ermutigend, gönnerhaft etc.) Botschaften innerhalb einer Nachricht transportiert (vgl. Kap. I 1.4).

Friedemann Schulz von Thun führt weiter aus, dass man nun annehmen könne, dass die expliziten Botschaften die eigentlichen Hauptbotschaften seien, während die impliziten „etwas weniger wichtig am Rande mitlaufen", erklärt aber, dass das Gegenteil der Fall sei: „ – die ‚eigentliche' Hauptbotschaft wird oft implizit gesendet. Manche Sender haben geradezu eine Meisterschaft darin entwickelt, ihre Aussage durch implizite Botschaften an den Mann zu bringen, um sie notfalls dementieren zu können (‚das habe ich nicht gesagt')" (Schulz von Thun 2006, S. 33).

Eine andere Möglichkeit, eine Botschaft implizit zu vermitteln, sind weitere nonverbale Kommunikationsanteile wie Mimik, Gestik oder Körperhaltung. Im zweiten Fallbeispiel sagt die Stationsleitung zu Elena: „Das ist fein. Wie wäre es, wenn du uns einmal ein kleines Referat darüber halten würdest?" Würde sie sich dabei langsam zurücklehnen und die Hände verschränken oder zwischen den beiden Sätzen eine deutliche Pause machen und Elena von oben bis unten mustern, wäre das eine klare, implizite, nichtsprachliche Botschaft.

Wenn wir dieses Spiel weiter treiben und uns vor diesem Hintergrund Inges Aussage am nächsten Tag („Die Schwester Elena validiert uns jetzt bei Ihnen etwas vor, dass es nur so kracht, Sie werden sehen", sagt Inge und Susanne lacht) so vorstellen, dass Inge Elena dabei zuzwinkert, zeigt sich, dass die dargestellten **Gesprächssituationen in Abhängigkeit zu den impliziten Botschaften der einzelnen Nachrichten ihre Gestalt vollkommen verändern können.**

Friedemann Schulz von Thun spricht in diesem Zusammenhang von *qualifizierenden* Botschaften (Schulz von Thun 2006, S. 33f):
„Über die Stimme, über Betonung und Aussprache, über begleitende Mimik und Gestik werden teils eigenständige und teils ‚qualifizierende' Botschaften vermittelt. Mit ‚qualifizierend' ist gemeint: Die Botschaften geben Hinweise darauf, wie die sprachlichen Anteile der Nachricht ‚gemeint' sind."

Der Tonfall, die Betonung einzelner Worte oder die Mimik können also quasi erklären, wie der „Sender" das, was er sagt, meint – dann können diese Botschaften als **qualifizierend** gelten.
Sie können aber auch für sich alleine stehen – ein Schulterzucken etwa, das nicht im Zusammenhang mit einem verbalen Teil des „Nachrichtenpaketes" steht.

Von „rein nicht-sprachlichen Nachrichten" wie etwa dem Weinen, Schweigen (oder auch Schulterzucken etc.) sagt der Autor, dass das Modell der verschiedenen Aspekte einer Nachricht auch auf sie angewendet werden könne, wobei allerdings die Sachebene meist fehle (Schulz von Thun 2006, S. 34).

Angenommen, Hans würde während Utes Unterricht ein Kreuzworträtsel lösen und wüsste, dass dies gesehen wird. Damit würde er kundtun, dass er sich langweilt und auf Beziehungsebene vielleicht zum Ausdruck bringen, dass er Utes Bemühungen wenig Respekt entgegenbringt. Auf Appellebene würde er seine gesamte Umgebung indirekt dazu auffordern, ihn nicht in ein Gespräch zu verwickeln.
Bislang haben wir uns lediglich mit den „Sendern" von „Nachrichtenpaketen" und deren komplexem Inhalt beschäftigt.

Eigentlich ist es aber der Empfänger, der die Nachricht letztlich entschlüsselt. Wie er das tut, soll Gegenstand der folgenden Überlegungen sein.

Wie Nachrichten empfangen werden

Ute erzählt mir, dass Hans‘ Beitrag im Unterricht tatsächlich auch mit Blick auf nichtsprachliche, implizite Botschaften neutral auf sie gewirkt hat, er habe kein Wort besonders betont, sich ansonsten am Unterricht beteiligt und insgesamt einen interessierten und aufmerksamen Eindruck gemacht. „Trotzdem“, sagt sie, „war ich sofort unsicher und habe zu Hause nachgelesen, ob ich etwas Falsches gesagt habe, und mich seitdem doppelt und dreifach gut vorbereitet“, die Nervosität habe angehalten.

Auch Elena ist, wenn wir die Situation kurz analysieren, der Meinung, dass ihre Kollegin Monika recht hat: „Die Stationsschwester war freundlich, als sie das mit dem Referat vorgeschlagen hat, da war auch an den Gesten nichts Besonderes, sie hat mich eher aufmunternd angesehen.“
Was Susanne und Inge betrifft, sieht sie die Sache anders. Inge hat Susanne einen kurzen Seitenblick zugeworfen, diese hat gelacht und Elena fühlte sich ausgeschlossen und hat „bei den beiden ein ungutes Gefühl, und zwar genau seit dieser Besprechung.“

„Kann sein“, sagt Anna zu mir, „dass die Zeisig gar nichts wollte, aber im Grunde ist es schon so, dass es immer dieselbe Leier ist. Schwester hier, Schwester da, überall sollen wir schnell und freundlich und professionell und was weiß ich sein. Das verstehe ich ja, aber irgendwann, vor allem nach zehn Stunden und das schon den dritten Tag hintereinander, reicht es mir auch.“
Ich kann mir gut vorstellen, was Anna empfindet. „Und“, meint sie schließlich, „es ist auch egal, ob sie jetzt wollte, dass ich die Fliege verscheuche oder ob sie reden wollte, ich hätte weder für das Eine noch für das Andere Zeit gehabt.“

Folgen wir nun weiter den Ausführungen Schulz von Thuns. Er schreibt, dass jede Nachricht nicht nur vier Seiten habe, sondern auch noch **auf vier Ohren empfangen** werden könne. Der **Empfänger** könne grundsätzlich auf jede der vier Seiten einer Nachricht reagieren. Er könnte sich also, je nachdem, ob er auf die Sachinformations-, die Selbstoffenbarungs-, die Beziehungs- oder die Appellseite einer Nachricht reagiert, etwa fragen:

„Wie ist der Sachverhalt zu verstehen?"
„Was ist das für ein Typ? Was ist mit ihm?"
„Wie redet er eigentlich mit mir? Wen glaubt er, vor sich zu haben?"
„Was soll ich tun, denken, fühlen aufgrund seiner Mitteilung?" (Schulz von Thun 2006, S. 45)

Gespräche nähmen, so der Autor weiter, je nachdem, auf welchem der vier Ohren der Empfänger gerade vorrangig aufnimmt, einen entsprechenden Verlauf. Er spricht vom

„Sach-Ohr", vom
„Beziehungs-Ohr", vom
„Selbstoffenbarungs-Ohr" und vom
„Appell-Ohr" (Schulz von Thun 2006, S. 44ff)

Anna hat eindeutig mit dem Appell-Ohr auf Frau Zeisigs Äußerung reagiert. Egal, ob Frau Zeisig wegen der Fliege besorgt war, ein wenig plaudern, die vielleicht angespannte Stimmung „entschärfen" wollte oder tatsächlich erwartet hat, dass Anna das Insekt entfernt: In jedem Fall lässt Annas Reaktion („Tut mir leid, ich habe zu tun") Frau Zeisig wahlweise unzufrieden, peinlich berührt, beleidigt, gekränkt oder aber mit dem Gefühl, falsch verstanden worden zu sein, zurück.

„Immerhin war ich höflich", sagt Anna, als wir über die Situation sprechen, „ich habe sogar gesagt, dass es mir leidtut." Ich verstehe Annas Situation und Position. Sie hat allerdings durch das Verlassen des Zimmers die – vordergründig – höfliche Nachricht *qualifiziert* und zum Ausdruck gebracht, dass es ihr „reicht", wobei Frau Zeisig das durchaus auf sich beziehen könnte.
„Was hätte ich denn machen sollen?", meint Anna, „schließlich ist sie erwachsen und könnte auch sehen, dass ich seit sieben Uhr morgens da war."

Was ist wirklich zu tun oder zu sagen, wenn der Zeitdruck groß ist, noch andere Aufgaben zu erledigen sind und man als Pflegeperson den Eindruck hat, das Anliegen eines Patienten könne warten? Was, wenn man sich hin- und hergeschickt oder herablassend behandelt fühlt, was wäre, wenn Frau Zeisig tatsächlich eine Art Machtspiel betreiben würde?

Ich überlege gemeinsam mit Anna, was Frau Zeisig weiter tun oder empfinden könnte.
Angenommen, Frau Zeisig ist nun unzufrieden, weil tatsächlich Letzteres der Fall ist (auch wenn dies unwahrscheinlich ist). Wahrscheinlich wird sie wieder läuten und entweder auf die Fliege Bezug nehmen oder sich etwas anderes einfallen lassen, um Anna „in die Pflicht" zu nehmen.
Auch Anna glaubt nicht, dass es so war, wobei sie sagt: „Frau Zeisig sicher nicht, aber es gibt schon Patienten, die so sind."
Wäre es so gewesen, hätte Annas Verhalten sie aber wohl geradezu provoziert, weiter zu machen, da Anna sich – unausgesprochen – auf das ebenfalls unausgesprochene (also nicht direkt *an*gesprochene) Machtspiel eingelassen hätte.

Anna hätte z. B. (auf Sachebene) fragen können: „Wie kann ich Ihnen helfen?"
Dann hätte Frau Zeisig (ebenfalls auf Sachebene) sagen müssen: „Entfernen Sie die Fliege" oder etwas Ähnliches.
Darauf wieder hätte Anna mit Fug und Recht antworten können, dass dafür im Moment keine Zeit wäre und das nicht ihre erste und unmittelbarste Aufgabe sei – Anna hätte ihren kleinen Triumph gehabt und Frau Zeisig würde es – vor dem Hintergrund der aktuellen Information – auch schwerer gemacht, wegen Nebensächlichkeiten zu läuten.

In allen anderen Fällen, da sind uns Anna und ich schnell einig, lässt sich die Sache auch in einer Weise lösen, durch die weniger Gefühle der Kränkung, Beleidigung oder Unsicherheit zurückbleiben. Abhängig davon, in welcher Beziehung sie zu Frau Zeisig steht oder mit welchem Ohr sie hinhört, könnte Anna sagen: „Die Biester sind sogar bei uns im Dienstzimmer, da ist mehr los" und den kleinen Witz machen, den Frau Zeisig sich vielleicht erhofft hat, oder: „Wirklich? Sehen Sie,

das ist mir gar nicht aufgefallen." Oder sie könnte einfach auf Selbstoffenbarungs- bzw. auf Beziehungsebene antworten: „Ach, Frau Zeisig, ich habe so viel zu tun, da sehe ich das gar nicht. Aber wenn man den ganzen Tag liegt, ist das anders, stimmt's?"
Und je nachdem, wie Frau Zeisig reagieren würde, könnte Anna klar Stellung beziehen und sagen, dass sie selbst schon müde sei, morgen wieder da sein werde und dann mehr Zeit zum Plaudern habe oder ihr aber erklären, dass die Fliege in der aktuellen Situation nicht gefährlich sei.

Elena ist zunächst nicht sicher, ob sie die Aufforderung der Stationsschwester mit dem Appell-, dem Beziehungs- oder dem Selbstoffenbarungsohr „gehört" hat. Das kleine Referat ist ihr aber kein Problem mehr, das Verhalten der Kolleginnen Inge und Susanne hingegen belastet sie.
Es liegt auf der Hand, dass die beiden vorrangig das Beziehungs- und das Selbstoffenbarungsohr „eingeschaltet" hatten.
Die Botschaften, die bei ihnen angekommen sind, lauten: „Ich kann etwas, das du nicht kannst", vielleicht sogar: „Ich bin euch eine Konkurrenz" oder: „Euch zeig' ich schon, wie's geht."

„Das ist mir nur so rausgerutscht", sagt Elena zu mir. Ich kann daran nichts Falsches finden, zwar war ich auf dieser Besprechung nicht anwesend, kann mir aber, so wie Elena berichtet, durchaus vorstellen, was geschehen ist. Sie hat lediglich (und wohl auch völlig neutral) mitgeteilt, dass sie ausgebildete Validationsanwenderin ist, als zur Sprache kam, dass man es im Pflegeteam mehr und mehr mit alten und demenziell erkrankten Patienten zu tun bekommt. Es stellt sich später heraus, dass Elena für die Vorbereitung des Referates zwei Stunden Dienstzeit angerechnet bekommt.
In Pflegeberufen werden die unterschiedlichen Tätigkeiten traditionell hierarchisiert, wobei „patientenfernes" Tun in der Regel höher bewertet wird als die direkte pflegerische Arbeit.
Was sich auch herausstellt, ist, dass Inge, mit der ich auch ins Gespräch komme, einerseits „nichts vom ‚Schwafeln' hält", andererseits aber die Ausbildung zur Validationsanwenderin begonnen hat. Diese musste sie jedoch abbrechen, da sie die Mehrfachbelastung als alleinerziehende Mutter nicht bewältigen konnte.

Tatsache bleibt, dass Elena auf Sachebene „gesendet" und zumindest Inge auf Beziehungsebene bzw. mit dem „Beziehungs-Ohr" „empfangen" hat.
Bliebe Elena nun auf Sachebene (und würde sie Inge in der Situation erklären, warum sie Frau Gruber unter den gegebenen Umständen nicht validieren kann), würde das Problem nicht gelöst, sondern sich wohl nur weiter verschleppen.
Langfristig scheint es in dieser Situation sinnvoll, zur *Metakommunikation* (also zur Kommunikation über Kommunikation) zu wechseln, die im Kapitel II.6 besprochen wird.

Hans hat Ute auf Sachebene angesprochen, worin sie auch selbst sicher ist. Ute hat ebenfalls auf Sachebene geantwortet, und doch ist für sie etwas offen geblieben: Ute fühlt sich trotzdem auf Beziehungsebene („Ich sitze hier vor jemandem als Schüler, dem ich in Psychologie überlegen bin") und auf Selbstoffenbarungsebene („Ich weiß mehr als du") angesprochen und ist demnach auch in Zukunft auf diesen beiden „Ohren" höchst empfindlich, quasi in Daueralarmbereitschaft. Ute hätte, wie auch Elena, in der Gesprächssituation nichts anders machen können und doch liegen die Dinge anders als in der Interaktion zwischen Elena und Inge: Die Kommunikation verläuft auf je gleicher Ebene, Hans verhält sich korrekt und hilfsbereit, Ute wiederum bemüht sich, seinen Ansprüchen und ihren eigenen gerecht zu werden.

Sie hat nun zwei Möglichkeiten. Sie kann Hans auf Selbstoffenbarungsebene etwas über sich kundtun: Sie könnte beispielweise sagen: „Sehen Sie, Herr F., Sie sind ausgebildeter Psychologe, ich selbst unterrichte aus diesem Fach nur indirekt und soweit es für die Belange der Gesundheitsförderung und Pflege notwendig ist und stehe noch am Beginn meiner Lehrtätigkeit. Ich greife dabei einerseits auf meine persönlichen Erfahrungen, andererseits auf die Theorie zurück, wobei ich oft den Eindruck habe, dass Sie in vielem genauer Bescheid wissen als ich."
Wie ich Hans einschätze, wäre das kein Problem. Ich kann mir im Gegenteil vorstellen, dass er abwinken und Ute wahrscheinlich versichern würde, dass ihr Unterricht gut und interessant sei.

Die zweite Möglichkeit die Ute hat, ist, Hans einfach ins Unterrichtsgeschehen einzubeziehen und ihm beispielsweise anzubieten, auf Grundlage seines Studiums und Detailwissens ein Referat über Berta Pappenheim und die Anfänge der Psychoanalyse zu halten. Ich rate ihr, ihm dabei unbedingt ihr eigenes Interesse am Thema zu vermitteln.
Ute, die ja die eigentliche Expertin für die Situation ist, hat sich, wie sie mir erzählt, „aufgrund eines Bauchgefühls" für Variante zwei entschieden.
„Meine Bedenken sind so gut wie weg", sagt sie in einer der nächsten Weiterbildungsveranstaltungen, „Hans hat das Referat gehalten, aber vor allem habe ich das Gefühl, dass er jetzt besonders freundlich ist. Irgendetwas hat sich aufgelöst."

Pflegende und die vier Seiten einer Nachricht

Ich denke, dass Friedemann Schulz von Thuns Modell gerade Pflegenden etwas zu sagen hat.

Einerseits haben sie ihr Tun der Orientierung an den Bedürfnissen der Klienten verschrieben,
andererseits ist ihnen an einer genauen Beobachtung gelegen, sie wollen und dürfen unter keinen Umständen Sachinhalte, also Tatsachen und Informationen, übersehen oder überhören.
Weiters arbeiten sie unter Bedingungen hoher und vielfältiger Belastung,
haben kaum bis wenig Rückzugsmöglichkeiten und kommunizieren vielfach „nebenher" und
schließlich gibt es auch noch ihre eigenen Bedürfnisse.

Das kann dazu führen, dass Pflegepersonen sich zwar zum Ziel setzen, ständig auf allen vier Ebenen zu empfangen, sich selbst zugleich aber nur (mehr) gestatten, auf Sach- oder Appellebene zu senden.
Klienten wiederum senden oft vorrangiger- und verständlicherweise auf der Selbstoffenbarungs- und der Beziehungsebene und haben umgekehrt (was ebenfalls nachvollziehbar ist) wenig „Ohr" für die Selbstoffenbarung der Pflegenden selbst.

Denkt man nun daran, dass der Beziehungsaspekt häufig den Inhaltsaspekt dominiert (vgl. Kap. I.1.2), so scheint es verständlich, dass es gerade im Rahmen der Pflege häufig zu schwer aufzulösenden Missverständnissen kommt. Denn hier wird einerseits mit bestimmten Schwerpunkten gesendet und empfangen und andererseits fehlen oft Zeit, Raum, Muße und häufig (auf beiden Seiten) die Gelassenheit, den Wechsel der verschiedenen Ebenen zu reflektieren.

Auch sind Klienten oft gar nicht in der Lage, sich sprachlich oder auf Sachebene zu äußern (man denke an komatöse, im Bewusstsein eingeschränkte, mangelhaft oder gar nicht orientierte Menschen, vgl. Kap. III) und schließlich kommen oft noch kulturbedingte Probleme hinzu, da Kommunikation nicht überall auf die gleiche Weise verstanden wird (vgl. Kap. IV).

Vor dem Hintergrund dieser Überlegungen scheint es unumgänglich, Lösungswege zu suchen, sich vor allem aber bewusst zu machen, dass Kommunikation keine „runde" Sache ist und sie oft nur den Umständen entsprechend, unter denen sie stattfindet, gelingen kann.

Für die Praxis:

- Die Elemente jeder Kommunikation sind: Sender, Nachricht und Empfänger.
- Nachrichten haben vier Aspekte (vier Seiten) und können auf Ebene des Sachinhaltes, der Selbstoffenbarung, der Beziehung und des Appells gesendet werden.
- Nachrichten sind im Grunde Pakete aus mehreren Botschaften.
- Botschaften können explizit oder implizit ausgedrückt werden. Das bedeutet, dass sie klar formuliert sein oder aber auf anderen Kanälen mitgesendet werden können.
- Dafür wieder kommen neben sprachlichen auch nichtsprachliche Kanäle wie Tonfall, Betonung einzelner Worte, Mimik, Gestik oder insgesamt die Körperhaltung in Frage.
- Nichtsprachliche Nachrichten können auch als Nachricht für sich stehen, wobei ihnen meist die Sachebene fehlt. Weiters gibt es die Selbstoffenbarungs-, Beziehungs- oder die Appellebene (beispielsweise beim Weinen).

- Nicht nur der „Sender“ sendet, sondern auch der „Empfänger“ empfängt auf mehreren Kanälen.
- Die Kombinationen zwischen der Ebene, auf der gesendet und der, auf der empfangen wird, bestimmt maßgeblich den Verlauf der weiteren Kommunikation.
- Wird auf einer anderen Ebene „empfangen“ als „gesendet“ (da ein Empfänger vielleicht überhaupt vorrangig auf einer dieser Ebenen empfängt), kann es zu Missverständnissen, Missstimmungen und Ärger kommen.
- Das Modell Schulz von Thuns ist in gewisser Weise praxistauglicher als das Watzlawicks, da man sich, sobald es zu Kommunikationsproblemen kommt, an den vier Seiten einer Nachricht orientieren und überlegen kann, was ihr Inhalt, ihre Beziehungsbotschaft, ihr Appell ist oder was der Sender damit über sich selbst aussagt. In der Folge kann darüber nachgedacht werden, mit welchem „Ohr“ man selbst „hingehört“ hat. Das ermöglicht einen raschen Wechsel von Perspektiven.

3. Florence Nightingale über Kommunikation in der Pflege

Für dieses Kapitel verlasse ich den formalen Rahmen, den ich eingeführt habe. Anstatt des Beispiels aus der Praxis möchte ich jeweils Zitate aus Florence Nightingales Werk „Notes on Nursing" („Bemerkungen zur Krankenpflege"), das 1860 entstanden ist und nun in der neuen Übersetzung von Christoph Schweikardt und Susanne Schulze-Jaschok vorliegt, meinen Überlegungen voranstellen.

Florence Nightingale, die als Pionierin der Krankenpflege gilt, wusste offenbar genau um den Stellenwert der Kommunikation im Zusammenhang mit pflegerischem Tun. Manches von dem, was sie beschreibt, lässt sich quasi eins zu eins mit heutigen Kommunikationstheorien übersetzen. Sie spricht, wenn sie es auch nicht so benennt, von Kongruenz, Echtheit, nennt explizit den Begriff der Suggestivfrage, betont die Wichtigkeit klarer Sachaussagen und verurteilt das, was sie „gekünsteltes Verhalten" nennt.

Im ersten Kapitel möchte ich vorstellen, was Florence Nightingale über Geräusche und (kommunikative) Erwartungen von Patienten sagt.

3.1 „Flüstern im Zimmer" (Geräusche und Erwartungen)

Florence Nightingale über Geräusche und Erwartungen

Geräusche, die eine Erwartung schüren

„Ich war oft erstaunt über die Gedankenlosigkeit (die völlig unbeabsichtigt zur Grausamkeit wird), wenn ein Freund oder Arzt ein langes Gespräch im Zimmer oder Gang neben dem Krankenzimmer führt. Der Patient erwartet nämlich entweder, dass sie jeden Augenblick hereinkommen, oder sie waren gerade bei ihm, und er weiß, dass sie nun über ihn sprechen. Ist er ein liebenswürdiger Kranker, so wird er versuchen, seine Aufmerksamkeit auf etwas anderes zu richten und nicht zu lauschen – aber dies macht die Sache nur noch schlimmer, denn seine Aufmerksamkeit wird so stark beansprucht und die Anstrengung dabei ist so groß, daß man froh sein kann, wenn es ihm danach nicht stundenlang schlechter geht“ (Nightingale 2005, S. 79f).

Flüstern im Zimmer

„Findet ein geflüstertes Gespräch gar im selben Zimmer statt, so ist das vollends grausam. Es läßt sich nämlich nicht umgehen, daß der Patient seine Aufmerksamkeit unwillkürlich aufs Zuhören richtet und dadurch belastet wird. Auf Zehenspitzen zu gehen und dabei sehr langsam etwas im Zimmer zu tun, ist aus genau denselben Gründen verletzend. Ein fester, leichter, schneller Schritt, eine sichere, rasche Hand sind erforderlich, nicht der langsame, zögerliche, schlurfende Fuß, die furchtsame, unsicherere Berührung“ (Nightingale 2005, S. 80).

„Ich brauche folgendes wohl kaum hinzuzufügen: Die andere übliche Vorgehensweise, nämlich die eines Arztes oder Freundes, den Patienten zu verlassen und danach seine Meinung über das Ergebnis seines Besuches genau vor der Tür des Patienten oder im Nebenraum mitzuteilen – aber in Hörweite oder mit Wissen des Patienten – ist möglicherweise von allen die schlimmste“ (Nightingale 2005, S. 81).

(Beziehungs-)Botschaften, nonverbale oder analoge Kommunikation und Interpretationen

Die Begriffe, die ich in dieser Zwischenüberschrift anführe, gab es 1860 noch nicht – trotzdem sind sie in Nightingales Ausführungen Thema.

Längere Gespräche nämlich, die neben dem Patienten geführt werden, ohne dass er ihnen genau folgen kann, machen ihn neugierig, ängstigen ihn vielleicht – weiß er doch nicht, ob und wie seine Krankheit oder sein Verhalten besprochen werden.

Spontan fallen mir dazu die manchmal unglücklichen Bedingungen ein, unter denen Visiten, bei denen ja sowohl Ärzte als auch Pflegende zugegen sind, stattfinden.

Sie werfen einander Blicke zu, verwenden in der Kommunikation untereinander Abkürzungen („Gastro schon da?“, „Gerinnung ok?“, „i.v. läuft weiter“), während der Patient oft verzweifelt versucht, was er hört und sieht, zu deuten. Er kann dabei, wie im Kapitel I 2. ausgeführt, Sach-, Beziehungs- und Appellseite einer Nachricht verwechseln, überhaupt: Botschaften und Nachrichten „empfangen", wo (an ihn) gar keine gesendet wurden.

Florence Nightingale pflegte verwundete Soldaten. Wir haben es heute mit einer anderen Klientel zu tun – doch egal, ob es sich um einen jungen Patienten nach einer Appendektomie oder eine demenziell erkrankte Bewohnerin eines Pflegeheims handelt – niemand fühlt sich gern „besprochen" und vom Gespräch ausgeschlossen.
Wie Nightingale weiter ausführt, kann der Betroffene versuchen, das Unangenehme an der Situation auszublenden. Mit großer Wahrscheinlichkeit wird sein Ansinnen aber sein, sich einen Reim auf das Geschehen bzw. den Inhalt des Gesprächs zu machen. Nun mag man einwerfen, dass die Ärzte wie auch Pflegenden bei der Visite *arbeiten* und es unter Bedingungen des Zeitdrucks, der Kommunikation im Mehrbettzimmer und in Gruppen ums Bett stehend oft schlicht unvermeidbar ist, dass der direkte Kontakt zum Patienten abreißt – schließlich muss man sich auch untereinander verständigen.
Bei Visiten und Besprechungen, die neben dem Patienten stattfinden, treffen zwei Dinge aufeinander: Einerseits kann der Patient dazu neigen, alles, was er sieht und hört, auf sich selbst zu beziehen, falsch- oder überzuinterpretieren und letztlich mehr Angst zu haben, anstatt aufgeklärt worden zu sein. Andererseits mögen gerade Pflegende und Ärzte ihrerseits wieder Angst vor „grundlos" erregten und aufgebrachten oder „dauerfragenden" Patienten bzw. deren Angehörigen haben, was genau zu jener Spirale gegenseitigen Missverstehens (in der Folge zu Flucht) und beidseitiger Verstärkung des „problematischen" Verhaltens führen kann, das in diesem Buch mehrmals Thema ist (etwa in Kapitel I 1.3 oder II 1).

Ich vergleiche im Unterricht und in Vorträgen das Verhalten von Patienten gerne mit jenem flugängstlicher Menschen; Letztere können ja ebenso dazu neigen, ununterbrochen aus Mimik und Gestik der Crew oder der anderen Passagiere etwas ablesen zu wollen.
Was hilft, sind Aufklärung und Information, häufig auch Humor. Sind Stewardess oder Steward – aus welchen Gründen auch immer – nicht greifbar, verstärken sich die Unsicherheiten dieser Fluggäste in der

Regel – womit sich der Kreis zurück zur Situation der Patienten, von denen Florence Nightingale spricht, schließt: Sie sind genau in dem Ausmaß besorgter, in dem sie sich sowohl auf inhaltlicher als auch auf Beziehungsebene von der Kommunikation ausgeschlossen fühlen. Und sie können auch dazu neigen, unsichere Berührungen, leise oder schlurfende Schritte zu interpretieren und dadurch (weiter) geängstigt zu werden. Soll nun jeder Schritt, jede Geste und jedes Wort auf die Goldwaage gelegt werden? Ich verneine entschieden und versuche im Folgenden eine andere Antwort zu geben.

Die Unmöglichkeit, nicht zu kommunizieren

Ich denke, was wir aus Florence Nightingales Texten mitnehmen können, ist Folgendes: Unter bestimmten Bedingungen müssen jede Art von Flucht und jeder Versuch, nicht (direkt) mit dem Patienten zu kommunizieren, zwangsläufig und sogar doppelt scheitern.

Unter „bestimmten Bedingungen" verstehe ich besonders ängstliche Patienten oder solche, die sich bezüglich ihrer Situation im Unklaren fühlen.
Nun ist es schon grundsätzlich nicht möglich, *nicht* zu kommunizieren (vgl. Kap. I 1.1), da wir *immer* Botschaften aussenden, uns *immer* in irgendeiner Weise verhalten.
Versuchen wir nun bewusst, uns einem direkten Gespräch mit dem Patienten zu entziehen, indem wir im Beisein des Betroffenen mit Kollegen oder Angehörigen bzw. Angehörigen anderer Berufsgruppen sprechen, oder versuchen, Blicken auszuweichen, müssen wir damit rechnen, dass unsere Botschaften (womöglich völlig falsch) interpretiert werden. Das gilt besonders für nonverbale, analoge Kommunikation (vgl. Kap. I 1.4). „Flüchten" wir nämlich, ist damit zu rechnen, dass sich die Unsicherheit des Gegenübers (und eventuell seine Versuche, uns doch zu „greifen") verstärkt, vielleicht werden auch „versteckte" Botschaften gesendet (vgl. Kap. III 2).

Es gibt nun zwei Dinge, die wir tun können. Zum einen gilt es, bei sehr unsicheren Klienten zu versuchen, besonders missverständliches Verhalten (Tuscheln, Flüstern, „Fachgespräche" neben und nicht mit ihm) zu vermeiden.

Zum anderen macht es Sinn, auf ängstliche Klienten zuzugehen und ganz klar zu fragen, was sie verunsichert. Häufig stößt man dabei auf eine ganze Reihe von Interpretationen, die wirklich überraschen können.

Der Umstand, dass ich etwa eine Gruppe von Schülern das Bett eines Patienten richten ließ und es bei einem anderen selbst machte, veranlasste Letzteren beispielsweise zur der Vermutung, bei ihm sei „etwas nicht in Ordnung" und er habe „eine ansteckende Krankheit". Derlei Missverständnisse lassen sich – auch durch das aufmerksamste Vorgehen – nicht völlig vermeiden. Es gilt lediglich, sie zeitgerecht aufzuklären, in diesem Fall genügte ein einziger Satz. Meine Überraschung erheiterte den Patienten dann übrigens selbst.

3.2 „Wie man ungenaue Informationen bekommt" (Informationen geben und bekommen)

Florence Nightingale über die Wichtigkeit klarer Informationen, über Suggestivfragen und Humor

Entschiedenheit

„Bei Kranken sind vor allem Kürze und Entschiedenheit nötig. Sorgt dafür, dass Ihr Eure Gedanken ihnen gegenüber kurz und entschieden ausdrückt. Welche Zweifel und Bedenken Ihr auch habt, dürft Ihr ihnen gegenüber nie äußern, nicht einmal Kleinigkeiten (insbesondere dann nicht, würde ich meinen). Behaltet Euren Zweifel für Euch, Eure Entscheidungen dagegen tut ihnen kund. Bei Leuten, die laut denken, zeigt sich der ganze Gedankengang wie bei Homer unmittelbar bei seiner Entstehung. Sie teilen alles mit, was sie zu einer bestimmten Schlußfolgerung geführt und von ihr weggeführt hat. Solche Leute sollten nie mit Kranken zu tun haben" (Nightingale 2005, S. 91).

Unschlüssigkeit

„Wenn Ihr dem Patienten zu einer bestimmten Stunde eine Luftveränderung an einem gewissen Ort vorschlagt, in der nächsten Stunde aber einen anderen Ort, so hat er sich doch in jedem Fall sofort bereits eine Vorstellung davon gemacht, Bewohner des einen Ortes zu sein. Er ist in Gedanken über das ganz Anwesen gegangen, und Ihr habt ihn dadurch, dass Ihr seine Vorstellungen durch eine andere verdrängt, so ermüdet, als ob Ihr ihn tatsächlich über beide Orte geführt hättet“ (Nightingale 2005, S. 92).

Suggestivfragen

„Mit Fragen, wie man sie jetzt (aber in zu allgemeiner Form) an Patienten oder über sie stellt, würde man überhaupt keine Information über sie bekommen, selbst wenn die befragte Person jede Information geben könnte. Eine solche Frage wird im Allgemeinen als Suggestivfrage gestellt, und das besondere Merkmal dabei ist: Die Leute denken nie daran, wie die Antwort auf die Frage lauten muß, bevor sie sie stellen. Ein Beispiel: „Hatte er eine gute Nacht?“ (...) Tatsächlich erhielt man die gleiche Antwort bei zwei Patienten – einem, der fünf Mal 24 Stunden völlig ohne Schlaf verbrachte und daran verstarb, und einem anderen, der einmal nicht wie in einer normalen Nacht durchgeschlafen hatte. Warum kann man nicht die Frage stellen: Wie viele Stunden hat ... geschlafen?“ (Nightingale 2005, S. 162f), und an anderer Stelle: „Suggestivfragen führen immer zu ungenauer Information“ (Nightingale 2005, S. 164).

Zum Thema „Eigenheiten“ von Patienten empfiehlt Florence Nightingale im Zusammenhang mit der Hilfestellung beim Essen Folgendes:

„Das Öffnen des Fensters wird den einen Patienten dazu befähigen, seine Kost zu sich zu nehmen, das Waschen seines Gesichts und der Hände einen anderen, (...); ein vierter, der ein niedergeschlagener Selbstmörder ist, benötigt ein wenig Aufheiterung, um ihn in Essensstimmung zu versetzen. Die Krankenschwester muntert ihn auf, indem sie Abwechslung in seine Ideen bringt“ (Nightingale 2005, S. 175).

Soft skills und Informationsmanagement bei Florence Nightingale

Schon was den ersten Teil des Zitats betrifft, decken sich die Vorstellungen Nightingales mit dem, was heute im Grunde genommen für alle Disziplinen der Pflege gilt. Man bemüht sich um Informationsmanagement – genauer: Verständlichkeit, Klarheit und Eindeutigkeit, was besonders auch im Rahmen einzelner Handlungsaufforderungen oder Fragen als wichtig gilt. Für die Kommunikation mit demenziell erkrankten Menschen gehört es zum Standardprogramm, dass nicht mehrere Fragen gleichzeitig gestellt werden dürfen, da man zusätzliche Missverständnisse vermeiden will.

Selbstverständlich ist das „laute Denken“, von dem im obigen Zitat die Rede ist, zu einem Teil eine ganz individuelle Gewohnheit. Andererseits aber sorgt diese im Rahmen der Pflege und in der Kommunikation mit alten, desorientierten oder mangelhaft orientierten, unsicheren oder ängstlichen Klienten und im Zusammenhang mit Fremdsprachlichkeit für besondere Schwierigkeiten. Patienten mit geringer Compliance und/oder herabgesetzten kognitiven Fähigkeiten können auf die laut ausgesprochenen „Gedankengänge“, von denen bei Nightingale die Rede ist, tatsächlich mit Rückzug oder unter Umständen aggressiv reagieren. Vor allem dann, wenn Pflegende in recht kurzer Zeit viel sprechen, lässt sich in der Praxis beobachten, dass demenziell erkrankte Klienten diese Kommunikationsweise verärgert lautmalerisch nachahmen („tä-tä-tä-tä-täääää“), da es sie verunsichert, dass sie ihr nicht (mehr) folgen können.

Ich halte diesen Teil des Werks für besonders interessant – beschäftigt sich die „Pionierin der Krankenpflege“ darin doch mit etwas (dem „lauten“ Denken), das vielfach wohl unbewusst geschieht. Wir bemühen uns im Rahmen der Pflege um Verständlichkeit (vgl. Kap. I 4) und Sachlichkeit, wollen – gerade im Rahmen der Dokumentation – wertfrei arbeiten und nicht zu viel interpretieren.
Heute spricht man von „soft-skills“ (weiche Fähigkeit, Fertigkeit) und „kommunikativer Kompetenz“ – Florence Nightingale beschreibt 1860 bestimmte Probleme mit anderen (eindringlichen und eingängigen) Worten – und ich möchte betonen, dass sie meines Erachtens manches, das sich ansonsten schwer fassen lässt, sehr genau auf den Punkt bringt.
Begleitet jemand nämlich alles, was er tut, mit Kommentaren, korrigiert sich selbst laufend und merkt es vielleicht noch nicht einmal, verhindert das – je nach Klient der Pflege – gelingende Verständigung.
Die Antizipation (die geistige Vorwegnahme, die Vorstellung) eines Spaziergangs nach A, der dann aber doch nach B führt, kann für Klien-

ten der Pflege anstrengend sein. Mehrere Aufforderungen zugleich können widersprüchliche Botschaften enthalten und einen (abhängigen) Gesprächspartner ins Double-Bind treiben (vgl. Kap. II 2).

Pflegende, die in der Lehre tätig sind, werden mich wohl darin bestätigen, dass „lautes Nachdenken" durch die Lehrperson (was gerade „Neulingen" häufig einfach passiert) problematisch ist. Der Auftrag: „Lesen Sie von Seite 20 bis Seite 35, nein, Entschuldigung, bis Seite 45, machen Sie sich dazu Gedanken und halten Sie das Wichtigste fest, das heißt – ..." etc. enthält mehrere Aufforderungen zugleich und, wie Florence Nightingale sagt, einen „Zweifel". Die Möglichkeit, dass sich Unruhe ausbreitet, ist gegeben.
Würde es sich um eine Aufgabe handeln, die im Zusammenhang mit einer zu benotenden Leistungsüberprüfung (Test, Abschlussarbeit) steht, ist dies nicht nur möglich, sondern sehr wahrscheinlich – es geht für die Auszubildenden schließlich um etwas Wichtiges.
Man kann in so einem Fall vor allem eines tun, nämlich von vorne beginnen und die Doppeldeutigkeiten und Fragen durch eine eindeutige Klarstellung ausräumen. Das kann durchaus humorvoll geschehen – wichtig ist, dass es stattfindet.

Selbstverständlich trifft das Gesagte auf die direkte Pflege von Klienten stärker zu als aufs Unterrichtsgeschehen – der Mechanismus aber ist derselbe.
Man kann zunächst nur versuchen, sich „lautes Nachdenken" bewusst zu machen – das allein steigert die Chance, dass es irgendwann unterbleibt.
Geschieht es trotzdem oder kommt es zu „Programmänderungen" (z. B.: kein Bad heute, es findet dafür morgen statt), empfiehlt es sich, sie so deutlich wie klar anzusprechen. Manches muss dabei schlicht mehrfach erklärt werden.

Was die Suggestivfragen angeht, habe ich Nightingale in dieser Sache hauptsächlich zitiert, um zu zeigen, wie differenziert sie ihre Gedanken zum, wenn man so will, Informationsmanagement schon 1860 verschriftlicht hat. Ungenaue Informationen bekommt man demnach, wenn die Fragen suggestiv gehalten sind – wenn also die Antwort schon mehr oder weniger darin vorgegeben scheint („Hatte er eine *gute* Nacht?"). Ähnlich verhält es sich natürlich mit Fragen wie „Die Schmerzen sind schon besser, oder?" bzw. „Es geht Ihnen doch schon besser, nicht?"

Besonders was die Frage nach der „guten" Nacht betrifft, möchte ich eine Passage aus dem Ergebnis einer pflegewissenschaftlichen Studie zitieren: „Außerdem ist der rituelle Aspekt der allgemeinen Befindensfrage aufzudecken, da Patienten auf diese Frage häufig in alltagsweltlicher Manier antworten und sich nicht zu ihrem tatsächlichen Befinden äußern" (Weinhold 1997, S. 194).

Ich setze beides zueinander in Beziehung, da man die Frage: „Hatte er eine gute Nacht?" heute wohl mit „Haben Sie gut geschlafen?" übersetzen könnte und mit der „Befindlichkeitsfrage", die Weinhold anspricht, eine Formulierung wie etwa „Wie geht's?" (Weinhold 1997, S. 193) gemeint ist. Beides enthält einen „rituellen" Aspekt. Die Frage nach dem Befinden („Wie geht's?) ist im Alltagsverständnis zum Teil zur Grußformel geworden (vgl. dazu auch Bodenheimer 2004, S. 271 f), die Frage „Haben Sie gut geschlafen?" ist ihrerseits einem Morgengruß vergleichbar.
Wenn es in der Pflege ausdrücklich um das Befinden geht, muss trotzdem darauf geachtet werden, dass nicht, wie Weinhold es nennt, „in alltagsweltlicher Manier" geantwortet, sondern sich auch wirklich zu allfälligen Beschwerden geäußert wird. Haben Pflegende diesen Verdacht, empfiehlt es sich, anders oder genauer zu fragen und die Aufmerksamkeit des Befragten auf das eigentliche Thema des Interesses zu lenken, etwa: „Haben Sie noch Angst vor der Operation?" oder „Haben Sie (noch) Schmerzen?"

Auch was ihre Haltung gegenüber dem Humor in der Pflege (vgl. Kap. V 1.2) betrifft, ist Florence Nightingale quasi topaktuell: Wo Irene Bischofberger einen „Standard für Humor und Lachen in der Pflege" entwickelt hat (Bischofberger 2002, S. 255 ff), traut sich die Pflegepionierin schon Mitte des neunzehnten Jahrhunderts weit nach vorn und empfiehlt sogar, einen – möglicherweise – depressiv verstimmten, suizidalen Patienten (den „niedergeschlagenen Selbstmörder") „aufzuheitern."

Dass auch die pflegetheoretischen Reflexionen Nightingales nicht gerade trocken zu lesen sind, soll folgende kurze Passage zeigen, in der sie darüber nachdenkt, „warum es (Anm.: in „Privatfamilien“) so wenig gute Krankenschwestern gibt“:
„Die Absicht, die Leute damit verfolgen, eine Krankenschwester zu haben, ist *nicht,* dass sie pflegen soll – sie wissen nicht, was ‚Krankenpflege‘ ist –, sondern sie wollen ein Arbeitstier. Das ‚Treppauf-Treppab-Rennen‘ und das ‚Sitzen am Krankenbett‘ verlangt man in der Tat gnadenlos dem armen Einzelwesen, genannt Krankenschwester, ab. Ich sollte sie *Fahrstuhl* nennen.“ (Nightingale 2005, S. 76).

3.3 „Gekünsteltes Verhalten“ (Mit Patienten sprechen)

Florence Nightingale über „gekünsteltes Verhalten“, „schwatzhaft ausgesprochene Hoffnungen“ und „das Schauerbad einfältiger Hoffnungen und Ermutigungen“

„Gekünsteltes Verhalten ist wie Flüstern oder Gehen auf Zehenspitzen besonders unangenehm für Kranke. Eine gekünstelt wirkende ruhige Stimme, eine gekünstelt wirkende mitfühlende Stimme, wie die eines Bestatters bei einem Begräbnis, führt dazu, dass ihre Nerven zum Zerreißen gespannt sind. Ratschläge, wie ich sie gegeben habe, stiften mehr Unheil, als dass die nützen, wenn sie nur dazu führen, dass die Menschen *gekünstelt so tun, als ob* sie gefasst und ruhig seien, wenn sie bei den Kranken sind. Da ist es fast besser, wenn man seinen gewohnten Lärm macht“ (Nightingale 2005, S. 81).

„Es mag scheinen, dass ‚Schwatzhaft ausgesprochene Hoffnungen‘ eine seltsame Überschrift sei. Aber ich glaube wirklich, es gibt kaum eine größere Sorge die Kranke zu ertragen haben, als die unheilbaren Hoffnungen ihrer Freunde. Es gibt keine einzige Gewohnheit, gegen die ich mich mit mehr Nachdruck lang und breit aussprechen könnte – und zwar aufgrund tatsächlicher persönlicher Erfahrung (. . .). Ich möchte alle Freunde, Besucher und Betreuer von Kranken ganz dringend auffordern, von diesem häufig unternommenen Versuch abzulassen, den Kranken ‚aufzuheitern', indem man ihre Gefährdung gering nennt und die Wahrscheinlichkeit ihrer Genesung übertreibt" (Nightingale 2005, S. 150); und an anderer Stelle:

„Wenn (...) der Patient nichts sagt außer dem Shakespeareschen ‚Oh!', ‚Ah!', ‚Jawohl!' und ‚Fürwahr!', um der Unterhaltung über sich schneller zu entkommen, bedrückt ihn der Mangel an Anteilnahme. Er fühlt sich einsam inmitten der Freunde. Er spürt, wie gut es ihm tun würde, wenn eine einzige Person da wäre, zu der er einfach und offen sprechen könnte, ohne dass er dieses Schauerbad einfältiger Hoffnungen und Ermutigungen auf sich lenken würde" (Nightingale 2005, S. 152).

In den hier wiedergegebenen Textpassagen verurteilt Florence Nightingale das, was sie „gekünsteltes Verhalten" nennt – und trifft auch damit einen Anspruch moderner Kommunikations- und Interaktionstheorie.
Was Kommunikation in der Pflege angeht, orientiert man sich heute gerne an den Begriffen der **Kongruenz** (vgl. Kap. I 4.4), aber auch der **Empathie** (vgl. Kap. I 4.2), die beide zentrale Elemente der Gesprächspsychotherapie nach Carl Rogers sind – und die das heutige Verständnis von Kommunikation entscheidend mitbestimmen (und ohne die kein aktuelles Pflegelehrbuch mehr vorstellbar ist).
Betont ruhiges, unnatürlich leises, vielleicht langsames Sprechen ist zunächst weder schlecht noch falsch. In Situationen aber, in denen es nicht angebracht ist, weil „etwas in der Luft liegt" – ich denke hier ganz besonders an Ärger – erzeugt es nicht zwingend Ruhe, sondern unter Umständen das Gegenteil.
Wie und in welcher Weise kongruentes Reagieren, Sprechen und Interagieren sinnvoll ist, wird an anderer Stelle in diesem Buch (Kap. I 4.4) besprochen.
Hier möchte ich vor allem dem letzten Absatz, in dem Nightingale vom „Oh!", „Ah!", „Jawohl!" und „Fürwahr!" spricht, Aufmerksamkeit widmen.
Dort sind Gespräche gemeint, die Patienten mit Besuchern („Freunden") führen. Heute würden diese Patienten im Rahmen solcher Unterhaltungen vielleicht „Wirklich?", „Ja?", „Na so was" oder „Da hast du recht" sagen – und es ist ebenso vorstellbar, dass auch *Pflegende*

jenes kommunikative Verhalten, das derlei Antworten provoziert und das Florence Nightingale verurteilt, mitunter an den Tag legen. Wie können solche Dialoge aussehen? Ich möchte kurz einen durchspielen:

„Frau Müller, das haben Sie ganz, ganz fein gemacht. Wirklich sehr fein!“
„Wirklich?“
„Aber absolut. Sie werden sehen, wenn Sie so weitermachen, dann rennen Sie uns bald allen hier davon. Sie sehen ja auch schon wieder aus wie das blühende Leben, das muss ich Ihnen schon sagen.“
„Ja?“
„Na, aber absolut. Wirklich. Ich sage Ihnen, Sie sind unsere Schnellste hier auf der Station!“
„Na so was.“
„Ja, aber Sie müssen weiter so brav sein, das müssen Sie mir schon versprechen, weil die folgsamen Patienten, das sind ja die besten, stimmt's?“
„Da haben Sie recht, Schwester.“

Stellt man sich vor, dass Frau Müller 86 Jahre alt, voll orientiert und Diabetikerin mit Sehschwäche, Zehengangrän und zwei amputierten Zehen ist, mit einem reziproken Gehgestell gerade fünf Meter vom Bett zur Zimmertür bewältigt und dann wieder mit dem Rollstuhl zurückgeschoben wird, fällt es nicht schwer, sich weiter vorzustellen, dass sie versuchen wird, „der Unterhaltung über sich schneller zu entkommen“ – wie Nightingale es nennt –, dass sie also das Weite suchen würde, wenn sie nur könnte.
Sie kann – zurecht – einen Mangel an Anteilnahme beklagen, da der Pflegende „die Wahrscheinlichkeit ihrer Genesung übertreibt“. Sie wird sich – ebenfalls zurecht – nicht für „voll“ genommen fühlen.
Nun ist die Patientin offenbar höflich und freundlich. Würde sie sagen: „Reden Sie keinen Blödsinn“, wäre in der Pflegedokumentation wohl zu lesen, dass Frau Müller mit Aggressionen auf die Kommunikationsversuche reagiert.
Nun ist es für Pflegende nicht einfach, sofort wieder auf das Gespräch mit orientierten Bewohnern oder Patienten „umzuschalten“, wenn sie zugleich oft mit schlecht, mangelhaft oder gänzlich desorientierten

Klienten zu tun haben (was gerade in geriatrischen Pflegeeinrichtungen der Fall ist).
Eine Hilfe dazu soll im folgenden Kapitel geboten werden. Es beschäftigt sich u. a. mit dem, was heute als „Empathie“ bezeichnet wird. Empathie und Kongruenz (vgl. auch Kap. I 4.4) können helfen, das kommunikative Verhalten Pflegender besser gelingen zu lassen.

3.4 „Ratschläge, die den Kranken verhöhnen“ (Mangel an Einfühlungsvermögen)

Florence Nightingale über „Ratschläge, die den Kranken verhöhnen“ und mangelndes Einfühlungsvermögen

„Kein Hohn ist so hohl wie die Ratschläge, mit denen die Kranken überschüttet werden. Es macht für den Kranken keinen Sinn, etwas zu sagen, denn was der Ratgeber will, ist *nicht,* die Wahrheit über den Zustand des Patienten zu kennen, sondern es so drehen, dass sein eigenes Argument unterstützt wird, was auch immer der Kranke sagen mag. Dieses wird – man muss es wiederholen – ohne irgendeine Erkundigung über den wirklichen Zustand des Patienten vorgebracht. ‚Aber ich wäre unverfroren und unanständig, wenn ich eine solche Erkundigung anstellen würde‘ sagt der Ratgeber. Das ist wahr, aber noch viel unverfrorener ist es, seinen Rat zu geben, wenn man nichts über die Wahrheit wissen kann und zugibt, daß man sich auch nicht danach erkundigen konnte. (...) Wenn Ihr hört, daß man zu ihm (Anm.: dem Patienten) sagt, 1. daß ihm nichts fehle, und daß er eine Aufmunterung brauche, 2. daß er dabei sei, Selbstmord zu begehen und daß er will, daß man einschreite (...) – dann solltet Ihr wissen, daß Euer Patient all den Schaden erleidet, den ein Besucher ihm zufügen kann.
Wie wenig man die wirklichen Leiden der Krankheit kennt oder versteht! Wie wenig kann ein gesunder Mensch, sogar eine *Frau,* sich in das Leben eines Kranken hineinversetzen!“ (Nightingale 2005, S. 155).

Hier spricht sich Florence Nightingale eindeutig gegen zwei Dinge aus: Einerseits bemängelt sie, dass diejenigen, die Patienten besu-

chen, sich gedanklich zu wenig in deren Situation versetzen. Andererseits wendet sie sich dagegen, dass jemand, der nichts „vom wirklichen Leiden der Krankheit kennt oder versteht“, Ratschläge erteilt. Wenn damit zunächst auch hier Besucher (und nicht Pflegende) gemeint sind, so möchte ich doch versuchen, die Aussprüche, die Nightingale wohl als typisch für eine bestimmte Art der Kommunikation ausmacht, „übersetzen“:
Wo Angehörige, wie Nightingale ausführt, früher zu einem Patienten sagten „daß ihm nichts fehle, und daß er eine Aufmunterung brauche“, könnte man heute wohl hören: „Na komm, Opa, ist ja nicht so schlimm, das wird schon wieder. Schau, morgen kommt der Hans, hier bekommst du ein gutes Essen und alle kümmern sich um dich“. Wo ihm damals gesagt wurde, „daß er dabei sei, Selbstmord zu begehen und daß er will, daß man einschreite“ geht es, wenn man so will, schon mehr zur Sache. Heute mag das so klingen: „Also weißt du, Opa, langsam reicht's. Willst du dich umbringen, wenn du nichts mehr isst und nicht mehr aufstehst und gar nicht tust, was die Schwestern von dir wollen? Nein, weißt du, wenn du ehrlich bist, dann willst du ja nur, dass alle um dein Bett tanzen und dich verwöhnen.“

Es braucht, denke ich, nicht viel Fantasie, um diese Sätze in solche umzuwandeln, die auch von Pflegenden stammen könnten. Wo im Text dann weiter ausgeführt wird, dass der „Ratgeber“ die Wahrheit gar nicht kenne, sondern es nur „so drehen“ will, „daß sein eigenes Argument unterstützt wird, was auch immer der Kranke sagen mag“, drängt sich der Vergleich mit dem auf, was der Pädagoge Erich Schützendorf, der sich mit der Kommunikation und Interaktion in geriatrischen Pflegeeinrichtungen beschäftigt, als „Scheindialoge“ bezeichnet: Mit alten Menschen werde, so Schützendorf, oft so gesprochen wie mit kleinen Kindern. Als Beispiel führt er folgenden „Dialog“ an:

„Wollen Sie das trinken?
Nein, ich will nicht.
Sie müssen was trinken.
Nein.
Wollen Sie lieber Saft?
Nein.
Was wollen Sie denn?

Nichts.
Nichts gibt es nicht." (Schützendorf 1999, S. 53).

Jemandem, der so mit Patienten oder Bewohnern spricht, dem mangelt es nicht nur an Einfühlungsvermögen, sondern er erweckt auch den Eindruck, dass es ihm vorrangig um etwas anderes geht – nämlich genau um das, wovon auch bei Florence Nightingale die Rede ist: Ihm liegt daran, dem eigenen Willen – dem, was er meint, dass der Patient braucht – Geltung zu verschaffen und es durchzusetzen. Was kann nun gegen diese „Blindheit", die nicht einmal böse gemeint sein muss, unternommen werden?

Empathie

Carl Rogers (vgl. auch Kap. I 4.2) sagt über die Empathie, die er auch als „einfühlendes Verstehen" bezeichnet: „Die innere Welt des Klienten mit ihren ganz persönlichen Bedeutungen so zu verspüren, als wäre sie die eigene (doch ohne die Qualität des ‚als ob' zu verlieren), das ist Empathie" (Rogers 2004, S. 216).
Entscheidend dabei ist auch die Bemerkung in der Klammer: Die Qualität des „als ob" nämlich steht dafür, dass das fremde Leid nicht zum eigenen gemacht wird. Einfühlendes *Verstehen* stellt die Fähigkeit in den Vordergrund, bis zu einem gewissen Grad aus der Warte des Gegenübers, des Anderen zu sprechen, sich so weit in ihn hineinzuversetzen, dass es möglich wird, sich ein Bild über dessen Bedürfnisse zu machen. Gelingt das, kann es auch nicht mehr so leicht geschehen, dass den Bemühungen um Andere (auch wohlmeinend!) die eigenen Vorstellungen zur Grundlage des Handelns gemacht werden.
Nun sind wir selbst noch keine sechs Wochen in einem Extensionsbett gelegen, waren vielleicht noch nicht drei Monate im Krankenhaus, mussten nicht die diagnostischen und therapeutischen Maßnahmen durchlaufen, die Klienten der Pflege oft täglich über sich ergehen lassen – und doch können wir uns annähernd (wenn auch abstrakt) zumindest vorstellen, was das bedeuten mag. In solchen Momenten sind wir – auch und gerade was Kommunikation angeht, auf der sicheren Seite und es werden uns ganz von selbst Sätze und Aktivitäten einfallen, die wir sagen oder die wir setzen können, um unserem Gegenüber seine Lage zu erleichtern.

Es gibt allerdings auch Umstände, unter denen wir gar keinen Zugang zur inneren Welt der Klienten haben – wenn etwa ein demenziell erkrankter Mensch ohne für uns ersichtlichen Grund tobt, schreit oder sich ängstigt. Ich schlage Auszubildenden in der Pflege für solche Situationen gerne eine einfache (Einfühlungs-)Übung vor: Wenn wir nämlich auch nicht wissen, *was genau* einen Menschen, in dessen Gefühlswelt wir gar nicht vordringen können, bewegt (und wenn er sich uns zudem verbal nicht mitteilen kann oder will), so haben wir doch eine Möglichkeit: Wir können versuchen uns vorzustellen, was mit uns selbst geschehen müsste, damit wir uns derart ängstigen oder so aggressiv sind wie der Klient neben uns.

Wenn wir uns *dann* fragen, was uns gut täte, so ist das, zugegeben, nur eine Krücke, die uns auch im Umgang mit dem Klienten ein Stück helfen kann – zumindest ein wenig. Sie verhindert allerdings mit Sicherheit eines: dass wir uns zu flachen Ratschlägen wie „Das wird schon wieder" oder unterschwelligen Beschuldigungen wie „Der braucht ja nur Aufmerksamkeit" hinreißen lassen und dabei völlig über die Bedürfnisse des Anderen hinweggehen.
Damit bin ich zu Ende dieses Kapitels wieder bei Florence Nightingale angelangt. Sollten wir in dieser kleinen Einfühlungs-Übung nämlich irren, ist es immerhin noch möglich zu versuchen, die Reaktionen des Anderen zu deuten und eine andere Strategie zu probieren (vgl. dazu auch die Überlegungen zur sogenannten „impliziten Meta-Sensibilität", die im Kapitel zur interkulturellen Kommunikation IV 1.3 und IV 1.4 angesprochen werden).
Gleichförmige (fast bin ich versucht zu sagen „billige") Ratschläge, emotionslose Scheindialoge, auch der Gebrauch von „Killerphrasen" (also Aussprüchen, die jede Verständigung verhindern) werden durch den Zustand einer verstehenden, einfühlenden Beteiligung an der Situation Anderer jedenfalls verhindert.

4. Verstehen und verstanden werden

Sobald Menschen etwas verbindet, lässt sich beobachten, dass sich in ihrem Miteinander sprachliche Gemeinsamkeiten in Form der Verwendung bestimmter Begriffe oder Redewendungen, sogenannte „Codes“ herausbilden, die verschiedene Funktionen erfüllen. Auch wir Pflegenden bedienen uns einer eigenen Fachsprache, die von Klienten nur bedingt bis gar nicht verstanden wird, wobei das, so der Pflegeperson tatsächlich daran gelegen ist, verständlich zu sein, in der Pflegepraxis nicht unbedingt zu einem großen Problem werden muss.
Das vorliegende Kapitel möchte sich zwar auch damit, vorrangig aber mit Schwierigkeiten beschäftigen, die durch andere Umstände entstehen.

Einerseits nämlich geben **Fachsprachen** auch Macht und ermöglichen dem, der sie verwendet, sich zu distanzieren und abzugrenzen. Andererseits wird oft ein gemeinsames Verständnis verschiedener Begrifflichkeiten vorausgesetzt, das gerade dort nicht gegeben ist, wo es selbstverständlich scheint. Wann immer ich beispielsweise Pflegende frage, wodurch sich für sie „gute Pflege“ auszeichnet, fallen die Antworten sehr unterschiedlich aus. Hier muss auch erwähnt werden, dass es „die“ Pflegenden nicht gibt, sondern sie selbst schon eine höchst inhomogene Berufsgruppe darstellen. In diesem Zusammenhang spielen sowohl das Aufeinandertreffen verschiedener Kulturen als auch das oft völlig unterschiedliche professionelle Selbst*verständnis* eine Rolle.

Weiters haben wir es in der Pflege häufig damit zu tun, dass das persönliche Befinden von Klienten in Worte gefasst und dokumentiert werden soll. Das ist nicht selten schwierig, da in diesem Rahmen die Beschreibung von Gefühlen und Empfindungen zwar einerseits stattfindet, andererseits aber nicht vorausgesetzt werden kann, dass diese Begriffe für Pflegende und Patienten jeweils mit ähnlichen oder denselben Bedeutungen verbunden sind.
Die folgenden Ausführungen wollen sich also mit allerhand Widrigkeiten im Zusammenhang mit gegenseitiger Verständlichkeit beschäftigen. Dabei wird sich zeigen, dass im Feld „Pflege“ und seinen vielfäl-

tigen Interaktionen sich die Verständnisfrage nicht nur hinsichtlich der Kommunikation zwischen Angehörigen der Berufsgruppe und Klienten stellt, sondern dass gerade der Kommunikation der Pflegenden untereinander große Aufmerksamkeit zukommen muss.

Im Zusammenhang mit Prozessen des Verstehens kommt dem Wissen darüber, ob und wie eine Nachricht beim Anderen angekommen ist, große Bedeutung zu. Wie man sich ein Bild davon machen kann, ob und wie weit das der Fall ist, sollen die Ausführungen zur **Paraphrasierung** zeigen.
Die **Spiegeltechnik** ist ein Instrument, mit dem dem Gegenüber gezeigt werden kann, dass man selbst eine Nachricht empfangen hat und sie angekommen ist. Wie man schließlich das eigene Befinden kommuniziert und darüber Rückmeldung gibt, möchte ich im Zusammenhang mit dem Begriff der **Kongruenz** und der Technik des Sendens der sogenannten **Ich-Botschaft erörtern.** Zunächst aber zu einem Phänomen, das vielleicht abstrakt scheint, allerdings auch Mechanismen beschreibt, die uns täglich begleiten.

4.1 „Pflege – unser Ding" (Symbolischer Interaktionismus)

Aus der Praxis (Pflegekultur)

Regina ist Auszubildende in der Pflege im ersten Jahr und beginnt heute ihr Praktikum auf der Gynäkologie. Davor war sie im städtischen Altersheim und hat im Fachbereich „Langzeitpflege" praktiziert, wobei das zugleich den Anfang ihrer praktischen Ausbildung – davor gab es durchgängig theoretischen Unterricht – bildete.
Regina ist gespannt und zugleich ist ihr ein wenig mulmig. Sie kennt die Akutpflege nicht und hat sich vorgenommen, nur das zu tun, worin sie völlig sicher ist und ansonsten sofort zu fragen, um nur ja nichts falsch zu machen.
Während der Dienstübergabe – alle Pflegepersonen sitzen im Sozialraum um einen großen Tisch – läutet eine Patientin: Frau Franz, 86 Jahre alt und offensichtlich desorientiert, weint, hat sich den Morgenmantel angezogen und möchte ihr Zimmer verlassen. Regina hakt sich bei ihr

ein, wie sie es im Altersheim auch immer getan hat, und redet auf die alte Dame ein, die sich schließlich ins Dienstzimmer mitnehmen lässt. Regina nimmt eines der Gläser, die am Gang für Patienten bereitstehen, schenkt sicherheitshalber ungesüßten Tee aus der Aluminiumkanne ein (sie weiß nicht, ob die Frau Diabetikerin ist) und bietet ihr kurzerhand einen Platz im Sozialraum an. Frau Franz setzt sich zu den Schwestern, nimmt ihr Teeglas in die Hand und zupft an ihrem Katheterbeutel.
Ein paar Schwestern werfen einander befremdete Blicke zu. „Lassen Sie sie jetzt da", sagt die Stationsschwester zu Regina, „aber eigentlich ist das bei uns nicht üblich. Das beginnt schon bei der Hygiene. Und dann ist hier der Zutritt für Patienten überhaupt verboten."
Im Gespräch mit der Praxisanleiterin erklärt Regina am Nachmittag, dass in ihrem ersten Praktikum nach dem Modell Erwin Böhms gepflegt wurde. „Dort war es ganz normal, dass wir verwirrte Bewohner mit zu uns genommen haben", sagt sie.
„Man sollte sich gut überlegen", meint die Stationsleitung später zur Praxisanleiterin „ob das erste Praktikum Langzeitpflege sein kann. Die kommen dann zu uns und glauben, das Chaos aus dem Pflegeheim ist normal."

Aus der Praxis (Isolation und Empathie)

In einem Pflegeheim werde ich Zeuge einer Diskussion, die dadurch ausgelöst wird, dass Anna Herrn Maier im Rollstuhl in den Aufenthaltsraum schiebt. Dort spielt die Gedächtnistrainerin eine CD mit Schlagern aus den Fünfziger Jahren. „Lass ihn doch im Zimmer", ruft Peter, der die Medikamente für die nächste Woche vorbereitet, „der will das doch gar nicht." Herr Maier nestelt an seiner Jacke. „Steht im Pflegeplan", gibt Anna zurück, „wir sollen ihn zu den anderen setzen!" „Willst du, dass man dich irgendwohin schiebt, wenn du einmal alt bist, und dann musst du dir so eine Musik anhören?", fragt Peter. „Da bin ich lieber allein."
Anna zieht den Pflegeplan für Herrn Maier aus dem Stapel, den Peter neben sich liegen hat. „Soziale Isolation. Steht da, das ist die Pflegediagnose. Ziel ist, dass er wieder an Aktivitäten teilnimmt. Maßnahme ist, dass wir dafür sorgen sollen, dass er am Programm beteiligt ist. So ist das, Herr Pfleger."

Peter grinst und sagt: „Na ja, da steht viel. Isolation hin, Pflegediagnose her. Isolation ist für mich etwas anderes. Er hat einen Balkon im Zimmer, er hat einen Nachbarn, es tut sich den ganzen Tag etwas. Fernsehen kann er, Radio hören auch."
„Mir tut er leid", besteht Anna darauf, dass Herr Maier im Aufenthaltsraum bleiben soll.
„Sieht er vielleicht traurig aus? Irgendwelche Isolationsschäden?", will Peter von Anna wissen, er ist sichtlich belustigt. „Ich bin sicher, dass er sich freut, weil er sonst eben keinen Kontakt hat", bleibt Anna bei ihrer Überzeugung, während Peter meint: „Und ich bin sicher, dass er lieber im Zimmer bleibt, als diese Musik zu hören und zum Beispiel der Wewerka beim Mitsingen zuzuhören."

Aus der Praxis (Pflegeverständnis)

Nejra ist Bosnierin und hat in ihrer Heimat die medizinische Schule absolviert, die dort auf Pflegeberufe vorbereitet. Ich begegne ihr im Rahmen einer Ergänzungsausbildung, die sie machen muss, um hier als Krankenschwester arbeiten zu können – wie zu Hause in Bosnien. Ihr ist das, wie sie mir erzählt, nicht unangenehm. „So kann ich erst mein Deutsch verbessern, dann werde ich sehen." Nejras Haltung wirkt auf mich durchgängig positiv, Nejra selbst ist neugierig und scheint mir voller Energie und Tatendrang. Die Ergänzungsausbildung schließt auch Praktika in verschiedenen Bereichen der Pflege ein. Als wir gemeinsam ihre erste Praktikumswoche reflektieren, nimmt Nejra die Praxis-Mappe, sieht mich an und sagt: „Es ist unglaublich. Einfach nur unglaublich."
Ich will wissen, was so unglaublich ist. „Hier bei euch", sagt Nejra, „also, keine Ahnung, aber was die Krankenschwestern hier tun – das ist für mich ein fremder Beruf." Sie erzählt mir, dass sie, als die Venenkanüle eines Patienten nicht mehr funktionierte, fast wie im Reflex ins Dienstzimmer gehen wollte um eine neue zu holen und sie ihm zu legen, sie habe aber zum Glück schon im Unterricht gehört, dass das hier eine ärztliche Tätigkeit sei. „Den ganzen Tag", sagt sie, „muss ich mich zurückhalten, und wenn ich den Schwestern zusehe, wenn sie diese Pläne schreiben, dann ist mir das so fremd und ich frage mich, wer wohl die wichtigen Dinge macht."

Nejra ist mir sympathisch und ich glaube, ihre Situation verstehen zu können.
Im Unterricht zeigt sich etwas, das sie mit vielen ihrer Kolleginnen aus beispielsweise Bosnien teilt: Wenn die Unterrichtsinhalte aus dem Bereich der Überwachung der Vitalfunktionen (wie Blutdruck- oder Pulsmessung) Thema sind, wenn von Verbandsmaterialien, dem Setzen von Injektionen oder dem EKG die Rede ist, verstehen wir einander sofort. Über Bereiche wie den Pflegeprozess, die Pflege nach den AEDLs, das Konzept der Basalen Stimulation oder die Dokumentationspflicht in der Pflege hingegen können wir uns kaum verständigen – und das hat nichts oder nur sehr wenig mit allfälligen sprachlichen Barrieren zu tun.

Es gibt kein Ding „an sich" – das Konzept des symbolischen Interaktionismus

Das Konzept des „symbolischen Interaktionismus" wurde vom Soziologen Herbert Blumer begründet, der sich dabei an den Überlegungen und Ideen seines Lehrers, dem Sozialpsychologen und -philosophen George Herbert Mead orientiert.
Das Konzept beruht auf drei Prämissen (also Annahmen oder Voraussetzungen), die ich später noch kurz anführen möchte.

Zunächst sollen aber – in stark verkürzter Form – einige grundsätzliche Vorstellungen über menschliches Interagieren und Handeln gezeigt werden, die wiedergeben, wie der symbolische Interaktionismus das Verhalten von Menschen und deren gesellschaftliches Miteinander sieht (Blumer 2004, S. 28ff), wobei ich mich auf einige wenige Ausführungen Blumers beschränke.

Gruppen von Menschen bestehen aus handelnden Individuen, wobei dieses Handeln wieder aus vielen verschiedenen Aktivitäten besteht, die ein Mensch im Lauf seines Lebens ausübt. Dabei setzt er sich mit unterschiedlichen Situationen auseinander und handelt in Abhängigkeit davon. Der Autor führt weiter aus, dass „Gesellschaft" nach derzeitiger soziologischer Auffassung entweder als Kultur oder als soziale Struktur verstanden wird, und sagt dazu, mit Blick auf dieses Handeln:

„Gleichgültig, ob man Kultur als Konzept nun als Brauch, Tradition, Norm, Wert, Regel oder Ähnliches definiert, sie ist eindeutig abgeleitet von dem, was die Menschen tun. Ähnlich bezieht sich die soziale Struktur in jedem ihrer Aspekte, wie sie durch solche Begriffe wie soziale Position, Status, Rolle, Autorität und Ansehen wiedergegeben werden, auf Beziehungen, die aus der Art der Interaktion zwischen verschiedenen Personen abgeleitet sind. Das Leben einer jeden menschlichen Gesellschaft besteht notwendigerweise in einem fortlaufenden Prozess des Aufeinander-Abstimmens der Aktivitäten ihrer Mitglieder" (Blumer 2004, S. 29).

Menschen, die handeln, interagieren miteinander. Sie nehmen in ihren Aktivitäten Bezug aufeinander und *re*agieren aufeinander.
Der Prozess dieser sozialen Interaktion formt das Verhalten der Individuen schließlich auch: Menschen, die miteinander interagieren, müssen die Absichten und Reaktionen des jeweils Anderen beachten. Dabei kommt es wieder zu eigenen Reaktionen und es können eigene Handlungen, Absichten und Vorhaben beispielsweise *geändert, überprüft* oder *durch andere ersetzt* werden.

Diese sozialen zwischenmenschlichen Interaktionen können nun „nichtsymbolisch" oder „symbolisch" sein. Als Beispiel für **„nichtsymbolische" Interaktionen** führt Blumer das Beispiel eines Boxers an, der einem Schlag auszuweichen versucht – in dieser Handlung wird direkt auf die eines Anderen „geantwortet", ohne sie vorher interpretiert zu haben (Mead bezeichnet dieses Phänomen als „die Konversation von Gesten").

Im Gegensatz dazu werden bei **„symbolischen" Interaktionen** (die Mead „den Gebrauch signifikanter Symbole" nennt) die Handlungen des jeweils Anderen erst **interpretiert.** Würde der Boxer also, so Blumer, die Schlagbewegung des Gegners als Täuschungsmanöver identifizieren, hätte er bereits symbolisch interagiert, indem er die Geste des Anderen interpretiert hätte.
Der Autor führt nun aus, dass auch im menschlichen Zusammenleben oft nichtsymbolisch interagiert werde, nämlich da, wo man „unreflektiert auf körperliche Bewegungen des Anderen, seinen (Gesichts-)Ausdruck und seine Stimmlage" reagiert; auf symbolischer Ebene hin-

gegen versuche man, die **Bedeutung der Handlung des jeweils Anderen zu verstehen.**
Dabei sei wichtig, dass das nur funktioniere, wenn eine solche Bedeutung auch zur Gänze verstanden werde. Sei dies nicht der Fall und komme es zu **Missverständnissen,** „ist die Kommunikation unwirksam, die Interaktion ist verhindert, und die Entwicklung einer gemeinsamen Handlung ist blockiert" (Blumer 2004, S. 30).

Menschen interpretieren bestimmte „Zeichen", also Symbole, immer aus ihrer Welt heraus, die sich aus den verschiedensten „Objekten" zusammensetzt – wobei dieser Begriff hier für alles steht, worauf man sich in irgendeiner Form beziehen kann.
Solche Objekte können Gegenstände wie Computer, Autos oder Möbelstücke sein, oder auch, wie Blumer sagt, „soziale Objekte wie Studenten, Priester oder ein Präsident" oder „abstrakte Objekte wie „moralische Prinzipien, philosophische Lehrmeinungen oder Ideen wie Gerechtigkeit, Ausbeutung oder Mitleid." (Blumer 2004, S. 32).
Es kommt also darauf an, **welche Bedeutung ein solches „Objekt" für jemanden hat.** Demgemäß wird es nämlich von ihm gesehen, spricht er darüber oder handelt in Bezug darauf.

Im Konzept des symbolischen Interaktionismus gehe man demnach davon aus, so der Kommunikationswissenschafter Roland Burkart (Burkart 1998, S. 51 ff), dass der Mensch nicht nur in einer natürlichen, sondern auch in einer symbolischen Umwelt lebe.
Symbole und ihre Bedeutungen bilden sich aus dem jeweils eigenen Erleben und Erfahren von Menschen heraus.
Wenn sie nun kommunikativ zueinander handeln, wollen sie „Bedeutungen ‚miteinander teilen'" und müssen dazu „Zeichen als Symbole (für bestimmte Bedeutungen) gebrauchen", treten also auf diese Weise miteinander in Beziehung. Diese **Versuche einer symbolisch vermittelten Interaktion sind aber nur dann erfolgreich, wenn es gelingt, sich miteinander in einer Sache zu verständigen, wenn sie also für beide dasselbe bedeutet.**

Burkart drückt das so aus: „(...) menschliche Kommunikation setzt einen Vorrat an Zeichen voraus, welche für die jeweiligen Kommunika-

tionspartner *dieselben* ‚Objekte' (Gegenstände, Zustände, Vorstellungen, Anschauungen, Ideen usw.) symbolisieren."
Signifikante Symbole (wie Mead sie bezeichnet) seien also Zeichen, die bestimmte Vorstellungsinhalte ausdrücken und sie auch beim Anderen auslösen (Burkart 1998, S. 53).

Nun könnte man sich, so Burkart weiter, aber fragen, wieso sich überhaupt je signifikante Symbole herausbilden können, die für mehrere Menschen Gültigkeit haben, gibt es doch im symbolisch-interaktionistischen Verständnis „kein Ding ‚an sich', sondern vielmehr jeweils ‚ein Ding für mich'" (Burkart 1998, S. 52).
Hier relativiert er nun und erklärt, dass Menschen sich ihre Symbole und Bedeutungen zwar aus ihrem eigenen Erleben und Erfahren samt den dazugehörigen Zusammenhängen bilden würden, dass aber diese „Erlebniswelt grundsätzliche Gemeinsamkeiten zu jener der übrigen Mitmenschen aufweist" (Burkart 1998, S. 54f); ein Auto sei letztlich etwas, womit die meisten Menschen der Industriegesellschaft ähnliche Vorstellungen verbinden würden.
Unterschiedlich seien allerdings die „Erlebnisdimensionen" im Zusammenhang mit diesem Symbol. Ein Auto könne ebenso gut als Mittel zum Zweck wie auch als Statussymbol erlebt werden.

Diese **Erlebnisdimensionen** seien abhängig von (und entstehen im) persönlichen Tätigkeits- und Erfahrungsbereich von Menschen und es liege laut Burkart auf der Hand, dass ähnliche Erfahrungen und Tätigkeiten das Vorhandensein bestimmter gemeinsamer Erlebnisdimensionen wahrscheinlich machen würden – und ebenso umgekehrt.

Bevor wir nun quasi „in die Praxis" zurückkehren, möchte ich, wie eingangs angekündigt, nun noch einmal die drei Prämissen des symbolischen Interaktionismus nach Burkart wiedergeben:

„1. Menschen handeln ‚Dingen' gegenüber auf der Grundlage von Bedeutungen, die diese Dinge für sie besitzen.
2. Die Bedeutung dieser Dinge entsteht in/wird abgeleitet aus den sozialen Interaktionen, die man mit seinen Mitmenschen eingeht.

3. Diese Bedeutungen werden im Rahmen der Auseinandersetzung mit ebendiesen Dingen in einem interpretativen Prozeß bemüht und auch abgeändert“ (Burkart 1998, S. 51).

Pflegekultur, Pflegeverständnis und Empathie

Nun wollen wir für die Pflegepraxis einerseits verstehen, warum Verständigung so oft nicht gelingt – und auch, wo uns überall das Modell des „symbolischen Interaktionismus“ begegnet.
Andererseits wollen wir überlegen, wie mit **Problem der manchmal kleinen oder nicht vorhandenen Schnittmenge gemeinsamer Bedeutungen** umzugehen ist.

Beginnen wir bei Regina. Mit Blick auf das eben Besprochene zeigt sich zunächst, dass es weder mit Dummheit noch mit der Unfähigkeit, sich etwa auf neue Situationen einzustellen (also mit mangelnder Flexibilität) zu tun haben muss, wenn sich jemand in einer Weise verhält, die uns zunächst wenig nachvollziehbar scheint.
In Reginas Fall wurde die Sache besprochen und Regina hatte die Möglichkeit, sich zu erklären. Hätte sie weniger Glück gehabt, wäre sie vielleicht gleich als unfähig oder auch einfältig abgestempelt worden, obwohl sie nur getan hat, was sie aus ihrem Tätigkeits- und Erfahrungsbereich in der Pflege bislang kannte.

Gerade pflegerisches Tun verlangt ein hohes Maß an Kreativität: Unter Bedingungen des Mangels an personellen, oft auch räumlichen, selten materiellen Ressourcen werden manchmal Notlösungen gesucht und gefunden, Gegenstände zweckentfremdet oder entwickeln sich oft Umgangsweisen und Gebräuche, die nur für einen bestimmten Patienten, nur für einen bestimmten Zeitraum oder in einer bestimmten Situation gelten.
Da werden bestimmte Lagerungsbehelfe zweckfern benutzt, weil es so am besten funktioniert, da wird ausnahmsweise ein demenziell erkrankter Bewohner eines Pflegeheims per „Du“ und Vornamen angesprochen. Da kann es in der geriatrischen Langzeitpflege, in der nach dem Pflegemodell von Erwin Böhm gearbeitet wird, toleriert werden, dass eine Bewohnerin sich nur am Abend wäscht, weil sie es ihr Leben lang so getan hat, da herrscht im Bereich der Langzeitpflege

eine ganz andere „Pflegekultur“ als auf Akutstationen und vieles mehr. Haben wir es nun mit Auszubildenden, Praktikanten, vielleicht einer Kollegin, die wieder in ihren Beruf zurückkehrt und davor zehn Jahre in der extramuralen Pflege tätig war, zu tun, so muss uns klar sein, dass sich deren Erfahrungsbereiche mit den unseren nicht nur nicht decken müssen, sondern dass es Dinge gibt, die sie auf ganz bestimmte Weise erlebt und erfahren haben und es für sie selbstverständlich ist, das auch weiterhin zu tun.

Das mag nun banal klingen.
Andererseits: Die teils recht verhärteten Fronten zwischen den einzelnen Disziplinen unseres Fachs sind bekannt. Kollegen aus dem Bereich der Akutpflege sind häufig überzeugt davon, dass in Wohnheimen für alte Menschen „pflegerisch nichts getan wird“ – und interessanterweise ist umgekehrt dasselbe der Fall: „Die im Krankenhaus haben keine Ahnung.“

Ich erlebe das auch mit Auszubildenden, die oft der Meinung sind, dort oder da gebe es „fast keine Arbeit“ – wobei sie die jeweiligen Situationen mit jenen vergleichen, die ihnen bereits bekannt sind.
Nur vordergründig unverständlich ist, dass sich diese Ansicht auch während des Praktikums nicht zwingend ändern muss. Denn: Denkt man im Konzept des symbolischen Interaktionismus, befremdet das wenig: „Naja, für uns Schüler gibt es immer etwas zu tun, aber die Schwestern tun fast nichts“, wird dann gerne gesagt. Diese Ansicht ist eben darauf begründet, dass die Arbeit im Dienstzimmer, an den Aufnahmen, im Zusammenhang mit Pflegediagnostik und -Planung nicht wahrgenommen wird, da sie – wenn überhaupt – nur aus der Theorie bekannt ist.
Es gibt (noch) keine Wahrnehmung dafür, was es bedeutet, sich alle Informationen für eine komplette Pflegeanamnese zu besorgen.
Pflegearbeit wird, besonders zu Beginn der praktischen Ausbildung, vorwiegend beispielsweise mit der Ganzkörperwaschung oder der Unterstützung beim Essen und Trinken gleichgesetzt. Organisatorisches bzw. planendes Tun gilt dagegen als „wenig“ Arbeit, die noch dazu oft quasi unsichtbar ist, da sie im Dienstzimmer und nicht unmittelbar am Patienten stattfindet. Hier gibt es also hinsichtlich des Begriffs „Pflegearbeit“ einen unterschiedlich großen **Bedeutungsvorrat.**

Reginas Problem ist allerdings ein anderes, es hat aber auch mit dem zu tun, was ich in diesem Zusammenhang als **Pflegekultur** bezeichnen möchte:
Für die Stationsleitung gilt das, was Regina tut, als „Chaos aus dem Pflegeheim“, und tatsächlich gibt es dort – und überhaupt in Pflegeeinrichtungen, die sich als Wohnbereiche verstehen – eine völlig andere Kultur im Umgang mit Hygienerichtlinien, mit Abgrenzung, Fremdheit und Vertrautheit als in der Akutpflege und umgekehrt.
Wo einmal (im Sinne Erwin Böhms) „Seelenpflege“ und Biografiearbeit im Vordergrund stehen, sind anderswo Vitalzeichen und -werte das zentrale Element pflegerischen Tuns und wieder woanders geht es um Hilfe zur Selbsthilfe.
Es gibt nun verschiedene Wege, auf denen mit fremden, pflegerischen Bräuchen, Traditionen, Regeln und Normen umgegangen wird: Eine Sache wäre nun, im Sinne einer Beliebigkeit alles und überall gelten zu lassen. Das allerdings ist nicht Ziel dieser Ausführungen.
Eine andere Sache ist es, **mit Verständnis auf unterschiedliche Bedeutungsvorräte zu reagieren,** die Pflegende mit Blick auf unterschiedliche **Pflegekulturen** haben können.

Krankenpflegehelferin Ursula, die von dem Gespräch zwischen Regina und der Praxisanleiterin nichts weiß, sieht, wie Regina später am Vormittag verschiedene Utensilien zum Verbandswechsel in den Schrank neben dem Bett einer Patientin legt. Sie weiß ebenfalls nicht, dass dieses Vorgehen in der Einrichtung, in der Regina zuvor tätig war, gängige Praxis ist. „Also irgendwie kommt mir vor“, sagt Ursula zu einer anderen Kollegin, „langsam sind die Schülerinnen wirklich zu nichts mehr zu gebrauchen. Kaum lasse ich die Neue fünf Minuten aus den Augen, räumt sie den halben Verbandswagen in den Patientenschrank ein. Von Hygiene hat die, glaube ich, noch nicht sonderlich viel gehört.“

Nehmen wir nun an, die ohnehin schon ängstliche Regina spürt, wie über sie gedacht wird und wird dadurch noch unsicherer, macht vielleicht tatsächlich einen Fehler, der nichts mit unterschiedlichen Pflegekulturen zu tun hat, und wird deswegen zur Rede gestellt. In der Folge könnte sich ohne weiteres eine unglückliche Spirale ergeben, die weder Regina noch die Pflegenden auf der Station aufzulösen in der Lage sind.

Dazu kommt noch, dass sich gerade in der Pflegepraxis nicht immer sofort zeigt, ob ein Handeln richtig oder falsch, sinnvoll oder wenig sinnvoll war, da man im Zusammenhang mit der Forderung nach der Orientierung an den (oft vermuteten), eben **subjektiven Bedürfnissen** Anderer wieder zur **Interpretation** gezwungen ist:
Denken wir an Herrn Maier. Anna und Peter können sich nicht darauf einigen, ob der alte Mann nun zufrieden ist, im Aufenthaltsraum zu sitzen oder nicht.
Genau genommen beginnt ihr Problem aber schon damit, dass sie unterschiedliche Ansichten über die Begriffe eines „zufriedenen Lebens im Pflegeheim", der Isolation, der sinnvollen Beschäftigung oder der Teilnahme an Gruppenaktivitäten mitbringen.
Für Peter genügt es, dass sich „im Zimmer etwas tut" und dass Herr Maier die Gelegenheit hat, fernzusehen. Nach Annas Ansicht muss Herr Maier auch beschäftigt sein, und zwar am besten gemeinsam mit anderen Bewohnern, eben in der Gruppe.

Die Pflegeforscherin Penny Powers merkt in ihrem „Diskurs der Pflegediagnosen" an, dass im Rahmen einer Studie (Wake et al. machten sich 1991 auf eine „multinationale Suche nach Definitionsmerkmalen von Pflegediagnosen", die sich über sechs Länder erstreckte) beispielhaft gezeigt werden konnte, dass es – selbst bei einer Stichprobe – keine gemeinsamen Definitionsmerkmale für die Pflegediagnose „Hoffnungslosigkeit" gab und dass die gemeinsamen Merkmale für die Pflegediagnose „Angst" nur „Panik" und „Nervosität" waren (Powers 1999, S. 133).

Pflegende werden grundsätzlich zur **Empathie,** zur Einfühlsamkeit aufgerufen, können sich aber letztlich nur an ihrer eigenen Erfahrungswelt orientieren und müssen versuchen, anhand ihrer Beobachtungen abermals zu **interpretieren.** Vielfach ist (nicht nur) jener Teil des Pflegeprozesses, den wir als Evaluation bezeichnen, darauf angewiesen, dass Bedeutungen geteilt werden – und zwar einerseits zwischen Patient und Pflegeperson, andererseits auch zwischen den Pflegenden untereinander.

Selbstverständlich funktioniert das Modell in alle Richtungen: Nicht wenige Patienten oder deren Angehörige neigen dazu, Pflege als etwas zu betrachten, das große Nähe zum Service aufweist: Sie geben – durchaus in gut gemeinter Absicht – „Trinkgeld“, bezeichnen Pflegende als „brav“ oder „tüchtig“ und finden nichts dabei, der Schwester kleine Botengänge oder – im extramuralen Bereich – Haushaltstätigkeiten aufzutragen. Gerade hier ist es verständlich, dass sich Gefühle der Kränkung einstellen oder Pflegende sich in ihrer Kompetenz nicht gewürdigt fühlen.

Ich erinnere mich gut an eine Szene, die auf eine weitere Schwierigkeit verweist: Eine Praktikantin brachte eine Patientin ins Bett, die zuvor am Tisch gesessen war. Die Frau, die demenziell erkrankt, desorientiert und apathisch war, gab einen kurzen Laut von sich, der wohl alles hätte bedeuten können. „Siehst du“, sagte eine Schwester, die dabei stand, „sie hätte noch draußen sitzen bleiben wollen.“
Die Schwierigkeit, die ich ansprechen möchte, ist die, dass wir es im Zusammenhang mit derlei kommunikativen Prozessen eben nicht nur mit dem Problem der oft nicht geteilten Bedeutung zu tun haben (da zwischen den Bedeutungsvorräten der Interaktionspartner eben keine Schnittmenge zustande kommt), sondern dass zusätzlich noch andere Dinge eine Rolle spielen können – etwa das Verhältnis, in dem die beiden Interagierenden zueinander stehen (vgl. Kap. I 1.2). Selbstverständlich werden Sätze wie der zuvor angeführte – wie überall anders – nämlich ebenso gesagt, um weniger sympathischen Kollegen „eins auszuwischen“. Es wird dort Interesse an inhaltlichen Aspekten vorgegeben, wo eigentlich die Beziehung zueinander von Belang ist.

Nejra teilt mit vielen Kollegen, die in anderen Ländern einen Pflegeberuf erlernt und ausgeübt haben, die Erfahrung, hinsichtlich ihres Verständnisses von Pflege ganz anders **sozialisiert** worden zu sein als es in etwa Deutschland, Österreich und der Schweiz üblich ist. Dass sich die Bedeutungsvorräte Pflegender, deren vorrangiges Aufgabengebiet das war, was hier als ärztliche Tätigkeit gilt (etwa die selbstständige Durchführung der gesamten intravenösen Therapie), nicht mit den unseren – die ja gerade an der Emanzipation von der Medizin arbeiten – decken, liegt auf der Hand.
Auch dass Pflegenden, die in ihrer Ausbildung eine „medizinische“ Schule besucht haben, unsere Pflegephilosophie (die wiederum stark auf Eigenverantwortlichkeit und auf der Betonung eines eigenständi-

gen Pflegeprozesses beruht, der ihnen in dieser Form völlig fremd ist) zunächst nur wenig zu sagen hat. Genau wie Nejra erleben sie die Ergänzungsausbildung, die sie absolvieren müssen, oft als Vorbereitung auf einen Beruf, mit dem sie sich zunächst kaum identifizieren können, und müssen ihr Handeln erst im pflegerischen Miteinander an dem, was gefordert wird, ausrichten.

Allerdings beschränkt sich dieses Phänomen nicht auf Kollegen, die aus anderen Ländern zu uns kommen, sondern wir erleben die Folgen eines Phänomens, das durch unterschiedliche **pflegerische Sozialisation** entstanden ist, auch anderswo. Ein Beispiel dafür sind die verschiedenen „Pflegegenerationen“: Die **Rolle,** die **Position** oder der **Status** der Pflegenden selbst, ebenso jener der Auszubildenden in der Pflege, haben sich laufend gewandelt bzw. tun es immer noch.
Mit einem „Wir hätten uns das nie getraut“, wird also vielleicht eine junge Pflegeperson, die gerade ihre Ausbildung beendet hat, von einer „Altgedienten“ für jenes Kommunikationsverhalten gerügt, das aktuell als professionell gilt und für das sie in der Schule gelobt wurde. Das ist z. B. dann denkbar, wenn sie sich klar und deutlich von der Ausübung bestimmter Tätigkeiten abgrenzt.

Auch hier möchte ich allerdings wieder darauf verweisen, dass bei Weitem nicht alle kommunikativen Probleme zwischen den „Pflegegenerationen“ auf mangelnde gemeinsame Bedeutungsvorräte zurückzuführen sind. Wohl gibt es zwar häufig die Bewusstheit dessen, dass sich mit Blick auf Rolle, Position und Status etwa von Pflegeschülern vieles geändert hat, zugleich ist aber, wie die Autorin Renate Dörner beschreibt, der „blanke Neid“ eine Regung, die in der Ausbildungssituation durchaus zum Tragen kommen kann. Anleitende Pflegepersonen haben demnach mit eigenen Erinnerungen an und Enttäuschungen über die eigene Ausbildung zu kämpfen (Dörner 2004, S. 30) und zeigen dies mitunter auf unterschiedliche Weise. Umgekehrt leiden auch Auszubildende häufig unter ihrer Situation und zeigen sich nicht immer kooperativ.

Hier ist aber, wie gesagt, grundsätzlich von Situationen die Rede, in denen Verständigung nicht stattfindet, da ein Kommunikationspartner dem anderen im wahrsten Sinn des Wortes **verständnislos** gegenübersteht.

Für die Praxis:

- Im Rahmen pflegerischen Handelns kommunizieren und verhalten wir uns zu- und miteinander. Dabei richten wir sowohl unser **Pflegeverständnis** (etwa: Welche Rolle nimmt die Pflege im Gefüge der Gesundheitsberufe ein, wo verortet sie sich, was will sie) als auch unsere **Pflegekultur** (z. B.: Was hat Vorrang, ist ein „ordentliches" Patientenzimmer wichtiger als das momentane Befinden des Patienten, wie wichtig ist uns Distanz, Nähe, Vertrautheit) je danach aus, welche Erfahrungs- und Tätigkeitsbereiche uns nahe sind. Daraus wieder ergibt sich, welche
- **Vorräte an Bedeutungen** wir haben, die wir einzelnen Situationen, Utensilien, Begrifflichkeiten, Zuständen etc. zuordnen. Auch für Pflegende gibt es nicht „das ‚Ding' an sich" – es ist immer auch ein „‚Ding' für den Einzelnen". Als Beispiel dafür können etwa die einfachen und häufig benutzten Begriffe *Wohlbefinden, Ganzheitlichkeit* und *Bedürfnisorientierung* gelten:
  Wenn wir nämlich auch gerne der Meinung sind, dass Klarheit darüber herrscht, was diese Begriffe für die Pflege bedeuteten, so zeigt sich im Gespräch bald, dass nicht immer alles so eindeutig ist, wie es auf den ersten Blick scheint.
- Es ist sogar möglich, dass sich Pflegende in derlei Angelegenheiten überhaupt nicht einig sind, da sie **aus unterschiedlichen Disziplinen** und **Arbeitsbereichen** kommen und da sie, was beispielsweise **Bildungswege** oder **Herkunftsländer** betrifft, eine inhomogene Gruppe bilden. Das ist übrigens ein Problem, das sich mit der Akademisierung unseres Fachs meines Erachtens noch verstärken wird.
- Auch haben Pflegende, sowohl was die persönliche als auch die **pflegerische Sozialisation** betrifft, völlig unterschiedliche Erfahrungswelten. Das macht es möglich, dass einzelne Begriffe (in unserem Beispiel der der Isolation) für einzelne Pflegepersonen völlig unterschiedlich besetzt sind – selbst wenn Pflegeziele und -Maßnahmen standardisiert und vorgegeben sind.
- Insgesamt sind wir also quasi die Summe unserer gesamten, eben auch pflegerischen Erfahrungen und haben nun zwar jeweils Bedeutungsvorräte zur Verfügung, es bleibt aber immer die Frage offen, **ob wir unterschiedliche „Dinge" (Utensilien, Begriffe, Ziele, Idealvorstellungen) mit denselben Bedeutungen versehen** – ob es also eine Schnittmenge zwischen den Bedeutungsvorräten der einen und der anderen Pflegeperson gibt.

- Das ist deswegen wichtig, da wir **aufgrund der Bedeutungen handeln,** die **Dinge für uns haben.** Gibt es im Zusammenhang mit der **Bedeutung** keine Einigkeit, ist dies auch im Zusammenhang mit dem **Handeln** der Fall.
- Ist die Bedeutung des einen oder anderen Utensils (das trifft wohl vor allem auf Auszubildende, neue Kollegen oder Um- oder Wiedereinsteiger zu) unklar, ist das in der Regel kein großes Problem – durch Beobachtung, Versuch, durch Fragen oder durch die Reaktionen des Umfeldes bilden sich hier neue Erfahrungs- und Erlebnisdimensionen aus, wobei auf diese Weise auch gelernt wird.
- Je abstrakter das „Ding" aber wird, desto weitreichender sind die Folgen mangelhafter oder ausbleibender Verständigung. Gelingt der Schritt der **Interpretation** eines Begriffes wie etwa „Isolation" nicht in dem Sinn, dass die Pflegenden darunter zumindest Ähnliches verstehen, wird, wie im Beispiel mit Hans und Anna, letztlich aneinander vorbeigehandelt, -gepflegt und auch -geredet, kommt es zu Missverständnissen und bleiben Unverständnis oder Verständnislosigkeit zurück. Das bedeutet für die Pflege nun Verschiedenes.
- Zunächst: **Unverständnis** muss *nicht* gleich **Verständnislosigkeit** sein – wenn etwas nicht nachvollziehbar ist, macht es meist Sinn, diesen Umstand anzusprechen. Das ist in jenem Ausmaß leichter, in dem wir uns bewusst machen, dass das *unverständliche* Handeln des je Anderen (seien es nun Patient oder Kollege, Vorgesetzte oder Auszubildende) nicht zwingend Unwissen, Ignoranz, Bosheit oder Achtlosigkeit zur Ursache hat, sondern dass es sich uns manchmal ganz einfach deshalb nicht erschließt, weil Situationen, Begriffe, Ideologien (also Werthaltungen), auch Gegenstände oder etwa ein Pflegeverständnis tatsächlich aus einer für uns fremden Welt kommen.
- **Ein „Mehr" an Bedeutungsvorräten erhöht die Wahrscheinlichkeit einer Schnittmenge mit den Bedeutungsvorräten des Anderen** – auch dann, wenn es „nur" einseitig ist.
  Pflegende, die mit Patienten, Auszubildenden, Angehörigen anderer Berufsgruppen, Vorgesetzten, Angehörigen von Patienten oder miteinander zu tun haben, wird es mit Sicherheit helfen, hier über einen vollen „Speicher" verfügen zu können. Wer versteht, *warum* jemand wie handelt, leidet meist weniger unter dessen Tun. Eine gewisse Wendigkeit in Bezug auf die Erlebniswelten Anderer ist nicht nur hilfreich, sondern auch spannend – und macht uns nebenbei zu gelassenen Interaktionspartnern. (Um keine

Missverständnisse aufkommen zu lassen: Das bedeutet mitnichten, dass sich auf diese Weise *alle* kommunikativen Probleme lösen lassen – wenigstens aber ein Teil davon; denken wir nur an Regina).

- **Neugierde ist gut und wichtig.** Nun ist klar, dass nicht immer und überall Praktika gemacht werden können (das geschieht übrigens gerne, um dem, was man als „Betriebsblindheit" bezeichnet, entgegen zu wirken – und die hat nicht wenig mit den besprochenen Phänomenen zu tun). Allerdings erfährt man oft wie nebenbei interessante Dinge aus der Berufsgeschichte der Pflege, wenn man sich erzählen lässt oder nachfragt, warum was wie gedacht oder gemacht wurde.
  Mir sind viele Pflegende bekannt, die Auszubildende darum bitten, nur frei heraus zu sagen, wenn sie woanders etwas gesehen haben, das auf der eigenen Station vielleicht hilfreich sein könnte. Ich denke, ich brauche wohl kaum zu erwähnen, dass das so gut wie immer jene Kollegen sind, die mit Auszubildenden kaum Probleme haben.
- **(Team-)Brainstormings tun gut.** Pflegende, die täglich miteinander arbeiten, wissen oft erstaunlich wenig darüber, wie Andere ihre Ausbildung erlebt haben, was der Einstieg in den Pflegeberuf für sie bedeutet hat, welche Werte und welches Pflegeverständnis sie haben. Eine gute Übung wäre daher einerseits, wann immer möglich, ein gemeinsames Nachdenken darüber als Besprechungspunkt in Teamsitzungen einzuplanen. Auch ist es hilfreich, wenn Pflegende für sich selbst klar beantworten können, was für sie gute Pflege, was Bedürfnisorientierung ausmacht, wo pflegerische Professionalität beginnt und wo sie endet, überhaupt: was an einem Arbeitstag wichtig ist, wann er als gelungen gilt oder wo für jeden einzelnen „Schluss" ist. Besonders interessant ist es auch, Pflegeleitbilder einer Einrichtung unter diesem Blickwinkel im Team zu betrachten und typische „pflegerische Redewendungen" mit persönlicher Bedeutung zu füllen (vgl. dazu auch Kap. II 3).

4.2 „Das heißt, sie mögen das nicht …“ (Paraphrasierung, Verbalisierung und Empathie – Elemente guten Zuhörens)

Aus der Praxis (Inge und Frau Stein)

„Dass aber auch gar nichts funktioniert! Und ich sag's Ihnen, diese Nacht war eine Katastrophe, nichts funktioniert, Schwester“. Frau Stein hat das kleine Marmeladenpaket vom Frühstückstablett in der Hand.
Inge ist den ersten Tag aus dem Urlaub zurück und leitet heute die Pflegegruppe, in der – neben zehn anderen Patienten – auch Frau Stein zu versorgen ist. Im Nebenzimmer ruft eine Demenz-Patientin unentwegt „Schwester, Schwester, Schwester!“, deren Zimmernachbarin regt sich darüber auf und will unbedingt den Arzt sprechen. Inge geht es ein wenig zu schnell, dass der Alltag sie wieder hat. Sie denkt daran, dass ihre junge Kollegin Claudia bei der Dienstübergabe gerade erzählt hat, dass sie im Nachtdienst furchtbare Zahnschmerzen hatte und ist sich sicher, dass Claudia alles getan hat, was ihr möglich war. Claudia gilt als Pflegeperson, die dazu neigt, die Bedürfnisse Anderer ihren eigenen vorzuziehen und die es jedem recht machen will.
„Wissen Sie was“, sagt Inge zu Frau Stein und bemüht sich um ein Lächeln, „wir sind alle nur Menschen.“
„Ja, ja“, wird Frau Stein nun lauter, „haltet nur alle zusammen, Sie und diese Pfuscher.“
„Wissen Sie, was ‚diese Pfuscher‘ alles zu tun haben?“, kann sich Inge nur mit Mühe zurückhalten.
„Das wird so schlimm nicht sein“, bleibt Frau Stein stur, „da habe ich mehr zu tun, das können Sie mir glauben!“
„Frau Stein“, ist Inge nun wirklich böse, „ich glaube nicht, dass Sie das beurteilen können.“
Frau Stein nimmt die Marmeladepackung zwischen Daumen und Zeigefinger: „Hundert von denen habe ich jeden Morgen in der Hand, hundert.“
„Das macht die Nachtschwester nicht, das wird in der Küche verteilt!“ sagt Inge.

„Wer redet denn von der Nachtschwester, die Arme hat Zahnweh, hören Sie mir mit der auf, die in der Küche sind gemeint. Ich arbeite im Hotel und weiß Bescheid – und in diesem Haufen da unten funktioniert gar nichts. Wenn wir so pfuschen würden, ich sag's Ihnen", Frau Stein ist rot im Gesicht, „oder ihr. Aber die dort unten – gestern haben sie sogar die Hälfte von meiner Spätmahlzeit vergessen, die ganze Nacht habe ich Hunger gehabt, jetzt ist hier wieder eine gezuckerte Marmelade, die ich nicht essen darf."

Aus der Praxis (Frau Hall)

Frau Hall, eine 86-jährige demenziell erkrankte Patientin, soll am Nachmittag gebadet werden, da ein medizinisches Ölbad verordnet wurde. Inge und zwei Krankenpflegehelferinnen bringen sie mit dem Rollstuhl ins Bad und wollen sie auf den Patientenlift setzen. Frau Hall verkrampft sich und beginnt zu schreien, als sie das Wasser einlaufen sieht. „Sie brauchen keine Angst zu haben", sagt Uschi, das tut nicht weh!" Frau Hall schreit weiter und versucht, die Hände von sich wegzustoßen. „Schauen Sie, wir helfen zusammen, es passiert ihnen nichts!", will Maria Frau Hall beruhigen, aber die kreischt und zetert. Inge und Uschi reden leise und freundlich auf die Frau ein, während sie ihr Morgenmantel und Nachthemd ausziehen. „Sehen Sie, da ist ein schönes Schaumbad, das haben Sie früher doch auch gern gemacht, ein bisschen baden", meint Inge schließlich und streichelt über Frau Halls Unterarm. Als die Drei sie in den Patientenlift heben, kämpfen sie gegen den gesamten Widerstand, den die Patientin leisten kann, an. Das Bad selbst verläuft nicht anders. Weder das warme Wasser noch das Rückenwaschen oder das Aroma-Öl können die alte Frau beruhigen – sie jammert, klagt und bleibt angstvoll.

Was einen guten Zuhörer ausmacht

Im Kapitel „Verstehen und verstanden werden" wollen wir uns einerseits schrittweise einigen Begriffen nähern, die mit dem in Verbindung gebracht werden, was man gutes, auch „aktives" Zuhören nennt. Andererseits soll unsere Verständlichkeit als Sender Thema sein. Zunächst möchte ich den Begriff der **Paraphrase** oder **Paraphrasierung** erklären.

Frau Stein und Inge sprechen, wie sich im Gesprächsverlauf herausstellt, nicht von ein- und derselben Sache. Frau Stein beschwert sich über das Personal in der Küche, Inge, gerade erst zurück vom Urlaub, fühlt sich verständlicherweise überfordert und bezieht das, was sie hört auf das, was ihr im Moment die größten Sorgen bereitet: den reibungslosen Ablauf der Pflege in ihrer Gruppe, für die sie heute verantwortlich ist und auf ihre Kollegin Claudia, die ihr offenbar nahe steht.

Frau Steins Diabetes ist, wie Inge später erfährt, erst vor Kurzem diagnostiziert worden und die Patientin wird gerade auf ihre Diät eingestellt, die sie als starke Einschränkung erlebt. Muss sie nun die Marmelade (wie sie es gelernt hat) darauf kontrollieren, ob sie Zucker enthält und sich über Broteinheiten und Spätmahlzeiten Gedanken machen, wird sie zusätzlich mit der großen Änderung, die die Erkrankung mit sich bringt, konfrontiert. Insofern sind „die da unten in der Küche“ ein willkommenes Ventil, mit dessen Hilfe sich Frau Stein, wenn auch indirekt, abreagieren kann – wenngleich es gut möglich ist, dass ihre Wut eigentlich ihrer Erkrankung gilt.

Inge wird im Laufe der Unterhaltung auch wütend, und zwar auf Frau Stein, deren Anschuldigungen sie sich sozusagen anzieht wie einen Schuh. Zwar denkt Inge, dass sie sich gegen Claudia richten, ist aber selbst Teil des Pflegeteams. Und die Aussage Frau Steins, dass „nichts funktioniert“, empfindet sie eindeutig als an dessen Adresse gerichtet, verteidigt sich und die anderen Pflegenden aber zugleich gegen die vermeintlichen Vorwürfe.
Frau Stein interpretiert nun Inges Worte, und die interpretiert die Worte von Frau Stein, wobei das Missverständnis ganz am Anfang entsteht – nämlich als Frau Stein mehrere Aussagen hintereinander tätigt und sich dabei, ohne das zu erklären, auf die Marmeladepackung in ihrer Hand bezieht.
In solchen Situationen lässt sich die Spirale gegenseitiger Missverständnisse vermeiden, indem ganz am Anfang abgeklärt wird, wovon die Rede ist.
Eine **Paraphrase** ist eine Umschreibung eines Sachverhaltes oder Texts, man versucht dabei, das Gesagte – quasi erklärend – in eigenen Worten wiederzugeben.

In unserem Beispiel könnte das so klingen: „Sie ärgern sich über die Nachtschwester?“ Hier hätte Frau Stein sofort die Gelegenheit gehabt, zu berichtigen.
Ich rate übrigens, Paraphrasen nicht zwingend mit den Worten „Das heißt also …“ einzuleiten. Das mag im Einzelfall passend sein, kann dem, der paraphrasiert wird, aber das Gefühl geben, seine Äußerungen müssten „übersetzt“ werden.

Der amerikanische Konfliktmediator Marshall B. Rosenberg empfiehlt die Paraphrase (Rosenberg 2004, S. 118ff), um Aussagen wiederzugeben, die **stark emotional geladen** sind, schränkt aber auch dahin gehend ein, dass nur dann zu paraphrasieren sei, wenn es **zu größerem Verständnis oder aber Mitgefühl** beitrage. Seine Aussage, dass es **Zeit spare,** lässt sich, betrachtet man die (auch emotionale) Eskalation der Situation, gerade mit Blick auf die Pflege dahin gehend ergänzen, dass damit tatsächlich oft unnötiger Ärger vermieden wird.
Dabei kann versucht werden, mit eigenen Worten die Vermutungen hinsichtlich wahrgenommener Emotionen, Aussage-Inhalten oder sogar (versteckten) Wünschen zu formulieren, also etwa: „Sie ärgern sich jetzt so richtig über das, was in der Nacht passiert ist?“ Auch da hätte Frau Stein wohl schon korrigiert und gesagt, was sie so sehr ärgert.

Wie sich übrigens später herausstellte, bezog sich die „furchtbare“ Nacht Frau Steins darauf, dass sie am Abend eine andere als die vereinbarte Zwischenmahlzeit bekommen hatte – nämlich Joghurt, das sie nicht mag.

Gerade Klienten der Pflege (wie auch die Pflegenden selbst) erleben häufig Gefühle der Überforderung und Frustration, wobei im Moment nicht genau auszumachen ist, was nun eigentlich das Problem ist. Paraphrasen würden, so Rosenberg weiter, dem Anderen außerdem dabei helfen, noch einmal zu überdenken, was er gesagt hat und vielleicht seine Empfindungen zu ordnen.
So kann die Paraphrase einerseits ein **Instrument zur Strukturierung** stark gefühlsgeladener Äußerungen sein, andererseits **Missverständnisse vermeiden helfen** und schließlich bekundet sie schlicht und einfach **Aufmerksamkeit.**

Wie mit Beschwerden oder mit Unmutsgefühlen, die Patienten äußern, umgegangen werden und wie es gelingen kann, sich nicht von den eigenen Affekten leiten zu lassen, wird im Kapitel III 3 gezeigt – im vorliegenden Kapitel soll noch die grundlegende Technik des Spiegelns Thema sein, die auch ein Element gelingenden Umgangs mit negativen Emotionen ist.
Die Paraphrase selbst dient nicht vorrangig der Deeskalation, sondern soll gewährleisten, dass Gesagtes auch richtig verstanden wurde.

Frau Hall äußert keine Wort-Botschaft, sie sagt nichts, das man zusammenfassen könnte. Die Pflegenden interpretieren das, was sie mit ihrem Körper (sie verkrampft sich, sieht zum einfließenden Wasser und schreit) und durch Weinen, Klagen und Schimpfen anzeigt, zwar völlig richtig und reagieren darauf. Weder sind die beruhigenden Worte falsch noch der beschwichtigende Tonfall.
Frau Hall würde es zunächst aber wohl helfen, sich **verstanden zu fühlen.** Für die alte, demenziell erkrankte Frau ist der Schritt, in dem Uschi, Inge und Maria sofort auf ihre eigenen Interpretationen reagieren, zu groß.
Überhaupt neigen wir in der Pflege dazu – besonders im Umgang mit Klienten, von denen wir annehmen, dass sie „sachlichen" Erklärungen schwer zugänglich sind – Gespräche oder Interaktionen nur zu schnell von Angst, Wut oder Zorn weglenken zu wollen und in eine Art Beschwichtigungsmodus zu verfallen.
Das mag seine Ursache darin haben, dass auf vieles tatsächlich mit Weinen, Angst, eventuell auch Hysterie reagiert wird. „Sie braucht die Badewanne nur zu sehen, schon geht es los", sagt Uschi über Frau Halls Reaktion.

Ich verstehe Uschi. Allerdings ist es eine Sache, die Angst, die jemand hat, zum Thema zu machen und eine *andere,* wenn Angst durch bestimmte Reizwörter hervorgerufen wird.
Ich erinnere mich gut an mein Praktikum auf der Kinderabteilung, das ich während meiner Ausbildung absolvierte.
„Es ist nicht einfach", sagte die ausgebildete Kinderkrankenschwester damals zu mir, „da erkläre ich dem Kind, dass wir jetzt ein EKG schreiben, also dass aus dem Gerät eine lustige Papierschlange he-

rauskommt und das Kind ist neugierig. Dann sagt die Mutter noch ‚Brauchst keine Angst haben, die Schwester tut dir nicht weh', und schon kann es vorbei sein mit dem Frieden. Das Kind hört nur mehr ‚weh' und schreit."
Natürlich hatte sie recht. Gewisse Reizwörter machen eben Angst und wir tun daher gut daran, sie zu vermeiden. Auf derselben Abteilung wurde übrigens, wenn aus der liegenden Venenkanüle Blut entnommen wurde, den Kindern gegenüber nicht von einer Blutabnahme gesprochen, sondern nur davon, dass „wir jetzt etwas heraustropfen lassen", „erst beim Christian, dann bei der Ulli" usw. Die Kinder sahen diesem schmerzfreien Vorgang dann (zumeist) mit zwar vorsichtiger, immerhin aber mit Neugier zu. Dort kam auch keine Spritze, sondern „das Bienchen, das sogar zwei Flügel hat" (die Plastikteile auf den Seiten der Venenverweilkanüle) zum Einsatz.

Was ich – im Gegensatz zum klaren Aussprechen problematischer *Begriffe* vorschlage, ist die Technik des **Verbalisierens von Gefühlen.** Dabei werden Emotionen, die im Anderen vermutet werden, in Worten ausgedrückt. Damit geht meist Erleichterung einher – das Unklare, Angstmachende wird aufgegriffen und der Klient fühlt sich verstanden.

Zu Frau Hall könnte man also sagen: „Ich weiß, Sie fürchten sich. Weg vom Zimmer, so viele Leute hier und laut ist es auch." Uschi könnte Frau Hall dabei ansehen und ihre Hände nehmen.
Jemandem das **Gefühl zu vermitteln, wahrgenommen** und **verstanden** zu werden, ist der logisch folgende Schritt, wenn der Kommunikationspartner darauf angewiesen ist, dass jene Botschaften „ankommen", die er nur durch Gestik, Mimik oder Laute, also *analog* (vgl. Kap. I 1.4) „senden" kann. Das gilt auch und gerade dann, wenn er das nicht bewusst tut, sondern wenn sie als Ausdruck von Verzweiflung und Hilflosigkeit gelten müssen.
Da Angst und Aggression einander bedingen können, empfiehlt sich die Technik des Verbalisierens auch dann, wenn angreifendes und/ oder abwehrendes Verhalten im Spiel sind, am besten aber noch, bevor die Angst zur Aggression führt.

Die Idee der Verbalisierung leitet sich daraus ab, dass die **Empathie,** das einfühlende Verstehen, ein tragendes Element der Gesprächsfüh-

rung in der klientenorientierten Therapie (die wieder der Humanistischen Psychologie zugeordnet wird) nach Carl Rogers ist, die von ihm begründet wurde und auch als „Gesprächspsychotherapie" bekannt ist.
Neben der Wertschätzung, dem bedingungsfreien Akzeptieren und der Kongruenz (die in diesem Kapitel noch Thema sein wird) wurde die Empathie zu einem zentralen – auch viel strapazierten – Begriff für alle, die in professioneller Weise mit anderen Menschen in Beziehung treten.

Empathie bedeutet nach Rogers, dass der Therapeut ein sehr genaues, einfühlendes Verstehen für die Welt des Klienten entwickelt *und* „dass er fähig ist, von den Fragmenten des so Verstandenen einiges Wesentliche mitzuteilen." (Rogers 2004, S. 216). Der Therapeut solle demnach die innere Welt des Klienten zwar selbst spüren, sich dabei aber immer dessen bewusst bleiben, dass es nicht seine eigene ist. Er dürfe sich nicht in der Angst, Wut oder Unsicherheit des Gegenübers verstricken und solle ihm schließlich *vermitteln* können, was er spürt. In der Psychotherapie solle weiter versucht werden, Bedeutungsgehalte dessen, was der Klient erlebt, anzusprechen und ihm so letztlich Entwicklung zu ermöglichen. Dabei, so betont Rogers, gehe es nicht um eine *wertende* Art des Verständnisses, die von außen komme, sondern: Die Welt des Anderen solle eben *nicht* mit den eigenen Augen gesehen werden, vielmehr solle das Erleben, das im Anderen abläuft, erfasst werden. Der Therapeut solle sozusagen sehen und fühlen wie der Klient, ohne dabei aber seine Identität zu verlieren (Rogers 2004, S. 216f).

Nun kann das, was Rogers für den therapeutischen Prozess fordert, nicht eins zu eins für die Interaktion unter den Bedingungen pflegerischen Tuns gelten. Er spricht aber klar davon, dass es allein schon nützlich sei, **die Bereitschaft zum Verstehen** mitzuteilen und nennt (was besonders für die Pflege von Bedeutung ist) auch „verwirrte, ausdrucksunfähige oder bizarre" Menschen (Rogers 2004, S. 217), die dadurch ein Gefühl der Wertschätzung erfahren und erleben würden, dass ihre Empfindungen und Ansichten es wert seien, verstanden zu werden.

Zugleich warnt Rogers auch vor übergroßen Ansprüchen und betont, dass niemand ein solches Einfühlungsvermögen ständig aufrecht erhalten könne, es sei allerdings möglich, sich dem anzunähern.
Diese Empathie, der Versuch, die innere Welt des Gegenübers zu verstehen und letztlich etwas davon auszudrücken hat, wie Rogers schon sagt, Einzug auch in die Beratung und Schulung von Führungspersonen gehalten. Er merkt ganz klar an, dass es dabei um „feinfühliges Zuhören" gehe, darum, „unterschwelligen Sinngehalt zu erfassen", „den der andere mit Worten, Gebärden und Körperhaltung ausdrückt" – das ermögliche ein freieres, auch intensiveres Reagieren auf die Bedeutung dessen, was geäußert wurde (Rogers 2004, S. 217). Allerdings grenzt der Autor die von ihm beschriebene Art des Verstehens deutlich von bloßem Wiedergeben dessen, was das Gegenüber gesagt hat, ab und spricht sich auch deutlich gegen ein „Pseudoverstehen" aus (Rogers 2004, S. 218).

In unserem Beispiel ginge es, möchte man die **Empathie,** von der Rogers spricht, nun auf die Pflege anwenden, also darum zu versuchen, zu **spüren,** was in Frau Hall vorgeht, diese Emotionen – jedenfalls in Bruchstücken – **auszudrücken, also zu verbalisieren** um ihr das Gefühl zu vermitteln, **verstanden** zu werden und gut aufgehoben zu sein.
In einem weiteren Schritt können wir, wollen wir uns vom Gedanken an „Kochrezepte" für die Interaktion in der Pflege verabschieden, darauf vertrauen, dass wir an den Reaktionen Frau Halls weiter sehen können, was ihr gut tut.
Wir wollen also, gerade mit Blick auf Klienten, die sich nicht (mehr) sprachlich ausdrücken können, den Zwischenschritt gehen, zunächst ihre Gefühle der Angst und Unsicherheit auszusprechen und zu zeigen, dass sie bei uns angekommen sind. Das soll helfen, „Blindschüsse", ein falsches Tempo oder (vor-)eilig gesetzte Beschwichtigungsversuche zu vermeiden, wobei sich die Angst dann – wie im Fall Frau Halls – doch ihren Weg nach außen sucht bzw. (wie im Beispiel der Mutter, bei deren Kind ein EKG geschrieben wurde) dadurch erst ausgelöst wird.

Für die Praxis:

- **Paraphrasen** sind kurze Wiedergaben dessen, was der Gesprächspartner gesagt hat. Sie helfen, zeitgerecht **Missverständnisse zu vermeiden,** können Gesagtes strukturieren und sind somit auch dem Andern mitunter eine **Orientierungshilfe.** Sie zeigen außerdem **Aufmerksamkeit.** Paraphrasen sind besonders dann angebracht, wenn es sich um stark emotionsgeladene Botschaften handelt, die in einem Gespräch vermittelt werden.
- Einer der zentralsten Aspekte gelingender Kommunikation ist, dass es glückt, dem Anderen zu vermitteln, dass er **verstanden** wurde. Das allein ist oft schon eine gute Möglichkeit, Eskalationen zu vermeiden: Wer nicht mehr versuchen muss zu vermitteln, wie (schlecht) er sich fühlt, ist viel eher bereit sich in Richtung einer Lösung seines Problems zu orientieren. Er ist somit nicht mehr damit beschäftigt, Unmut, Ärger oder Angst „anzubringen". Besonders gut lässt sich Verstehen mit der **Verbalisierung** der (vermuteten) Gefühle des Gegenübers zum Ausdruck bringen und zeigen („Sie fühlen sich jetzt vielleicht sehr ohnmächtig.")
- Um verbalisieren zu können, muss man sich allerdings auf den Interaktionspartner einlassen – und hier kommt der (viel strapazierte) Begriff der **Empathie,** des einfühlenden Verstehens, ins Spiel.
- Insgesamt haben wir es dabei aber nicht mit bloßem „Wiederholen" dessen, was der Andere sagt, zu tun, sondern es geht um etwas anderes: Es soll versucht werden, den **Sinngehalt,** das, was ihn beschäftigt, hinter seinen Äußerungen, Gesten oder seinem Verhalten zu erspüren und es – damit er entlastet wird – quasi in den Raum zu stellen. Ist dies damit verbunden, dass zugleich Verstehen signalisiert wird, stehen die Chancen gut, dass das Gegenüber (und damit die gesamte Situation) entlastet wird.

4.3 „So eine Gemeinheit!" (Spiegeltechnik)

Aus der Praxis (Blutabnahme)

Frau Korn, eine 30-jährige Patientin, die auf der orthopädischen Abteilung liegt, wurde für halb neun Uhr morgens eine Blutabnahme angekündigt, für die sie nüchtern sein muss. Ihre Nachbarin frühstückt und Frau Korn hat großen Appetit. Die Ärztin kommt mit Verspätung. Wie viel es genau ist, weiß Marion nicht, wird später aber auf zwanzig Minuten tippen. „Ich hab's eilig", sagt sie zu Marion, „muss dann in den OP, tut mir leid". „Kein Problem", sagt Marion, „es ist nicht viel heute, die Leute warten schon, sie sind alle auf den Zimmern."
Als Marion um halb zehn zur Morgenrunde zu Frau Korn kommt, hat diese ihr Frühstück schon gegessen, liegt bereits wieder im Bett und begrüßt Marion mit den Worten: „So ein Theater, da kommt sie eine volle Stunde zu spät und wir Patienten müssen warten und können uns nicht wehren. Das nächste Mal esse ich etwas, dann könnt ihr sehen, wie ihr eure Sache auf die Reihe bekommt! Um halb neun hatte ich einen Termin zur Blutabnahme und man lässt mich eine ganze Stunde lang mit nüchternem Magen warten!"
„Ach, Frau Korn", sagt Marion, „wissen Sie, das mit den Terminen kann hier im Krankenhaus nicht so genau sein, da kommt schon manchmal etwas dazwischen. Aber sehen Sie, eine Stunde kann es gar nicht gewesen sein. Jetzt ist es halb zehn und Sie haben schon gefrühstückt, das waren wohl nur zwanzig Minuten Verspätung." Marion deutet auf die Uhr, die an der Wand hängt.
„Blödsinn!", ruft Frau Korn, „diese Uhr geht falsch."
Marion vergleicht mit der Uhr, die sie in der Knopfleiste ihres Kasacks eingehängt hat. „Nein, Frau Korn, das stimmt schon so!"
„Und dann", ereifert sich die Frau, „was wissen Sie schon, wie schnell ich esse, glauben Sie, ich brauche für diese vertrocknete Semmel da eine dreiviertel Stunde?" Marion seufzt. „Lassen Sie mich jetzt in Ruhe, ich muss das erst verdauen", ruft Frau Korn und dreht sich um. „Und mein Bett mache ich selbst."

Aus der Praxis (Der schmutzige Spiegel)

Frau Derndel ist 67 Jahre alt und lebt im Pflegeheim. Sie ist trockene Alkoholikerin, infolge ihrer Erkrankung kognitiv eingeschränkt und affektinstabil, in allen feinmotorischen Fähigkeiten beeinträchtigt, ansonsten aber mobil und weitgehend selbstständig. „Idioten!", schreit sie am Sonntagmorgen und versucht, Schwester Ingeborg hinterher zu laufen, die gerade auf dem Weg zur Garderobe ist, um sich umzukleiden. „Idioten!", ruft sie wieder, zittert und klammert sich an Ingeborgs Mantel fest. „Na Hallo" sagt diese, „was ist denn los?"
„Gerade habe ich meinen Spiegel im Bad geputzt, alles hat geblitzt und war sauber. Dann kommen diese hirnlosen Idioten und spritzen alles wieder voll, alle Arbeit umsonst, diese Idioten, die!"
Ingeborg weiß, dass Frau Derndel schon motorisch nicht in der Lage ist, den Spiegel über ihrem Waschbecken im Zimmer zu reinigen, das hier noch nie gemacht hat und nicht einmal über die nötigen Utensilien verfügt.
„Wirklich!", sagt sie zu Frau Derndel und hebt auch die Stimme, „So eine Sauerei!"
„Ja", ruft die Bewohnerin und stampft mit dem Fuß auf. „Ein starkes Stück", ruft Inge und klopft sich mit der Faust auf den Oberschenkel: „Meine Güte, also da würde ich mich auch ärgern, wenn ich gerade geputzt hätte und dann kommt jemand und macht alles wieder schmutzig, na hören Sie!"
Frau Derndel weint jetzt. „So was, so was, so was", wiederholt Ingeborg immer wieder und geht mit der Frau in ihr Zimmer. Der Spiegel ist, wie sie vermutet hat, völlig sauber. Frau Derndel schluchzt noch einmal kurz: „Schweine, die!"
Als Inge später mit dem Frühstück kommt und fragt: „Na?", bestellt die Klientin eine Semmel und blättert in einer Zeitschrift.

Die Spiegeltechnik

Die Wurzeln der Technik des „Spiegelns" sind ganz ursprünglich in der Psychoanalyse nach **Sigmund Freud** zu finden, in der davon ausgegangen wird, dass sich in der Situation der (psychoanalytischen) Therapie alte Beziehungsmuster samt den ihnen zugehörigen Gefühlsregungen und Konflikten wiederholen, was sich im Konzept der

sogenannten Übertragung (später auch der Gegenübertragung) niederschlägt.
Freud verwendet an einer Stelle die Metapher von einer Spiegelplatte und spricht davon, dass der Arzt dem Analysierten „wie eine Spiegelplatte“ zeigen solle, „was ihm gezeigt wird“ (Freud 1999, S. 384).
Ein anderer Vertreter der Psychoanalyse, **Heinz Kohut,** begreift den Prozess des Spiegelns zunächst als empathische Reaktion der Mutter auf das, was das Kind zum Ausdruck bringe: Sie gebe seine Bedürfnisse direkt und unmittelbar wieder, woraus das Kind ein Gefühl des Angenommen- und Verstandenseins entwickle; diese Erfahrungen sollen aber ebenso Erwachsenen in der Therapieform der Analyse ermöglicht werden (Kohut 1989, S. 294f).
In der bereits erwähnten klientenorientierten Therapie nach **Carl Rogers** nimmt diese Methode, auch im Zusammenhang mit dem Begriff der Empathie, eine zentrale Rolle ein, wobei vom Therapeuten das zurückgegeben und gezeigt werden soll, was vom Gegenüber vermittelt wurde.
Damit ist (u. a.) das Spiegeln von Gefühlsinhalten in Form von Gestik und Mimik gemeint.

In dieser Form konnte die Technik schließlich auch ihren Einzug in die Kommunikationstheorie finden und in der Pflege wurde sie von der Begründerin der Validation, **Naomi Feil,** in die von ihr für die Interaktion mit demenziell erkrankten alten Menschen entwickelte Methode integriert und kommt in diesem Rahmen zur Anwendung (vgl. dazu Feil 2002).
Brigitte Scharb, die in Erweiterung der Validation die „spezielle validierende Pflege“ begründete, beschreibt, dass sie im Zusammenhang mit „Spiegeltechniken“ versuche, „in Körperhaltung, Mimik und Gestik, Atmung, Tempo der Bewegungen“ und der Stimmqualität „Gleichklang“ mit ihrem Gegenüber zu erzielen, wobei die Bewegung subtil nachgeahmt werde. Das könne sich ausdrücklich auch auf verbale Äußerungen beziehen. Sagt der Klient, so Scharb weiter, „laut und scharf: ‚So eine Gemeinheit! Die sind ja alle blöd!‘ so werde ich im gleichen lauten scharfen Ton ihn und sein Gefühl bestätigen: ‚Das ist eine Gemeinheit! Die sind alle blöd!‘“
Die Autorin warnt allerdings davor, diese Methode bei Klienten, die sich nach Feils Klassifizierung im Stadium der „mangelhaften Orien-

tierung“ (also in einer „leichten“ Stufe der Desorientiertheit) befinden, anzuwenden, da diese sich dadurch verspottet und respektlos behandelt fühlen und mit Rückzug reagieren würden (Scharb 2005, S. 86). Die Technik eignet sich in der von der Autorin beschriebenen Form für Klienten, die sich in einem fortgeschrittenen Stadium einer demenziellen Erkrankung befinden.

Wie kann diese Technik uns nun im Beispiel von Frau Korn, die ja voll orientiert und *nicht* demenziell erkrankt ist, bieten?
Wie auch andere Techniken, die im Zusammenhang mit der Methode der Validation (die ja zum Ziel hat, *alle* Gefühle des Gegenübers für valid, also „gültig“ zu erklären und das auch zu vermitteln) zur Anwendung kommen, eignet sich nämlich auch die Spiegelung im Prinzip für jeden, mit dem wir es zu tun haben. Sie muss nur in adäquater Weise angewandt werden.

Marion könnte, anstatt der erregten Frau Korn – in bester Absicht – zu erklären, dass die Verspätung der Ärztin nie und nimmer eine ganze Stunde ausgemacht hat, ganz einfach ihre Gefühle der Wut und der Verärgerung aufgreifen und schlicht sagen: „So etwas! Da kann ich aber verstehen, dass Sie sich ärgern!“
Im Sinne der **Empathie** und auch der **Echtheit** könnte sie auch versuchen, sich vorzustellen, wie es ihr selbst ginge, würde sie sich ungerecht behandelt, ignoriert und vergessen fühlen – und wäre in der unglücklichen Situation, zugleich zu spüren, dass sie denen, die ihr das vermeintliche Unrecht angetan haben, auch noch mehr oder weniger ausgeliefert ist.

Denken wir an uns selbst: Wenn wir uns beim Öffnen einer Ampulle schneiden, entfährt uns nicht selten ein Kraftausdruck. Was wir in diesem Moment gar nicht brauchen könnten, wäre eine Kollegin, die uns erklärt, wie sich das hätte vermeiden lassen – das wissen wir selbst. In diesem Moment möchten wir, dass unser Ärger beim Anderen ankommt, dass er ihn mit uns teilt.
Besonders wenn Menschen auf Einschränkungen und Einbußen, die sie aufgrund eines körperlichen Gebrechens hinnehmen müssen, mit heftiger Abwehr reagieren, kann es dazu kommen, dass sie dabei

stark **affektgeladen** sind und sich das dementsprechend zeigt. Da kann ein Insult-Patient laut rufen: „Blöder linker Fuß!"
Natürlich bestätigen wir sein Gefühl nicht, indem wir seine Worte wiederholen. Ebenso schlecht wäre es aber, zu sagen: „Na, das wird schon wieder!" oder „So dürfen Sie nicht über sich sprechen."
Auch hier empfiehlt sich, gewissermaßen das Gefühl oder den Affekt verbal zu spiegeln und z. B. zu sagen: „Ja! So was!" oder aber mimisch und gestisch (etwa durch Verziehen des Gesichts) in spiegelnder Weise Anteil zu nehmen.
Ich empfehle nun ausdrücklich *nicht,* diese Technik zu üben, da meine Überzeugung ist, dass in dem Moment, in dem wir dem Klienten *emotional und affektiv nahe* und zugleich *echt* sind, uns das von selbst gelingen wird.

Dem Zustand emotionaler und affektiver Nähe sowie der Echtheit nähern wir uns einerseits, indem wir versuchen, uns die Situation des Klienten quasi gefühlsmäßig vorzustellen. Verstehen wir den Anlass seiner Verzweiflung nicht, so können wir uns sicher in die Lage einer ähnlichen affektiven Befindlichkeit versetzten, indem wir uns selbst kurz in eine Situation hineindenken, die uns in ähnlicher Weise verzweifeln ließe.
Man könnte nun einwenden, dass man Klienten nicht in wahnhaften oder irrealen Vorstellungen bestätigen soll – dem schließe ich mich selbstverständlich an. In Anwendung der Spiegeltechnik gibt Ingeborg Frau Derndel aber nicht recht, sondern bringt lediglich zum Ausdruck, dass sie *verstanden* hat, was sie so ärgert, bestätigt also ihr Gefühl ohne in die Beschimpfung der (nicht vorhandenen) „anderen" einzufallen. Ingeborg geht von *sich selbst* aus („Meine Güte, also da würde ich mich auch ärgern, wenn ich gerade geputzt hätte" etc.) *ohne* Frau Derndels Behauptungen zu bestätigen – was sie bestätigt, ist ihr *momentanes Gefühl* der Wut und des Sich-ungerecht-behandelt-Fühlens.

Für die Praxis:

- Sehr starke Affekte wie Zorn oder Wut können schnell und wirksam entlastet werden, indem dem Anderen **gespiegelt** wird, was er ausdrückt und was ihn quält.
- Die Methode des Spiegelns soll dem Gegenüber dazu verhelfen, sich verstanden und angenommen zu fühlen, indem seine (auch unschönen) Gefühle quasi bestätigt werden.
- Dazu kann man sich – je nach Situation des Klienten – durchaus verschiedener **analoger** Signale bedienen, ebenso aber digitaler.
- **Ärger** zu spiegeln, den Patienten äußern, hat nichts damit zu tun, Schuldeingeständnisse zu machen. Es ist etwas anderes, zu sagen: „Ja! Das ärgert einen, nicht wahr?" als quasi für den Grund des Ärgers verantwortlich zu zeichnen.

4.4 „Darin sehe ich keinen Sinn" (Kongruenz und Ich-Botschaften: ein Für und Wider)

Aus der Praxis (Hanna und Frau Greindl)

Als ich eine Gruppe von Auszubildenden auf eine Station eines Pflegeheims begleitete, lernte ich Schwester Hanna kennen. Ich glaube nicht, dass sie sich explizit mit Kommunikationstheorien auseinandergesetzt hat. Deutsch ist nicht ihre Muttersprache und in dem Land, in dem sie ihre Pflegeausbildung gemacht hat, ist die Kommunikation kein so zentrales Thema wie in deutschsprachigen Ländern. Ich gebe meine Beobachtungen – leicht verfremdet – wieder, weil Hanna, wohl ganz intuitiv, einiges von dem, was Thema dieses Kapitels ist, anwendet und sie für mich überhaupt ein Kommunikationsprofi ist.
Sie wäscht also mit einer anderen Schülerin die 79-jährige Frau Greindl, die nach mehreren Insulten seit über zehn Jahren bettlägerig und pflegeabhängig ist und als „schwierige" Bewohnerin gilt. Sie schimpft und schreit, wirft manchmal an die Wand, was sie erwischen kann und redet oft praktisch ohne Unterbrechung, wobei sie dann meist die Pflegenden beschimpft. „Nein!", schreit sie, als Hanna und die Schülerin zu ihr ans Bett kommen. „Sie wollen nicht?", fragt Hanna und bleibt vor Frau

Greindls Bett stehen. „Fort mit Ihnen!“, schreit Frau Greindl, „meine linke Seite tut weh. Ich gehe zur Chefin und beschwere mich über euch, nur, dass Sie das wissen!“
„Bitte“, sagt Hanna, „machen Sie das nicht.“ Die Frau schreit noch einmal: „Gehen Sie weg!“, mustert Hanna aber neugierig. „Gehen Sie nicht zur Chefin!“, sagt Hanna. „Schauen Sie, sie ist neu hier“ und deutet auf die Schülerin. Ich kann sehen, wie Frau Greindl die Macht, die sie zu haben glaubt, genießt. „Wenn wir nur Gesicht und Hände und hinten waschen, dürfen wir das?“, hakt Hanna nach. Frau Greindl überlegt. „Aber nicht die linke Seite!“, fordert sie und Hanna sagt: „Gut.“
Frau Greindl beginnt schon zu toben, als die Schülerin ihr das Nachthemd auszieht. „Tut das weh?“, fragt Hanna, während sie Handtuch, Waschlappen und Bettwäsche vorbereitet. „Ja!“, brüllt Frau Greindl und Hanna fragt: „Wo am meisten?“, woraufhin die Frau ihre Hand zeigt: „Da!“
„Lass die Hand“, sagt Hanna zur Schülerin und zwinkert ihr zu.
Das Waschen selbst funktioniert dann einigermaßen. Frau Greindl schreit manchmal, worauf Hanna kurz sagt: „Das ist für mich zu laut!“ Beim zur Seite drehen hilft Frau Greindl nicht mit. Wie ich beobachten kann, aber wohl nicht aus Angst. „Wissen Sie“, sagt Hanna zu ihr, „das ist sehr anstrengend für mich, wenn ich Sie ganz alleine drehen muss. Und zu Hause habe ich drei kleine Kinder, die muss ich manchmal tragen.“
Als Hanna die Patientin dann anweist, sich auf die Seite zu drehen, macht sie mit, will aber zuerst wissen, wie die Kinder heißen. Hanna nennt ihre Namen und die Frau ist eine Zeit lang zufrieden, lässt auch noch zu, dass die beiden die Bettwäsche wechseln. „Anders!“, kommandiert sie dann, „mehr anders!“ „Ich weiß nicht, was Sie jetzt wollen“, meint Hanna und hält Frau Greindl den Kissenbezug hin, die schließlich auf die Nackenrolle deutet: „Das!“

Aus der Praxis (Ilse und Frau Greindl)

An einem anderen Tag ist Ilse bei Frau Greindl. „Verschwinden Sie“, schreit die, „ich will Sie hier nicht.“ „Schauen Sie, draußen scheint die Sonne“, sagt Ilse, „da machen Sie uns aber ein schlechtes Wetter.“ Die Schülerin kommt dazu und fragt, ob sie helfen kann. „Ja, wir sind hier sehr beschäftigt, kommen Sie nur. Und lassen Sie sich von Frau Greindl nicht irritieren, sie meint das nicht so", sagt Ilse, „stimmt's, Frau Greindl, eigentlich sind Sie ganz lieb. Ich bin sicher, dass Sie mithelfen werden."

„Meine linke Seite tut weh. Ich gehe zur Chefin und beschwere mich über euch, nur, dass Sie das wissen!", setzt Frau Greindl wieder an.

„Nein, nein, Sie sind ja eine ganz Liebe, das weiß ich, Sie gehen sich nicht beschweren", sagt Ilse und bereitet die Waschschüssel vor. Die Bewohnerin schimpft und zetert. „Blöde Kuh!", sagt sie zu Ilse.

„Also das muss jetzt nicht sein", gibt diese im selben Tonfall, in dem sie die ganze Zeit spricht, zurück, obwohl deutlich zu erkennen ist, dass sie sich ärgert. Weiter sagt sie: „Und, Frau Greindl, ich hätte gern, dass Sie jetzt mithelfen."

„Hätte gern, hätte gern", macht Frau Greindl Ilse nach. „Ich finde das nicht schön", meint Ilse schließlich mahnend und Frau Greindl tritt nach ihr.

Kongruenz

Die **Kongruenz** ist, wie auch die Empathie, ein tragendes Element der klientenorientierten Therapie nach **Carl Rogers.** Der Begriff bedeutet soviel wie „Übereinstimmung mit sich selbst" (Rogers 2004, S. 213), heute ist in diesem Zusammenhang – auch in der Pflege – häufig von „Echtheit" die Rede.

Rogers meint damit zunächst, dass der Therapeut das leben und sein solle, was er wirklich sei und in seiner Beziehung mit dem Klienten offen, echt und ohne Fassade seine Gefühle und Einstellungen leben, sich demnach nicht verleugnen solle (Rogers 2004, S. 213ff).

Dabei solle die Vielschichtigkeit der Gefühle gelebt werden, und wenn der Zustand der Kongruenz, so Rogers, auch nicht ganz zu erreichen wäre, so könne man sich ihm doch in dem Ausmaß annähern, in dem die eigenen Gefühle zunächst keine Angst machen.

Weiter ist dort zu lesen, dass sich im Zusammenhang mit seiner Forschung zu zeigen schien, dass gerade im Umgang mit „unmotivierten, wenig geschulten, widerstrebenden und langfristig hospitalisierten Menschen" (Rogers 2004, S. 214) jene Therapeuten am erfolgreichsten waren, die sich innerhalb der therapeutischen Beziehung „echt" im Sinne dieser Übereinstimmung mit sich selbst zeigten.

Auch das ist für die Pflege von Bedeutung und auch hier kann, was Rogers ursprünglich mit Blick auf den (psycho-)therapeutischen Prozess entwickelt hat, in Teilen auf unser Fach angewendet werden.

Was aber ist nun im Anschluss an Rogers' Überlegungen zu tun, wenn man unangenehme, negative Gefühle hat? Er fragt zunächst, wie sich der Therapeut fühlt, der Ablehnung, Ärger oder Langeweile verspürt.
Und er spricht sich eindeutig dafür aus, *echt* zu bleiben anstatt Anteilnahme, Interesse und Zuwendung vorzutäuschen.
Nun können wir, mag man einwerfen, gerade in der Pflege, etwa am Bett eines Patienten, nicht einfach zum Ausdruck bringen, dass wir keine Lust haben, dass wir lieber zu Hause an der Einrichtung der neuen Küche arbeiten würden oder Ähnliches.
Zum einen muss zunächst bedacht werden, dass Rogers sich dabei auf das bezieht, was *im Rahmen der Begegnung mit einem Klienten oder eben dem Gegenüber* zutage tritt. Grundsätzliche Unlust, etwa einen Arbeitstag zu beginnen, hätte in dieser Form der Echtheit innerhalb einer Begegnung also keinen Platz.
Zum anderen sagt Rogers auch, dass damit *nicht* gemeint sei, dass mit jedem Vorwurf und mit jedem aufkeimenden Gefühl sofort und unüberlegt herausgeplatzt werden solle. Ziel sei es vielmehr, nahe am eigenen Erleben zu sein, das eben vielschichtig sei und sich stets ändere. Dauere ein unangenehmes Gefühl aber an, so schulde der Therapeut seinem Klienten darüber Ehrlichkeit in dem Sinn, dass er ihn daran teilhaben lasse – allerdings unter der Voraussetzung, dass er auch dabei ständig in Kontakt mit den eigenen Regungen bleibe.
Wichtig sei es auch, dabei **über das eigene Gefühl** (in seinem Beispiel: Langweile im Kontakt mit einem Studenten) **zu sprechen** und nicht zu sagen: „Sie sind langweilig" – was eine Bewertung des Anderen wäre.

Rogers empfiehlt weiter, die ganze Bandbreite der eigenen Wahrnehmung mitzuteilen, etwa wenn man sich mit der Langweile, die man empfinde, unglücklich fühle. Hier wird übrigens das gefordert, was Schulz von Thun als „Selbstoffenbarung" bezeichnet.

Wenn eigene Empfindungen mitgeteilt werden, ändern sie sich oder lässt sich mitunter ihre Ursache erkennen (in Rogers Beispiel war es die zu große innere Distanz zu dem Studenten). Diese Distanz verlor sich, wie der Autor weiter beschreibt, im Moment der Mitteilung – ebenso wie die Langeweile – und zwar während er „vielleicht ein wenig bange“ auf die Antwort des Gegenübers wartete. Zusätzlich entwickelte er, so Rogers weiter über sein eigenes Empfinden, eine neue Sensibilität gegenüber allem, was der Gesprächspartner nun mitteilte – etwa für die Betroffenheit in seiner Stimme (Rogers 2004, S. 215).

Nun haben wir es in der Pflege oft mit Klienten zu tun, die in ihren Kommunikationsmöglichkeiten eingeschränkt sind. Denken wir an Menschen mit Beeinträchtigungen der Sinneswahrnehmung (wie schwerhörige Klienten), an Patienten mit affektiven Störungen (etwa depressive Menschen) oder an demenziell Erkrankte, deren kognitive Fähigkeiten gemindert sind, so wird klar, dass die Forderung nach Kongruenz den Bedürfnissen der Pflege angepasst werden muss.

Hanna ist in einem moderaten Sinn kongruent. Sie spielt Frau Greindl kein Theater vor, macht kein Geheimnis daraus, dass sie gekommen ist, um die Körperpflege durchzuführen und geht zugleich, so weit es ihr möglich ist, auf die Bedürfnisse der Patientin ein.
Sie hat keine Angst, auch ihren eigenen Unmut („Das ist für mich zu laut“, „. . . ist sehr anstrengend für mich“) zu zeigen, nimmt sich in die Begegnung zu Frau Greindl sozusagen mit. Ihre kurzen, gezielten Aufforderungen sind *echt* und kommen im Gegensatz zu dem, was Ilse sagt – auch wenn sie es gut meint – bei der alten Frau an.

Ilse richtet die Fassade der allzeit freundlichen Schwester auf, ohne dabei ihren eigenen Bedürfnissen nahe zu sein. Frau Greindl spürt das und beginnt, Ilse anzugreifen. Es mag durchaus sein, dass die Bewohnerin sich, wenn auch unbewusst, eine „echte“ Regung Ilses wünscht.
Hannas Bitte an Frau Greindl, nicht zur Chefin zu gehen (was, wie Hanna weiß, ohnehin keine Konsequenz hätte), gibt der alten Frau das Gefühl, ein wenig Macht zu haben – und Hanna wieder gibt es ihr gern. Sie ist dazu in der Lage, weil sie nicht mit der Bewohnerin kämpfen muss, sondern Energie zur Verfügung hat, da sie sich auf jene kur-

zen, ehrlichen Kommentare und Gesten beschränkt, die ihrer Stimmung entsprechen. Sie beteuert nicht (wie Ilse), dass Frau Greindl, die schimpft und schreit, „eine ganz Liebe“ ist, sondern bleibt zumindest in der Nähe ihres eigenen Empfindens. Frau Greindls zeitweilige Kooperation wieder kommt Hanna entgegen und so setzt sich ein Kreislauf in Gang, der – wieder im Gegensatz zu Ilses Interaktion mit der Bewohnerin – aus *echten* Aktionen und Reaktionen besteht.

Bevor ich den nächsten Begriff erläutere und seine Anwendung zeige, noch eine kurze Anmerkung:
Der Begriff der Kongruenz wird auch in einem anderen Zusammenhang verwendet, nämlich für die Übereinstimmung verbaler (also sprachgebundener) und nonverbaler (Mimik, Gestik, Körperhaltung etc.) Kommunikation. Stimmen sie nicht überein, werden zeitgleich unterschiedliche Botschaften gesendet: Wenn ich etwa zu einer Gruppe von Auszubildenden sage: „Sagen Sie mir, was Ihnen dazu einfällt, ich höre Ihnen aufmerksam zu“ und dabei in meinem Terminplaner blättere, liegt Inkongruenz hinsichtlich meines verbalen und nonverbalen Kommunikationsverhaltens vor. Besonders bei Patienten, die beispielsweise nach etwaigen Schmerzen befragt werden, empfiehlt es sich, auf derlei einander widersprechende Botschaften zu achten.

Ich-Botschaften

Ruth C. Cohn, Begründerin der sogenannten themenzentrierten Interaktion (TZI) und – wie Carl Rogers – eine der bedeutendsten Vertreterinnen der Humanistischen Psychologie, entwickelte in ihren „TZI-Hilfsregeln“ ein Konzept, das heute als das „Senden von ‚Ich-Botschaften‘“ bekannt ist. Es gelangt ebenfalls im Rahmen der pflegerischen Interaktion zur Anwendung – wenn es auch, wie ich zeigen möchte, häufig wohl falsch verstanden wird.

Ursprünglich zur Anwendung innerhalb der Kommunikation in Gruppen gedacht, entwickelten sich manche Empfehlungen Cohns auch außerhalb des Kontextes der TZI heraus zu quasi allgemeingültigen Kommunikationsregeln. Zwei dieser Regeln, die sich besonders auf die sogenannte **Ich-Botschaft** beziehen, möchte ich zunächst wiedergeben:

„Vertritt Dich selbst in Deinen Aussagen; sprich per ‚Ich' und nicht per ‚Wir' oder per ‚Man'."

„Halte Dich mit Interpretationen von anderen so lange wie möglich zurück. Sprich stattdessen deine persönlichen Reaktionen aus" (Cohn 2004, S. 124f).

Verallgemeinernde Wendungen wie „man tut", „wir glauben" oder „jeder denkt" werden laut Cohn vor allem in Situationen gebraucht, in denen der Sprechende die Verantwortung für das, was er sagt, nicht voll übernehmen möchte. Die Regel, per „ich" zu sprechen, verfolge nach der Autorin das Ziel, Projektionen zu vermeiden und Aussagen zu machen, für die man selbst verantwortlich zeichne, und weder die eigene Kreativität noch eigene Irrtümer hinter einer Allgemeinaussage zu verstecken.

Über **Interpretationen** sagt Cohn, dass sie grundsätzlich zwar angebracht sein können, häufig aber nichts anderes als „Selbstbewunderungsspiele" seien und dass „nicht-interpretative, direkte persönliche Reaktionen zum Verhalten anderer" zu „spontaner Interaktion" führen. Sie empfiehlt in diesem Sinn statt etwa „Du redest, weil du immer im Mittelpunkt stehen willst" zu sagen: „Bitte rede jetzt nicht, ich möchte nachdenken" oder „Ich möchte selbst reden" (Cohn 2004, S. 126).

Natürlich haben diese Ich-Botschaften auch den Vorteil, dass damit direkte Aufforderungen vermieden werden können, ebenso Schuldzuweisungen. Es macht einen Unterschied, ob ich zu einer Gruppe von Auszubildenden oder Studierenden sage: „Sie sind zu laut" oder „Bei diesem Geräuschpegel fällt es mir schwer, für alle hörbar zu sprechen." Für Patienten klingt es deutlich anders, ob ich sage: „Sie helfen aber gar nicht mit" oder aber „Wenn Sie jetzt mitmachen, ist es für mich (für uns beide) leichter".

Hanna sagt zu Frau Greindl:
„Das ist für mich zu laut" anstelle von „Sie schreien zu viel."
und: „Das ist sehr anstrengend für mich, wenn ich Sie ganz alleine drehen muss. Und zu Hause habe ich drei kleine Kinder, die muss ich manchmal tragen" statt „Sie helfen gar nicht mit!"

und: „Ich weiß nicht, was Sie jetzt wollen“ statt „Sie kommandieren nur!“
Auch wenn nur die dritte Aussage, die hier wiedergegeben ist, mit dem Wort „ich“ beginnt, handelt es sich selbstverständlich bei allen Dreien um Ich-Botschaften. Weiters gibt, was wieder ein Hinweis auf Kongruenz ist, Hanna auch noch etwas von sich preis, nämlich, dass sie zu Hause manchmal drei kleine Kinder tragen muss. Frau Greindl reagiert gerade auf diese recht persönliche Aussage gut und möchte deren Namen wissen.

Ein falsches Verständnis von Ich-Botschaften

Manches von dem, was Ilse sagt, klingt vordergründig wie eine Ich-Botschaft.
„Ich bin sicher, dass Sie mithelfen werden“, sagt Ilse nämlich zu Frau Greindl und interpretiert dabei deren Verhalten, das allerdings im genauen Gegensatz zu Ilses Interpretation steht. Diese scheint auch nicht von Echtheit getragen zu sein und ist ganz vordergründig eher Aufforderung denn Ich-Botschaft.
Weiters sagt Ilse: „Ich hätte gern, dass Sie jetzt mithelfen“ – und drückt auch hier nur zum Schein aus, was sie empfindet, denn eigentlich ist ihre Aussage eine klare Aufforderung. Über Ilses Wahrnehmung oder Empfindung erfahren wir auch hier nichts.
„Ich finde das nicht schön“, meint Ilse schließlich, was aber, wie ihr Tonfall zeigt, eigentlich eine Ermahnung ist.

Gerade im Zusammenhang mit der Absicht zu erziehen, zu lehren, zu leiten, zu führen oder zu lenken hat die Ich-Botschaft in die Alltagskommunikation in einer Form Einzug gehalten, die ihrem eigentlichen Sinn zuwiderläuft
Unter Vorgabe dessen, eigene Gefühle anzusprechen, versuchen Erzieher, Lehrer, Führungskräfte und eben auch Pflegende einerseits eben dies zu vermeiden, wollen andererseits aber auch keine klare Aufforderung aussprechen.
Äußerungen wie: „Ich wünsche mir, dass (dieses oder jenes bis morgen erledigt ist)“ oder: „Ich hätte gern ...“ oder „Ich bin überzeugt davon, dass Sie ... tun werden“ sind *keine* Ich-Botschaften. Denn sie geben *keine* Auskunft über die Befindlichkeit dessen, der sie aus-

spricht, und kommen letztlich auch als so ungeschickte Vertuschung einer Aufforderung oder eines Befehls daher, dass ihnen ein solcher sogar vorzuziehen wäre. Ein Befehl ist zumindest ehrlich – auch im Sinne von *echt* oder *kongruent* – sodass er für den Empfänger meines Erachtens leichter anzunehmen ist als eine emotionslos und völlig unempathisch gesendete Ich-Botschaft.

Für die Praxis:

- **Inkongruentes** Verhalten, in dem man völligen Abstand vom eigenen Befinden nimmt und anstelle dessen gleichförmige, emotionsfreie Interaktion setzt, ist häufig Ausdruck des Versuches, etwa aufgebrachte Klienten zu beruhigen.
- Es zeigt aber in der Regel nicht die gewünschte Wirkung, sondern kann im Gegenteil **Aggression, Unbehagen oder Misstrauen erzeugen.**
- In sinnvoller Weise **kongruent** zu sein, bedeutet nicht, sich seinen Gefühlen und Affekten unkontrolliert zu überlassen, sondern sie in quasi „verträglicher" Gestalt zu leben.
- Dabei ist die **Ich-Botschaft** eine Hilfe: Indem die eigenen Gefühle an- und ausgesprochen bzw. auch analog gezeigt werden, wird nicht die Person des Gegenübers zum Gegenstand dessen, was ausgesendet wird, sondern das, was ihr Verhalten in einem selbst auslöst.
- Kongruenz, also Echtheit, kann Pflegenden helfen, innerlich am Interaktionsgeschehen beteiligt zu bleiben, zugleich Verständigung ermöglichen und dient auch der eigenen **Entlastung.**
- Gerade Pflegende stellen oft den Anspruch an sich, alles ertragen und aushalten zu müssen. Allerdings schafft diese Haltung oft erst recht (kommunikative) Schwierigkeiten und Probleme, da Gleichgültigkeit Klienten tatsächlich dazu bringen kann, dem Gegenüber „echte" Reaktionen entlocken zu wollen. Häufig sind diese Versuche mit Aggression verbunden.
- **Aufforderungen** sollten jedoch nicht als „Ich-Botschaft" getarnt werden. Es ist besser, zu sagen: „Frau Müller, bleiben Sie doch im Tagraum", als: „Frau Müller, ich wünsche mir, dass Sie im Tagraum bleiben", da es sich dabei tatsächlich um eine Aufforderung und keinen „echten" Wunsch handelt. Und dabei tut Klarheit ebenso gut, wie im Zusammenhang mit der kongruenten Äußerung eigener Gefühle.

4.5 „Rein prophylaktisch" (Fach- und andere Sprachen – manchmal der Versuch, Grenzen abzustecken)

Aus der Praxis (Ida)

Ida hat ihre Ausbildung zur Krankenschwester vor drei Jahren beendet. Sie könnte sich auch andere Berufe vorstellen, hat sich letztlich aber für eine Ausbildung in der Pflege entschieden und ist damit sehr zufrieden – jedenfalls meistens. Herr Müller, den sie heute versorgt, hat Besuch von seiner Frau, die gerade am Gehen ist. Ida hört noch, wie er sagt: „Und wegen der Bauchspritzen erkundige ich mich."
Ida will Herrn Müller erklären, worum es sich dabei handelt, da meint er: „Ach, danke, Schwesterlein, aber ich frage dann den Arzt. Aber wissen Sie, mein Kühlschrank im Zimmer scheint kaputt zu sein – können Sie da etwas veranlassen?"
Bei der Abendrunde kommt Ida mit Krankenpflegehelferin Ulli zu Herrn Müller. Sie blättert in der Pflegedokumentation und sagt, zu ihr gewandt: „Wunde sieht nach p.p-Heilung aus, morgen können wir sie dann mit Folie versorgen. Mobilisation wie üblich bei post-op, Darmmanagement noch fraglich, Compliance gegeben, i.v. läuft weiter, wird wohl bald auf per os umgestellt, Pflegeinterventionen evaluiere ich dann." Ida merkt wohl, dass Herr Müller einerseits nicht alles verstanden hat, sie andererseits aber nicht um Übersetzung bitten möchte. Er meint: „Na, ihr habt aber auch ein ganz schönes Latein."
„Der soll nur ja nicht glauben, dass wir nur dazu da sind, das Zimmer in Ordnung zu halten", sagt sie am Gang zu Ulli.

Pflegefach- und Wissenschaftssprache

Die Wissenschafts- und auch die Fachsprache sind grundsätzlich von dem Bemühen geleitet, Missverständnisse im Austausch unter Menschen zu vermeiden, die sich mit Forschung und/oder professioneller Ausübung einer Sache beschäftigen.
Die Wissenschaftssprache unterscheidet sich von der „Alltagssprache" dadurch, dass sie über eine **Terminologie** verfügt. Eine solche Terminologie besteht (vgl. auch Kap I 4.1) aus einer Reihe von Sym-

bolen, sogenannter „Termini", von denen möglichst eindeutig feststeht, was sie bedeuten. So sollen Sprachbarrieren im Zusammenhang mit der Verständigung in einer bestimmten Sache vermieden werden (Burkart 1998, S. 123f).

Abgesehen von Formalwissenschaften (wie etwa der Mathematik), die sich einer Formel- oder Zeichensprache bedienen, hat man es in verschiedenen Wissenschaften oder Wissenschaftsbereichen damit zu tun, dass demselben Wort jeweils völlig unterschiedliche **Bedeutungen** zugeordnet sind. Zusätzlich finden in manchen Wissenschaftsbereichen auch Worte aus der Alltagssprache Verwendung. Im Vorgang der **Definition** werden Worten daher ganz bestimmte Bedeutungsinhalte zugewiesen (Burkart 1998, S. 124).

Wenn professionell Pflegende oder Pflegewissenschaftler über ihr Fach sprechen, tun sie dies also zum einen unter Verwendung einer bestimmten *Terminologie* (man denke hier an viele Begriffe aus der Anatomie, Physiologie oder Pathologie – insgesamt der Medizin, der Pflegewissenschaft selbst oder auch anderen Bezugswissenschaften der Pflege – wir sprechen von „Harnkatheterismus", „Pflegeintervention und -diagnostik", „Inkontinenzversorgung" „Wund- und Schmerzmanagement" u.v.m. oder verorten etwa einen Pilz als „inguinal").
Andererseits gibt es Worte, die in anderen Fachsprachen oder im Alltagsgebrauch auch eine andere Bedeutung haben – denken wir nur an die „Lagerung" eines Klienten oder an die Begriffe „Selbstständigkeit", „Aufklärung", „(Lebens-)Aktivität" oder „Beobachtung", deren Bedeutung für die Pflege auf ganz bestimmte Weise *definiert* ist und verstanden wird.

Sabine Bartholomeyczik führt – unter Bezugnahme auf ein Zitat der Pflegewissenschaftlerin Norma Lang – ein weiteres wichtiges Anliegen der **sprachlichen Professionalisierung der Pflege** aus: „Es muss eine Sprache geben, die die Inhalte der Pflege klar und eindeutig bezeichnet, die etwas kommunizierbar und damit sichtbar macht. Damit erst wird der so bezeichnete Gegenstand diskursfähig und kann auch eingefordert werden." Weiters berichtet die Autorin von Interviews mit Pflegenden, in denen sich gezeigt habe, dass es auch Angehörigen der Berufsgruppe häufig schwer falle, ureigene, pflegerische Tätigkeiten zu benennen und dabei vielfach von „Betreuen, Versorgen“ und Ähnlichem gesprochen werde (Bartholomeyczik 1997, S. 15).

Umgekehrt aber verstünden heute fachfremde Personen auch von pflegefachlichen Gesprächen nur wenig, was allerdings nicht bedeute, dass die dabei verwendete Sprache „die Kriterien einer kontextunabhängigen verständlichen und einheitlichen Fachsprache“ erfüllen könne (Bartholomeyczik 1997, S. 19).

Wenngleich es also erst gilt, eine Pflegefachsprache zu entwickeln, die Pflegenden dabei helfen kann, ihr Fach in allen Dimensionen benennbar und damit diskutierbar zu machen, stimmt es ebenfalls, dass Klienten der Pflege häufig tatsächlich nicht wissen (können), was unter einzelnen Begriffen zu verstehen ist. Der Psychologe Rolf Müller zeigt dies durch eine Studie und anhand in der Pflege recht häufig verwendeter Begriffe wie „einen Zugang legen“, „Blasentraining durchführen“ oder „jemanden fixieren“ (Müller 1997, S. 139f).

Nun halte ich es, was den beruflichen Alltag betrifft, tatsächlich *nicht* für das vorrangige Problem, dass Klienten in der Mehrzahl nicht verstehen, wovon Pflegende sprechen. Ich glaube nämlich nicht, dass es Pflegenden schwer fällt oder es ihnen nicht möglich ist, sich so auszudrücken, dass sie von ihren Klienten (oder von anderen Angehörigen der eigenen Berufsgruppe) verstanden werden.
Dass doch manchmal im **„Pflegelatein“** gesprochen wird, hat meines Erachtens häufig mit einem Problem zu tun, auf das ich hier hinweisen möchte, nämlich mit **Abgrenzung** und **Distanzierung.** Dies spricht die Linguistin Gisela Brünner dort an, wo sie über Fachsprachen sagt, dass diese schließlich auch zum „Image und zur gesellschaftlichen Anerkennung einer Berufsgruppe“ beitragen würden (Brünner 1997, S. 45).
Auf ein weiteres interessantes Problem weist Ursula Geissner hin: Der Pflege fehle, so die Autorin, eine Wissenschaftssprache, die ihre Bezugspunkte klar benenne und theoretisch begründe. Im Zusammenhang etwa mit dem häufig verwendeten Begriff der „Ganzheitlichkeit“ verorte sich die Pflege eher in „holistischen Spielereien“ und „diffusen esoterischen Begriffen“ (Geissner 1997, S. 107).

Ein anderes Problem schließlich ist für die Autorin, dass Pflegende *entweder* in einer Art „Kürzelsprache“ (Dokumentationsstil) informieren, *oder* aber, werden sie darum gebeten, genau und ausführlich erzählen würden (narrative Form der Mitteilung), was wiederum „naturwissenschaftlich geprägte Zuhörer“ wie etwa Ärzte zum Unterbrechen und Zusammenfassen animieren könne – und das, obwohl die erzählende Weitergabe von Informationen in Psychotherapie oder Supervision ausdrücklich erwünscht sei, da ihr Vorteil im „Angebot des unbewerteten Materials“ liege (Geissner in Zegelin 1997, S. 109).

Pflegende sollen im Alltag nun einerseits für die Klienten verständlich bleiben, sich in der Informationsweitergabe kurzfassen, und zugleich – auch hier schließe ich mich den Ausführungen Geissners uneingeschränkt an – fehlt es der Disziplin an einer Wissenschaftssprache, deren Bezugspunkte für bestimmte Begrifflichkeiten klar und eindeutig dargelegt sind. Ich möchte an dieser Stelle zu Ida und dem, wofür sie die Pflegefachsprache verwendet, zurückkehren, zuvor aber noch auf etwas hinweisen:

Bekanntermaßen steht die berufliche Pflege im deutschsprachigen Raum erst am Beginn ihrer Verwissenschaftlichung (vgl. dazu etwa Moers 2001, S. 72) und kämpft, wie auch andere Felder, darum, in der Alltagswahrnehmung als Disziplin, deren Praxiswissen durch Forschung generiert wird, anerkannt zu werden.
Pflege hat es, wie etwa auch die Pädagogik, mit vielschichtigen Situationen zwischenmenschlichen Miteinanders zu tun (vgl. dazu etwa Holoch 2001), was wieder bedeutet, dass sich wesentliche Teile pflegerischen Tuns im Bereich der Interaktion und Kommunikation, im „Zwischenmenschlichen“ bewegen.
Dieser Umstand kann mit sich bringen, dass auch *professionellem,* pflegerischem Handeln mitunter Nähe zum Alltagshandeln (im Sinne eines „Das kann ja jeder“) unterstellt wird und weiter vermutet wird, hier genügen etwa ein wenig Freundlichkeit und guter Wille.

So fordern die Linguistin Gisela Brünner und der Germanist und Soziologe Reinhard Fiehler in ihren „Thesen zur Entwicklung des Pflegeberufs“ Untersuchung und Beleg darüber, dass die Durchführung im

Rahmen der beruflichen Pflege geleisteter, interaktiver und kommunikativer Tätigkeiten eben nicht von „beliebigen Personen erbracht" werden könne, sondern dass es dazu professionellen Wissens und Könnens bedürfe (Brünner und Fiehler 1997, S. 49).
Doch nicht nur im Zusammenhang mit dieser Form pflegerischen Tuns, sondern auch mit Blick auf „klassische" Pflegetätigkeiten wie die Unterstützung bei der Körperwaschung, beim Essen und Trinken u.v.m. kämpfen manche Disziplinen der Pflege damit, dass es in der Außen- oder Fremdwahrnehmung nicht immer ausreichende Abgrenzung zum Alltagshandeln gibt – ein Schicksal, das die Pflege mit der Pädagogik teilt: Auch Erziehung oder Unterricht werden nur zu gerne als etwas betrachtet, das „jeder kann", da wir alle in irgendeiner Form mit Kindern zu tun haben.

Vor diesem Hintergrund ist es verständlich, dass Pflegende dazu neigen können, durch die Verwendung möglichst vieler Fachbegriffe zu zeigen, dass das, was sie tun, kein Alltagshandeln ist. Dieses Motiv scheint mir, wenn auch vielleicht unbewusst, so doch ein Grund dafür zu sein, dass manchmal „Pflegelatein" gesprochen wird – auch da, wo wir uns eigentlich um Verständlichkeit bemühen sollten.

Das Motiv der **Abgrenzung** durch Sprache mag also eine Falle sein, in die mitunter getappt wird – und zwar nicht nur gegenüber manchen Klienten oder deren Angehörigen, sondern auch innerhalb des Pflegeteams. Dort stehen Pflegende, die sich stark an der Wissenschaftlichkeit der Pflege orientieren und denen die Emanzipierung des Fachs wichtig ist, Anderen gegenüber, die sich eher als „klassische" Helfer und Dienstleister begreifen.
Mit anderen Worten: Es gibt Pflegende, die sich gerne an der Theorie unseres Fachs orientieren, die, wie man so schön sagt, eher „kopflastig" sind, sich gerne an Arbeitsgruppen und -kreisen beteiligen und Kongresse besuchen.
Und es gibt Pflegende, die gut und gerne vor allem praktisch arbeiten, wahre Meister darin sind, mehrere Dinge gleichzeitig zu tun, die auch in der größten Hektik Ruhe bewahren und die direkte Pflege am Klienten als das zentrale Element ihres Tuns erachten. Ich erlebe oft, dass derlei unterschiedliche Interessen, Fähigkeiten und Fertigkeiten *bewertet* und gegeneinander ausgespielt werden.

Zudem kommen die Angehörigen der – inhomogenen – Gruppe der Pflegenden aus verschiedensten Umfeldern und haben zum Teil unterschiedlichste Bildungsbiografien. Da prallt vieles aufeinander, wird einander dieses und jenes vorgehalten, sich gegeneinander **abgegrenzt** und voneinander **distanziert** – eben auch und gerade durch Sprache.

Der Psychoanalytiker Wolfgang Schmidbauer weist Pflegende zudem als Berufsgruppe aus, die einerseits über wesentlich weniger Freiheiten in der Gestaltung ihres Tuns verfüge als etwa Ärzte, Sozialpädagogen oder Psychotherapeuten, die sich andererseits manchmal aus dem eigentlichen Wesen der Interaktion ausgeschlossen fühle und die zudem darunter leide, in ihrer Kompetenz immer wieder – und je nach Bedarf – „an- und ausgeknipst" zu werden (Schmidbauer 1992, S. 161 ff).
Ida scheint mir dafür ein gutes Beispiel.

Wäre sie nun *kongruent,* wäre sie *echt,* würde sie *direkt* auf Selbstoffenbarungsebene sprechen, könnte sie zu Herrn Müller z. B. sagen: „Also, ich fühle mich von Ihnen dem Arzt gegenüber abgewertet!" oder: „Es ist schon so, dass ich mehr weiß und kann als nur das Zimmer zu versorgen".
Es steht außer Frage, dass sie das nicht tun wird – und das ist meines Erachtens verständlich. Warum sollte Ida auch kundtun, dass sie gekränkt ist?
Hier stößt das, was in der Kommunikation „richtig" ist, an seine Grenzen: Natürlich würde das Gespräch durch eine Selbstoffenbarung auf die Ebene gelenkt, auf der sich das Problem befindet, selbstverständlich würde Herr Müller sofort spüren, dass das, was er eben gesagt hat, Ida trifft.
Was sie zunächst getan hat, hat der Pädagoge Erich Schützendorf so treffend benannt, dass ich es hier auszugsweise wiedergeben möchte: „Pfleger(innen), denen ständig ‚auf den Kopf gemacht' wird, fühlen sich ausgenutzt, überfordert, gedemütigt und gekränkt." Sie revanchierten sich dafür, so der Autor weiter, „mit einem ‚pling', mit einer kleinen Gehässigkeit" und schließlich:
„Es ist einfach so, daß sich Pflegende ein ‚pling-Konto' einrichten, von dem sie bei passender Gelegenheit zurückzahlen. Die Rückzah-

lung kann unmerklich geschehen, Hauptsache ist, daß die innere Bilanz stimmt."
Er heißt dies nicht gut, sagt dazu aber Folgendes: „Wer sein Konto mit kleineren Gehässigkeiten ausgleicht, so hoffe ich, muß nicht zu stärkeren Mitteln der Gewaltanwendung greifen. Ich befürchte allerdings, daß Pflegende, die man mit unerträglich erlebten Menschen alleine läßt, leicht die Grenze zwischen ‚plings' und Gewalt überschreiten" (Schützendorf 1999, S. 92f).

Was Ida getan hat, ist (im kommunikationstheoretischen Sinn) nicht richtig – aber verständlich. Eigentlich wollte sie ihren Beruf von dem eines Dienstmädchens abgrenzen und ihm (und indirekt auch sich selbst) den Wert geben, den er verdient.
Langfristig könnte Ida nun freilich daran arbeiten, sich durch Bemerkungen wie die Herrn Müllers nicht verunsichern zu lassen. Im Gespräch mit Ida nämlich stellt sich – wenig überraschend – heraus, dass sie tatsächlich darunter leidet, dass ihre Ausbildung und die absolvierten Fortbildungen in vielen Momenten ihrer Tätigkeit und für Patienten wie Herrn Müller anscheinend nicht zählen.

Als wir gemeinsam über das Problem nachdenken, sagt Ida, dass sie es nicht richtig finde, sich auf diese Weise zu „revanchieren" – nur hin und wieder geschehe das eben: bei manchen Kollegen, Patienten und ihren Angehörigen.
Was hilft, ist ein stabiles, ich nenne es hier „pflegerisches" Selbstwertgefühl – und im Moment, so weit es eben möglich ist, auf innere Distanz zum Geschehen zu gehen und zu versuchen, sich in die Lage etwa von Herrn Müller zu versetzen. Dann könnte er vielleicht als Patient gesehen werden, der selbst unsicher ist oder sich ausgeliefert fühlt. Und in diesem Moment wäre es Ida wohl auch unmöglich, ihm eine Portion Pflegelatein zu servieren.

Ich habe dieses Beispiel bewusst gewählt, weil ich der Meinung bin, dass sich die Frage nach der „Verständlichkeit" unserer Fachsprache eher in diesen Zusammenhängen stellt als im Zusammenhang mit der Fähigkeit Pflegender, sich verständlich auszudrücken.
Was die Kommunikation und eventuell manche „Grabenkämpfe" (zwischen eher wissenschaftlich und eher praxisorientierten Pflegenden)

im Team betrifft, kann es hilfreich sein, daran zu arbeiten, dass *alle* in ihren besonderen Fähigkeiten wahrgenommen werden, also dass eine Art des Könnens nicht mehr wiegt als ein andere. Im Gegensatz zu der Szene, die sich zwischen Ida und Herrn Müller abgespielt hat, macht es im Team und untereinander wohl eher Sinn, Standpunkte klar darzulegen und nötigenfalls auf Ebene der Selbstoffenbarung zu wechseln, wenn vielleicht einerseits „Wissenschaftslatein" serviert oder es andererseits als Wichtigtuerei verstanden wird.

Für die Praxis:

- Fachsprachen spielen für die Pflege eine ebenso wichtige Rolle wie für andere Disziplinen – sie gewährleisten u. a. Verständigung innerhalb der Berufsgruppe.
- Für die Pflege erfüllt eine klare Fach- bzw. Wissenschaftssprache noch einen anderen Zweck: es soll damit pflegerisches Tun sichtbar und damit diskutierbar gemacht werden.
- Zugleich fehle es der Pflegefachsprache, so Ursula Geissner, an einer Wissenschaftssprache, die ihre Bezugspunkte klar benenne und theoretisch begründe. Stattdessen würde häufig auf unklare Rahmen und Zusammenhänge zurückgegriffen – die Autorin nennt als Beispiel den Begriff der „Ganzheitlichkeit".
- Von Pflegenden wird – besonders im Zusammenhang mit Kommunikation – vieles gefordert: einerseits sollen sie (etwa gegenüber den Klienten) „verständlich" bleiben, was natürlich wichtig ist. Andererseits sollen sie sich (in der Weitergabe von Informationen gegenüber Ärzten) kurzfassen und in einer Weise kommunizieren, die dem naturwissenschaftlichen Verständnis von Informationsweitergabe entgegenkommt. „Detailgenau und stimmungsvoll erzählen zu können" zählt aber für Ursula Geissner, und dem schließe ich mich an, zum Fachjargon der Pflegenden" (Geissner in Zegelin 1997, S. 109).
- Zugleich dient eine Fachsprache auch dem Prestige einer Berufsgruppe oder eines Fachs und der Abgrenzung nach außen. In beidem hat es die Pflege aufgrund der (scheinbaren) Nähe vieler ihrer Aufgaben und Inhalte zum „Alltagshandeln" besonders schwer.
- Es kann nun dazu kommen, dass Pflegende verstärkt dazu neigen, die Pflegefachsprache zur Abgrenzung zu gebrauchen und zwar besonders dann, wenn sie sich von Klienten der Pflege, deren Angehörigen, von Angehörigen anderer Berufsgruppen oder auch Teammitgliedern abgewertet fühlen. Ich halte das insge-

samt für ein größeres, weil nur „zwischen den Zeilen“ angesprochenes Problem als jenes, für die Klienten grundsätzlich verständlich zu sein oder zu bleiben.

- Mit durchmischtem „Pflegelatein“ mag also etwa versucht werden zu zeigen, dass Pflege „mehr ist als nur Bettenmachen“. Im Zusammenhang mit diesem Problem halte ich es für sinnvoll, das eigene Selbstbewusstsein zu stärken – was allerdings ein langer Weg ist, der keine schnelle und einfache Lösung erlaubt.

4.6 „Das ist mehr, als jemandem in die Augen zu sehen!“ – (Sich-Identifizieren und Rückfragen – aktives Zuhören und Antworten unter den besonderen Bedingungen der Pflege)

Aus der Praxis (Gerechtigkeit)

Die 65-jährige Frau Giebel hatte einen Insult und liegt auf der neurologischen Abteilung. Aufgrund einer Hemiplegie ist sie auf die Unterstützung anderer angewiesen, was ihr als aktive Frau, die gerne reist, eine besondere Belastung ist. Mit ihrer Zimmernachbarin, einer zwanzig Jahre jüngeren, ausnehmend gut aussehenden Frau, die einen Bandscheibenvorfall hatte, versteht sie sich gar nicht. Frau Habel ist Kunsthistorikerin und hat am Tisch allerhand Bücher liegen, die sie für ihre Arbeit braucht und isst Reduktionskost, um, wie sie betont, nur ja nicht zuzunehmen.

Frau Giebel braucht fast in allem, was sie tun möchte, Hilfe.

Schwester Gerti war mit der Auszubildenden Christa bei ihr, hat sie in den Rollstuhl gesetzt und auf die Toilette gebracht, die dem kleinen Zimmer von Frau Giebel und Frau Habel angeschlossen ist.

„Hier stinkt's noch immer“, sagt Frau Habel mit einem Seitenblick zum Bad, als das Mittagessen kommt. „Schwester“, sagt sie dann, „meine Nachbarin hat Angst, sich zu erkälten, aber ich denke schon, dass noch einmal gelüftet werden muss, nicht wahr?“

Die Luft im Zimmer ist tatsächlich stickig und die Abteilungshelferin, die das Essen bringt, öffnet das Fenster.

Beim Essen rinnt Frau Giebel – aufgrund der Halbseitenlähmung – die Suppe über den Unterkiefer. Sie bemüht sich, so zu essen, wie sie es bei der Ergotherapeutin gelernt hat und das ganze Szenario ist ihr peinlich. Frau Habel blättert in einer Kunstzeitschrift.
Bei der Mittagsrunde kommt Christa zu Frau Giebel. Die Speisetabletts sind abserviert und Frau Habel ist bei der Physiotherapie. „Frisch ist es hier", sagt Christa, „soll ich nicht zumachen?" und geht zum Fenster.
„Na, die wollte das", murmelt Frau Giebel und schaut mit bedeutungsvollem Blick zum Bett ihrer Nachbarin, die nicht da ist.
Christa schließt das Fenster, sieht Frau Giebel an fragt: „Kann ich Ihnen helfen?" Diese kann nicht mehr an sich halten und sagt: „So eine große Dame, lackiert sich hier die Nägel und spielt Prinzessin, kann nur an sich denken, mehr kann sie nicht. Und schlaue Bücher lesen. Hier sind wir aber im Krankenhaus und nicht auf der Modenschau."
Christa hat ihr aufmerksam zugehört und sagt: „Hier werden alle Patienten gleich behandelt. Sie sollten nicht über ihre Nachbarin schimpfen, sondern sich mit ihr vertragen. Sehen Sie, jetzt war das Fenster den ganzen Vormittag zu, dann war es kurz offen, und wenn Frau Habel kommt, ist es wieder zu, dann ist es ja in Ordnung." Christa tätschelt Frau Giebels Handgelenk. Diese schweigt, als Christa geht.
„Was sticht denn bitte unseren Giebel?", witzelt Ute bei der Dienstübergabe. „Hat vorher geweint wie ein Kind, aber herauszubringen ist nichts aus ihr."

Aus der Praxis (Große Fragen)

Der Mann von Frau Giebel hatte ein Gespräch mit der Stationsärztin, die ihn darüber aufgeklärt hat, dass nicht zu erwarten ist, dass sich die Halbseitenlähmung von Frau Giebel wieder ganz zurückbildet. „Sie wird Pflege brauchen", sagt die Ärztin.
Zwar hat er so etwas schon geahnt, sich aber nicht getraut, diesen Gedanken fertig zu denken. Als er das Zimmer verlässt, in dem die Besprechung stattgefunden hat, ist er aufgewühlt und alles scheint sich im Kreis zu drehen. Die nächste Schwester, auf die er trifft, ist Gerti. Er erzählt ihr, was er gehört hat. „Wie wird das zu Hause werden?", fragt er.

Gerti bittet ihn ins Dienstzimmer, sorgt für eine ruhige Gesprächsatmosphäre und erklärt ausführlich, dass es verschiedene Hilfsmittel gibt, bietet ihm Kataloge von Bandagisten an, sagt weiter, dass auch mobile Pflege möglich sei, dass alles von der Pflegestufe abhänge, vom Grad der Pflegeabhängigkeit und von anderen Faktoren – etwa davon, was Herr Giebel selbst zu leisten imstande sei. „Ich habe ihn", wird sie mir später erzählen, „aber im gesamten Gespräch nicht mehr erreicht, er ist irgendwie starr geworden und es kam nichts mehr. Die Kataloge hat er liegen gelassen."

Identifiziert-Sein

Wenn man es genau nimmt, haben sowohl Christa als auch Gerti korrekt gehandelt und kommuniziert. Christa hält sich an das, was sie im Ethik-Unterricht gehört hat und will gerecht sein.
Gerti sorgt, wie es in jedem (Pflege-)Kommunikationsratgeber gewünscht und vorgeschlagen wird, für die berühmte „ruhige Atmosphäre", gibt Herrn Giebel die gefragten Informationen und bietet Zusatzmaterial an.
Beide hören aufmerksam, „aktiv" zu, sind bei der Sache und widmen sich ihrem Gesprächspartner voll und ganz. Trotzdem läuft beide Male etwas schief.
Bleiben wir zunächst bei Christa und tun wir, wie auch schon ansatzweise im Punkt „Spiegeltechniken" (vgl. Kap. I 4.3) einen Schritt zu uns selbst – ein wenig habe ich dort schon (im Beispiel mit der Ampulle) verraten, worauf es ankommt. Stellen wir uns also vor, wir würden am Abend unserem Partner oder einer Freundin von einem Klienten oder Vorgesetzten erzählen, über den wir uns am Tag geärgert haben. Und stellen wir uns weiter vor, er oder sie würde entgegnen: „Das ist aber gar nicht schön, wie du über deine Patienten/deine Chefin sprichst."
Wir würden uns nicht verstanden fühlen, und zwar aus einem einfachen Grund: Unser Gegenüber hätte sich nicht **mit uns identifiziert,** sondern mit dem (nicht anwesenden) Dritten.
Ich meine damit *nicht,* dass der Gesprächspartner quasi „nur zu uns halten" darf. Sehr wohl nämlich könnten wir mit einer Aussage wie „Naja, schau, das Ding hat aber zwei Seiten" oder „Du musst ihn/sie auch verstehen" umgehen, wenn vielleicht im Moment auch nicht

ganz so gut wie mit einer ganz spontanen Bestätigung unseres eigenen Empfindens (etwa: „Würde ich auch nicht aushalten" oder: „Na, der/die ist ja mühsam").

Sich-Identifizieren wird gemeinhin (und *nicht* in der Bedeutung, die der Begriff der „Identifizierung" in der Psychoanalyse hat) als beispielsweise Empathie oder auch „seelische Ansteckung" (Laplanche und Pontalis 1980, S. 220) verstanden – und genau so wäre er in unserem Beispiel auch zu begreifen: Frau Giebel fühlt sich neben der anderen Frau klein, alt und hilflos. Noch dazu hat diese in ihrer Wahrnehmung in der Sache mit dem Fenster „gewonnen". Was Frau Giebel jetzt braucht, ist jemand, der ganz mit *ihr und ihrem aktuellen Bedürfnis fühlt,* und nicht einen Verweis auf den – für sie im Moment abstrakten – Begriff von Gerechtigkeit.
Das bedeutet ausdrücklich nicht, dass Christa schlecht über Frau Habel sprechen soll – darum geht es auch gar nicht. Worum es geht, ist ihre innere Haltung – sie kommt nämlich gar nicht bei Frau Giebel an, was ihr auch gar nicht anzulasten ist – sie meint es schließlich gut.

Frau Giebel würde aber das angenehme Gefühl, eine „Verbündete" zu haben, brauchen.
„Ihnen ist im Moment gar nicht nach Dame?", könnte Christa fragen und würde sicher zu hören bekommen, was in der Patientin vorgeht und könnte dann entsprechend reagieren. Sie könnte sagen: „Na, lassen Sie sie halt!" und ebenso bedeutungsvoll grinsen, wie Frau Giebel zuvor auf das Bett von Frau Habel geschaut hat.
Nein, das ist nicht „gerecht". Aber es wäre zugleich, denkt man sich in die Lage von Frau Giebel, mehr als nur verständlich. Diese hätte dann nämlich *auch* einen kleinen Sieg zu verbuchen, vielleicht den einzigen für die nächsten Wochen und Monate.

Aber auch hier gilt: Es geht nicht in erster Linie darum, Frau Giebel recht zu geben. Wichtig ist nur, eine gezwungen „neutrale" Haltung aufzugeben, die letztlich kein echtes „Spüren" zulässt, sondern im Gegenteil Distanz erzeugt – auch bei Christa. Lässt diese sich nämlich auf das Empfinden der Patientin ein, kann sie durchaus sagen: „Aber, naja, sehen Sie . . ." und bekommt dann mit größter Wahrscheinlichkeit eine

Antwort und müsste nicht hinter der „spanischen Wand“ moralisierender, pädagogisierender Sollenssätze versteckt und damit für Frau Giebel unerreichbar bleiben.
Wenn nicht klar ist, was genau im Anderen vorgeht, kann nachgefragt werden. Das führt zum nächsten Beispiel und damit zu Gerti, da Sich-Identifizieren und die Rückfrage miteinander zu tun haben können.

Rückfragen

Auch Gerti meint es gut – und sie macht ebenfalls, folgt man den Regeln der Kommunikation, nichts falsch. Sie sorgt für angemessene Atmosphäre, hält Blickkontakt und tut, was sie kann.
Will sie sich aber mit Herrn Giebel identifizieren, sich von dem, was in ihm vorgeht, im positiven Sinn „anstecken“ lassen, gibt es nur eine Antwort auf seine Frage („Wie wird das zu Hause werden?“), und die lautet: „Wie *denken* Sie denn, dass es zu Hause werden wird?“

Wenn Gerti mit dem, was in Herrn Giebel vorgeht, „angesteckt“ ist, wenn sie also weiß, was in ihm vorgeht, was er sich vorstellt und vermutet, wird ihr ganz von selbst klar sein, was sie ihm antworten kann, ohne ihn (wie es geschehen ist) zu überfordern, sie muss dann quasi nicht „ins Blaue“ antworten. Nähe zu den Emotionen und Affekten Anderer bedingt kommunikative Handlungsfähigkeit.

Sowohl Identifizierung als auch Rückfragen verlangen nur vordergründig mehr Energie bzw. Zeit.
Eine aufgelöste, in ihrer Wahrnehmung stets „verlierende“ Frau Giebel wird sich möglicherweise ganz zurückziehen und jede Compliance aufgeben. Es könnte auch sein, dass sie auf andere Weise versucht, Aufmerksamkeit zu gewinnen, endlich verstanden zu werden und bei den Pflegenden „anzukommen“.
Was ihren Mann betrifft: Mit großer Wahrscheinlichkeit wird er auf die Frage, die ich oben vorschlug, ein „Thema“ vorgeben. Bei diesem könnte Gerti bis zum nächsten Gespräch bleiben, wobei anzunehmen ist, dass er sich Schritt für Schritt in die neue Situation einfinden wird.

Natürlich neigen Klienten und Angehörige, die uns nahe sind, weil wir uns mit ihnen identifizieren und sie uns an sich heran lassen, dazu, selbst Fragen zu stellen oder etwas von uns einzufordern. Befinden sie sich aber auf jener Kommunikationsebene, auf der man Interaktion mit ihnen erreicht, verkraften sie es durchaus, wenn „im Moment keine Zeit" für ihre Anliegen ist. In Abhängigkeit von ihrer Situation spüren sie das – da Interaktion ein Prozess ist, in dem sich die beiden Gegenüber aufeinander beziehen – dann durchaus auch selbst. Wenn nicht, können wir sie, ohne dabei ein schlechtes Gewissen zu haben, auf später vertrösten, dann nämlich vertragen ihre Wünsche und Bedürfnisse eher Aufschub.

Für die Praxis:

- Sich in einem Gespräch auf jemanden einzulassen bedeutet immer auch, sich mit ihm zu **identifizieren,** die Welt ein Stück aus seinen Augen zu sehen. Aus dieser Perspektive mögen dann Begriffe wie etwa „Gerechtigkeit" und „Objektivität" – zumindest für Momente – nur eine untergeordnete Rolle spielen. Allerdings:
- In diesem Identifiziert-Sein geht es nicht darum, ungerecht gegenüber abwesenden Dritten zu sein und alles das, was das Gegenüber im Moment stört, auch selbst als störend zu bezeichnen – vielmehr hat es mit der Anerkennung von Gefühlen zu tun, die nun einmal da sind. Abgesehen davon: Menschen, die sich in der Situation einer Frau Giebel befinden, *haben* es tatsächlich schwerer als etwa Frau Habel, die objektiv gesehen dasselbe Recht auf „Mitbestimmung" im Zimmer (Fenster auf, Fenster zu) hat, wie ihre Nachbarin. Allerdings kann die Unterstützung durch die Schwester für Frau Giebel die innere Bedeutung von tiefer gehender Solidarität annehmen – und wenn Christa ihr zuzwinkert oder auf andere, analoge (vgl. Kap. I 1.4), vielleicht nonverbale Weise Verständnis zeigt, kann das für Frau Giebel ebenfalls so wertvoll sein, dass sie das geöffnete Fenster darüber vergisst.
- Ich denke, dass auch Pflegende gut daran tun, sich zwar prinzipiell am Gedanken der „Chancengleichheit" für alle Klienten zu orientieren, sich aber zugleich zu verinnerlichen, dass in Situationen wie der oben geschilderten ein Hinweis darauf eigentlich nur als Zurechtweisung verstanden werden kann, der eher an den Umgang mit Unmündigen, Zu-Belehrenden denken lässt als an einfühlende Kommunikation unter „Gleichberechtigten".
- **Rückfragen** sind ein gutes Mittel, mit „großen" Fragen umzugehen, da sie es ermöglichen, sich ein ungefähres Bild über die innere Welt des Gegenübers zu machen und es damit nicht mehr

nötig ist, quasi „ins Blaue“ zu antworten. Fragt Herr Giebel also, was der Satz „Ihre Frau wird Pflege brauchen“ bedeutet, so empfiehlt sich zurückzufragen, was er sich selbst zum momentanen Zeitpunkt (zumindest ungefähr) darunter vorstellt.

II. Wenn Kommunikation schwierig wird – spezielle Problemfelder und Lösungsansätze

In den vorangegangenen Kapiteln haben wir uns zunächst mit Grundlagen der Kommunikation beschäftigt, überlegt, woraus sie besteht, was allgemein über sie ausgesagt werden kann, was die erste „Pflegetheoretikerin" Florence Nightingale darüber sagt und schließlich, was es mit dem Verstehen und dem Verstandenwerden auf sich hat. Selbstverständlich wurde dabei immer schon auf mögliche Probleme hingewiesen, das Kapitel oft anhand einer schwierigen Situation aus der Pflegepraxis eingeleitet.

Manchen Problemfeldern, die ich hier besprechen möchte, ist gemeinsam, dass sie aufgrund vielschichtiger Dynamik entstehen. Es handelt sich dabei also nicht nur um etwa ein Missverständnis innerhalb eines Dialogs, mangelnde Empathie oder eine „unglücklich" gesendete Botschaft, sondern um bereits manifeste Interaktionsmuster, die die gesamte Kommunikation beeinflussen. Umgekehrt nimmt in solchen Fällen auch dieselbe wieder Einfluss auf die Entwicklung der Beziehung zwischen den Interagierenden.

Anderen Problemfeldern, die hier Thema sein sollen, ist gemeinsam, dass sie sich nicht direkt zeigen, sondern unter der Oberfläche liegen. Dies sorgt ebenfalls dafür, dass das kommunikative Miteinander nicht gelingt und man nicht zum Kern der Sache kommt.

Das Phänomen der „Gruppenbibel", das von W. R. Bion beschrieben wurde, sorgt in Gruppen gerne dafür, dass keine Entwicklung stattfinden kann – es scheint mir gerade für die Pflege besonders interessant. Und schließlich sollen hier auch „ausweglose" Situationen, mit denen wir es gerade in der Pflege immer wieder zu tun bekommen, behandelt werden.

1. „1 + 1 = 3" (Kreisläufe oder Spiele)

Aus der Praxis (Susanne und Brigitte)

Susanne hat die Zusatzausbildung für die Intensivpflege und Nierenersatztherapie absolviert und war fünf Jahre auf einer kardiologischen Intensivstation beschäftigt. Nach der Kinderpause arbeitet sie nur halbtags und hat sich für eine „normale" Bettenabteilung, eine „Innere" entschieden, da sich dort die Dienste leichter mit ihrem Familienleben vereinbaren lassen. Sie fühlt sich wohl auf der Station, spürt aber, dass „irgendetwas nicht stimmt".

Brigitte bezeichnet sich als „typische Innere-Schwester" und ist seit sechs Jahren auf derselben Station beschäftigt. „In der Infusion ist Kalium, das muss langsam tropfen", sagt Susanne zu Brigitte, während sie Herrn Berger versorgen. „Beim Cava-Verbinden müssen wir aufpassen", meint sie dann. Sie hat, während Brigitte mit der Ganzkörperwaschung des Patienten begonnen hat, im Dienstzimmer auf einem Tablett alles für den Verbandswechsel des zentralvenösen Katheters vorbereitet und kommt mit den Utensilien ins Zimmer. „Hab' ich vorher schon gemacht", sagt Brigitte nur und drückt Susanne einen Stapel Bettwäsche in die Hand. „Und vorher kannst du abtrocknen, da!", sie deutet auf das Frotteehandtuch, das neben der Waschschüssel liegt.

„Wie wird der Dekubitus verbunden?", fragt Susanne und Brigitte gibt zurück: „Mache ich dann." Zu Herrn Dorf, dem Nachbarn von Herrn Berger, der auf die Toilette begleitet werden möchte, sagt Brigitte: „Meine Kollegin geht mit Ihnen, ich sehe mir hier noch kurz die Wunde an."

Später erledigt Brigitte die Pflegedokumentation und Susanne sagt: „Wir dürfen das Lagerungsprotokoll nicht vergessen." Brigitte gibt Susanne keine Antwort und schreibt den Pflegebericht weiter.

„Und, wie war's mit ihr?", fragt Ulla später Brigitte, die zur Antwort gibt: „Alle Systeme normal. Wollte sich wichtig machen, wie immer."

„Die Arbeit auf der Station ist ganz ok, aber abgesehen von der Waschschüssel darf ich dort nichts angreifen", wird Susanne in der Kantine einer ehemaligen Kollegin von der Intensivstation berichten, die sie dort in einer Pause trifft.

Sieht man dieses Fallbeispiel an, könnte man zunächst versucht sein zu überlegen, wer „schuld" ist. Es zeigt sich auch bald eine Parallele zu dem, was im Kapitel I 1.3 besprochen wurde, nämlich der Interpunktion von Ereignisfolgen, wie Paul Watzlawick sie beschreibt. Susanne könnte also sagen: „Sie lässt mich keine interessanten Aufgaben übernehmen und ignoriert mich" und Brigitte demgemäß: „Sie stellt sich dauernd in den Mittelpunkt und macht sich wichtig".
Susanne könnte weiter behaupten: „Ich zeige, was ich kann, weil ich nichts tun darf" und Brigitte: „Ich lasse sie nichts tun und ignoriere sie, weil sie sich dauernd wichtig macht".
Versucht man, das Problem zwischen beiden zu lösen, genügt es nicht, sich auf das zu konzentrieren, was Susanne und Brigitte jeweils tun, sondern es ist notwendig, sich dem zuzuwenden, was *zwischen* beiden geschieht.
Die moderne Kommunikationspsychologie erkläre, so Friedemann Schulz von Thun, „persönliche Eigenarten als Ausdruck der *derzeitigen* kommunikativen Verhältnisse" (Schulz von Thun 2006, S. 82). Das bedeutet, dass das Verhalten von Susanne und Brigitte im *Miteinander* zwischen den beiden entstanden ist. Es genügt demnach nicht, eine Schuldige oder Täterin zu suchen und die zweite beteiligte Person zum „Opfer" zu erklären, sondern es wird nach *Wechselwirkungen* Ausschau gehalten. Und dabei wird sich zeigen, dass es sich um ein ganz bestimmtes Muster des Verhaltens handelt, das *beide* Beteiligten mitspielen. Wenn also zwei Kolleginnen miteinander Nachtdienst haben und die eine nichts tut, die andere hingegen alles, so hat die eine diese Möglichkeit nur, weil die andere sie ihr bietet.

Zunächst ist diese Sichtweise nicht unbedingt immer angenehm. Einerseits nämlich neigen wir dazu, das eigene Verhalten als Reaktion auf das, was ein Anderer tut, wahrzunehmen – was wiederum erklärt, dass sich in Auseinandersetzungen meist jeder im Recht fühlt (Schulz von Thun 2006, S. 85f).
Andererseits ist es für jemanden, der sich innerhalb eines solchen Wechselspiels ungerecht behandelt fühlt (in unserem Beispiel also wahlweise Brigitte oder Susanne) angenehmer, sich als Opfer fühlen und den anderen als Täter betrachten zu können – muss doch in der

Sichtweise des Wechselspiels von den Beteiligten auch darüber nachgedacht werden, was sie selbst zum „Gelingen“ des Spiels beitragen.
Umgekehrt bietet diese andere Art der Betrachtung natürlich auch Vorteile:
Einerseits sei sie, so Schulz von Thun weiter, „ent-individualisierend“, andererseits „ent-moralisierend“. Das bedeutet erstens, dass das, was zwischen Menschen geschieht, nicht vorrangig deren „Eigenarten“ zugeschrieben wird.
Zweitens bedeutet es, dass es keinen „bösen Täter“ und kein „armes Opfer“ mehr gibt, was Schuldzuweisungen und moralische Bewertungen unangemessen erscheinen lässt (Schulz von Thun 2006, S. 83).
Die besondere Chance der sogenannten „interaktionistischen“ Sichtweise ist, dass jemand, der seinen eigenen Anteil an der unglücklichen Situation erkennt, damit auch Macht hat etwas daran zu ändern (Schulz von Thun 2006, S. 85).

Hier möchte ich betonen, dass nicht *alle* Probleme, die uns in Kommunikation und Interaktion begegnen können, auf das eben Ausgeführte zurückzuführen sind. Selbstverständlich gibt es Situationen, in denen sich jemand unfair verhält, den Anderen quasi „abwürgt“, ihm in einem Gespräch keine Chance lässt u. v. m. Denken wir an die Pflege, so haben wir es oft mit Angehörigen, Klienten, Kollegen oder Vorgesetzten zu tun, die es uns in der Tat schwer machen, ihnen noch freundlich und gelassen zu begegnen. Hier ist aber die Rede von sogenannten „Kreisläufen“ oder „Spielen“ im Zusammenhang mit zwischenmenschlichem Miteinander, die bereits festgefahren sind und in denen die Situation demgemäß ausweglos scheint, die tatsächlich *unterbrochen* werden müssen. Dazu aber genügt es, wenn *einer* der Beteiligten damit beginnt – dann nämlich funktioniert die Sache nicht mehr.
Das Gesagte bezieht sich ausdrücklich auf Beziehungen, die länger andauern, auf sozusagen etablierte Systeme und die Art, wie sich beispielsweise Menschen, die miteinander arbeiten (durchaus auch Klienten oder deren Angehörige und eben Pflegende), zueinander verhalten – Schulz von Thun spricht von einer „systematisch missglückten Form des Aneinandergeratens“ (Schulz von Thun 2006, S. 87) und betont, dass es dabei um eine *Eigendynamik* und weniger um die Eigenarten der jeweils Beteiligten gehe.

Ausstieg aus dem Spiel

Derlei Spiele oder Kreisläufe können, so Schulz von Thun, nur aufgelöst werden, indem sich die Akteure zunächst bewusst machen, dass die Interaktion nicht nur aus „äußerlich sichtbaren und wirksamen Verhaltensweisen", den sogenannten **„Äußerungen"** der Beteiligten, sondern auch aus ihren „inneren Reaktionen", den sogenannten **„Innerungen"** bestehe (Schulz von Thun 2001, S. 30).

Susannes Verhalten löst eine innere Reaktion bei Brigitte aus, woraufhin sich Brigitte in einer bestimmten Weise verhält.
Brigittes Verhalten löst eine innere Reaktion bei Susanne aus, woraufhin sich Susanne in einer bestimmten Weise verhält.
Und der Kreislauf beginnt von vorn.
(Selbstverständlich ist es egal, ob man dabei mit Susanne oder Brigitte beginnt, da es sich um einen Kreislauf handelt, bei dem es letztlich egal ist, wer ihn in Gang gesetzt hat. Das Ergebnis bleibt dasselbe).

Damit der Kreislauf unterbrochen wird, müssten Susanne und Brigitte ihre **Innerungen** zum Thema machen und sich nicht mehr vorrangig mit der **Äußerung,** also dem Verhalten der jeweils Anderen, beschäftigen.
Im Gespräch zwischen Brigitte und Susanne stellt sich heraus, dass Brigittes innere Reaktion auf Susannes Verhalten („Sie stellt sich dauernd in den Mittelpunkt und macht sich wichtig") folgende ist: Brigitte fühlt sich neben der ausgebildeten Intensivschwester unsicher und hat Angst, in deren Augen alles falsch zu machen, was mit zentralvenösen Kathetern, Motorspritzen oder der Infusionstherapie zu tun hat. Susannes innere Reaktion auf Brigittes Verhalten („Sie lässt mich keine interessanten Aufgaben übernehmen und ignoriert mich") ist sogar recht ähnlich: Sie ist ihrerseits der Überzeugung, dass man ihr nichts zutraut, dass sie nicht ernst genommen wird und versucht um so mehr zu zeigen, was sie kann.

Im Zusammenhang mit solchen Kreisläufen kann, gerade wenn sie sehr hartnäckig sind und sich weiter und weiter drehen, grundsätzlich danach gefragt werden, was die Beteiligten davon haben, dass ein ganz bestimmtes Spiel von allen Beteiligten aufrechterhalten wird und sich nicht durchbrechen zu lassen scheint. Das ist nicht immer einfach, da sich „unter der Oberfläche vielleicht noch ein anderer Kreislauf" dreht, der der Befriedigung unbewusster Bedürfnisse dient (Schulz von Thun 2001, S. 35).

Solche Reflexionen allerdings sollen unter Anleitung eines Psychotherapeuten stattfinden. Ich möchte auch ausdrücklich betonen, dass diese Ausführung (und auch die folgende) nicht zum „Psychologisieren" verleiten soll – wobei dieses Problem im Kapitel II 6 noch ausführlicher behandelt wird.

Es scheint mir wichtig, zu zeigen, wie hier Interaktion und damit Kommunikation funktioniert, und dass es für Pflegende von Bedeutung ist, um grundlegende diesbezügliche Grundsätze zu wissen. In vielen Fällen sind es weder besonders in die Tiefe führende noch im offenen Miteinander unlösbare Konflikte, die – wie am Beispiel Susannes und Brigittes zu sehen ist – ein gutes bis zumindest für beide Seiten erträgliches Miteinander unmöglich machen.

Vielmehr mangelt es hier schlicht an *Kommunikation* darüber, was in jedem der Beteiligten vorgeht.

Wenn ich mich hier auch nicht allzu sehr mit Details tiefenpsychologisch orientierter Interaktionskonzepte beschäftigen möchte, so ist mir doch daran gelegen, die sogenannte Kollusion nach Jürg Willi zu erwähnen (Willi 1990).

Der Schweizer Psychiater analysiert damit Prozesse innerhalb von Zweierbeziehungen, die er als unbewusstes „Zusammenspielen" beschreibt, in dem jeder der beiden Partner ein – eben unbewusstes – Interesse verfolge. Das geschehe, da diese Kollusion eigentlich dem Versuch der Bewältigung (bzw. der Abwehr) eines Grundkonfliktes diene, der mit unterschiedlicher Rollenverteilung gelebt werde – was zunächst für beide Beteiligten zwar passend scheine, im Grunde aber eine Form der Kompensation und eben Abwehr darstelle.

Der Psychiater und Psychoanalytiker Stavros Mentzos spricht in diesem Zusammenhang davon, dass „auch *Institutionen* solche Abwehr- und kompensatorischen Funktionen erfüllen", wobei in bestimmte Zusammenspiele ebenfalls zwei Seiten, nämlich der Einzelne und die Institution, involviert seien und die „von der Institution angebotene Rolle" quasi als „Neben-Service" derartigen Bedürfnissen entgegen-

käme (Mentzos 1997, S. 259). Selbstverständlich handelt es sich auch dabei um unbewusste Prozesse.
S. Roßmanith nennt das Konzept der Kollusion mit klarem Hinweis auf die Beziehung zwischen Arzt und Patient (Roßmanith 1999, S. 112f) und erwähnt dabei das sogenannte Helfersyndrom, wie es Wolfgang Schmidbauer beschreibt, der das dabei entstehende Zusammenspiel als „Helfer-Schützling-Kollusion“ bezeichnet (Schmidbauer 2000, S. 108ff).
Wie diesen Anmerkungen unschwer zu entnehmen ist, scheint mir sowohl ein Blick auf innerpsychische Prozesse als auch auf die Institutionen Krankenhaus oder Pflegeheim lohnend, will man sich eingehender mit Interaktionskreisläufen und -spielen, mit denen wir es in der Pflege zu tun haben, beschäftigen. Ich empfehle weitergehend Interessierten daher Schmidbauers „Klassiker“.

Im folgenden Kapitel allerdings soll wieder vorrangig die Kommunikation Thema sein und gezeigt werden, was es mit „ausweglosen“ kommunikativen Situationen auf sich hat, in denen wir es mit sogenannten Doppelbindungen zu tun haben, und wie man sich im Gespräch aus ihnen befreit. Zunächst möchte ich aber noch Handlungsorientierungen zum eben Besprochenen geben.

Für die Praxis:

- Manchmal nehmen Interaktionen einen Verlauf, der nach bestimmten Mustern verläuft. Kennzeichnend für diese Muster ist, dass dabei die Verhaltensweisen des *einen* ein bestimmtes Verhalten des *anderen* Interaktionspartners auslösen und dass beide der Meinung sind, in dem, was sie tun, jeweils das Verhalten des Gegenübers quasi zu beantworten.
- Dabei sind, mit Friedemann Schulz von Thun gesprochen, vielfach die sogenannten **Äußerungen,** also die Inhalte sich daraus ergebener Gespräche und Handlungen, das Thema, nicht aber die **Innerungen,** worunter die „innere“ Triebfeder für ein bestimmtes Verhalten zu verstehen ist.
- Die letztlich einzige Möglichkeit, aus derlei verfahrenen Mustern auszubrechen, ist es, die Innerungen, also die Antriebe, vielleicht Ängste anzusprechen, die ein bestimmtes Verhalten verursachen,

und nicht auf der Ebene der Äußerungen zu bleiben. Denn dadurch wird der Kreislauf nur fortgesetzt, nicht aber durchbrochen.

- Wichtig dabei ist, nicht zu „psychologisieren" und dem Anderen nicht grundlegende Charaktereigenschaften zuzuschreiben. Weiters soll versucht werden, alle moralisch-wertenden Dimensionen aus solchen Analysen fernzuhalten. Letzteres nämlich führt nur weiter in die Spirale, Ersteres widerspricht der gängigen, kommunikationspsychologischen Auffassung, dass in den allermeisten Situationen aktuell auftretende Probleme Ausdruck der *derzeitigen, kommunikativen Verhältnisse und ihrer Wechselwirkungen* sind. In dieser (wichtigen und lösungsorientierten) Sichtweise wird dem *Muster,* dem *Kreislauf* mehr Bedeutung zugemessen als den individuellen (Charakter-)Eigenschaften derer, die an ihm beteiligt sind.
- Was diese Sichtweise schwierig macht, ist der Umstand, dass beide Seiten sich überlegen müssen, was sie zur Aufrechterhaltung eines solchen Kreislaufs beitragen. Der Umstand, dass dieser Blickwinkel auch zur sogenannten **Ent-Individualisierung** entstandener Probleme beiträgt, da diese als Ergebnis einer Wechselwirkung begriffen werden, mag ihn wiederum angenehm erscheinen lassen, da es schließlich nicht um Schuldzuweisungen geht.

2. „Wie ich es auch mache: Immer ist es falsch!“ (Double-Bind)

Aus der Praxis (Katharina)

Herr Berger ist Patient auf der Chirurgie. Er wurde aufgrund eines Colon-Karzinoms operiert und soll nun postoperativ mobilisiert werden. Die Prognose der Ärzte ist gut, zugleich steht seine Familie aber noch stark unter dem Einfluss des Geschehens. Herrn Bergers Tochter ist etwa 40 Jahre alt, wirkt sehr sportlich und gepflegt und gilt, ganz im Gegensatz zu Herrn Berger, als „schwierig“. Sie hat mehrere Telefonnummern angegeben, unter denen sie jederzeit erreichbar ist, und verbringt viel Zeit bei ihrem Vater. Frau Hall, so ihr Name, ist so besorgt wie verzweifelt und hat sich im Internet über Diagnose, Therapie und auch Pflege informiert.
Die Auszubildende Katharina unterstützt Herrn Berger beim Essen, Frau Hall steht daneben. Herr Berger reagiert nur langsam, legt die Hand zwar manchmal neben den Teller, tut dann aber weiter nichts, so gut Katharina und seine Tochter ihm auch zureden.
„Lassen Sie ihn das selbst tun“, sagt sie zu Katharina. Wenn diese dann abwartet, ruft Frau Hall: „So helfen Sie ihm doch!“ Nimmt Katharina daraufhin den Löffel und will ihn zum Mund des Patienten führen, hört sie: „Nein, er muss es selbst können!“
Katharina ist nervös und bemüht sich, der Tochter von Herrn Berger alles recht zu machen. „Helfen Sie ihm dabei, dass er selbstständig isst“, verlangt diese schließlich.

„Tun sie alles, was Sie können, damit ich nur ja schnell wieder nach Hause kann!“, bittet eine junge Patientin nach einer Appendektomie. Als Katharina später in ihr Zimmer kommt, um den Verband zu wechseln, und ihren Freund kurz nach draußen bittet, sagt die Patientin: „Bitte, Schwester, Sie wollen das aber nicht ausgerechnet jetzt machen!“

Katharina erzählt Schwester Ulla von den Zwickmühlen, in denen sie sich befindet. „Ist ganz normal“, gibt diese zurück, „was glaubst du? Gerade war ich bei der Neumann, die ist auch gut. Erst hat sie gebrüllt: ‚Wickeln Sie mich!', weil sie etwas für den Stuhlgang bekommen hat. Kaum komme ich mit der Einlage, schreit sie: ‚Entwürdigen Sie mich nicht mit so was!' Da soll man irgendetwas richtig machen."

Aus der Praxis (Frau Bill)

Frau Bill, 79 Jahre alt, lebt im Pflegeheim. Nach mehreren Insulten ist sie nur eingeschränkt mobil und zusätzlich adipös. Sie wird täglich bei der Ganzkörperwaschung unterstützt, dann in den Rollstuhl gesetzt – was zumindest zwei Pflegepersonen erfordert – und verbringt den Tag meist im Aufenthaltsraum. Dort sieht Frau Bill, die voll orientiert ist, fern. Ansonsten isst sie gerne und ist froh, wenn sie dabei ihre Ruhe hat. Pfleger Hans spricht sie oft im Vorbeigehen darauf an, wenn sie nascht. „Das dürfen wir dann wieder heben", sagt er zum Beispiel.
Am schlimmsten ist für die Bewohnerin aber die tägliche Waschprozedur. „Mithelfen und locker lassen", ruft Helga immer. Frau Bill kann es nicht richtig machen, das ist ihr noch nie gelungen. Will sie mithelfen, kann sie nicht locker lassen. Lässt sie locker, kann sie sich nicht abstützen, um mitzuhelfen.
„Da sind wieder drei Kilo Schokolade dazugekommen", stöhnt Hans, während er Frau Bill mit Helga in den Rollstuhl hievt. „Ja, mein Kreuz!", stöhnt diese.
„Ich weiß, ich bin euch zu schwer, ihr Lieben, meine Goldstücke" sagt Frau Bill dann. „Sie brauchen sich nicht zu bedanken und es soll Ihnen nicht peinlich sein", mahnt Helga. Und: „Wenn Sie etwas selbstständiger wären, wäre es für uns alle leichter, Sie können das ja."
Am Nachmittag sieht Helga, dass Frau Bill versucht, sich am Haltegriff an der Wand im Aufenthaltsraum hochzuziehen. „Was machen Sie da, Frau Bill?", ruft sie, „also, Sie müssen schon sitzen bleiben! Was meinen Sie, was los ist, wenn Sie stürzen!"

Double-Bind

Die Theorie des sogenannten Double-Bind geht auf die Palo-Alto-Gruppe (ein Team von Forschern, die sich mit Kommunikation, Familien- und Psychotherapie beschäftigen) um Gregory Bateson (1904–1980) zurück, der das Phänomen im Sammelband „Schizophrenie

und Familie“ (Bateson 2002) gemeinsam mit anderen Forschern ausführlich beschreibt. Der Titel des Werkes gibt Aufschluss darüber, in welchem Zusammenhang er es untersucht: Die Autoren stellen die Hypothese vor, dass schizophrene Störungen ihren Ursprung zumindest teilweise in bestimmten Strukturen (familiärer) Interaktion und Kommunikation haben.
Diese Ansicht gilt bis heute als umstritten – nicht aber die Theorie des Double-Bind.
Batesons Schüler Paul Watzlawick entwickelte, aufbauend auf das Werk Gregory Batesons, seine „Theorie menschlicher Kommunikation“ (vgl. Watzlawick 2007) und identifiziert sowohl Double-Bind als auch das ihm innewohnende Paradox als Bestandteile menschlicher *Alltags*kommunikation.

Ein **Double-Bind (auch: Doppelbindung)** bezeichnet die doppelte Bindung eines Menschen an **paradoxe** (hier: einander ausschließende) **Botschaften und Signale,** meist sind das Handlungsvorschriften.
Eine bekannte paradoxe Aufforderung lautet: „Sei spontan!“ (Watzlawick 2007, S. 190). Die Widersprüchlichkeit liegt dabei darin, dass sie zwei Aufforderungen enthält, nämlich die, *spontan* zu *sein.* In dem Moment, in dem der so Aufgeforderte diesem Befehl folgt, ist er nicht mehr spontan, da das Wesen der Spontanität darin besteht, dass aus *eigenem* Antrieb gehandelt wird. Und tut jemand eben das, kann er nicht zugleich der Aufforderung folgen.

Paradoxe und **widersprüchliche Handlungsaufforderungen** sind **nicht dasselbe.** Im Fall widersprüchlicher Handlungsaufforderungen ist es möglich, sich zwischen zwei verschiedenen Möglichkeiten zu entscheiden, und zwar zugunsten der einen oder der anderen. Eine paradoxe Handlungsaufforderung ist dadurch gekennzeichnet, dass keine der beiden Alternativen tatsächlich offen steht. Allen zwei Aufforderungen soll quasi „zugleich“ nachgekommen werden, was aber nicht möglich ist, da das „Erfüllen“ der einen das „Erfüllen“ der anderen ausschließt (Watzlawick 2007, S. 201).
Nun könnte man einwenden, dass einem solchen Double-Bind-Befehl ja nicht Folge geleistet werden muss. Double-Bind-Situationen zeichnen sich aber durch mehr als diesen Befehl aus, nämlich durch

1. eine **bindende Beziehung,** in der Einer vom Anderen mehr oder weniger „abhängig“ bzw. auf ihn angewiesen ist;
2. einen **„paradoxen“ Befehl,** der innerhalb dieser Beziehung gegeben wird und der eben dadurch gekennzeichnet ist, dass er befolgt werden muss, aber nicht befolgt werden darf, um befolgt zu werden.
3. Der „Abhängige“ in dieser Beziehung ist nicht in der Lage, ihren Rahmen zu verlassen und, die Paradoxie dadurch aufzulösen, indem er sagt, wie absurd die Aufforderung ist. Er kann also **nicht darüber „metakommunizieren“,** das heißt, er kann nicht über die Art der Kommunikation sprechen (Watzlawick 2007, S. 179). Vielmehr ist ihm wichtig, „auf die gegebene Kommunikation adäquat zu reagieren“ (Weakland 2002, S. 225).

Sluzki et al. führen zur Art solcher Beziehungen (wenn auch die typische Double-Bind-Struktur innerhalb von Familien und innerhalb derer zwischen Eltern und Kind entsteht) noch aus, dass besonders im Fall von **Krankheit** die Abhängigkeit des Einen durch die Situation selbst bedingt sei. Hier kann es also auch zu Doppelbindungen kommen.
Die Autoren weisen auf ein weiteres Merkmal dieses Double-Bind hin, nämlich darauf, dass es sich dabei um keine einmaligen Ereignisse handle, sondern dass die Doppelbindung ein – immer wieder auftretendes – Muster in der Interaktion sei, das zwischen zwei oder mehreren Personen stattfinden könne (Sluzki et al. in Watzlawick und Weakland 1990, S. 291).

John H. Weakland nennt ganz klar auch die **„Anstaltssituation“,** also den (längeren) Aufenthalt in organisierten Einrichtungen, als Situation, in der es zu Doppelbindungen kommen könne, wobei „Einzelpersonen oder Gruppen Rollen übernehmen, die jenen der Eltern parallel laufen“ (Weakland 2002, S. 237).
Er nimmt dabei Bezug auf eine kritische Untersuchung, in der von A. Stanton und M.S. Schwartz 1954 gezeigt wurde, dass psychiatrische Patienten auf Uneinigkeiten innerhalb des Behandlungsteams mit Aggression, Anspannung, Überaktivität u.v.m. reagieren und vermutet selbst noch das Symptom des Rückzugs (Weakland 2002, S. 237 ff).
Er nimmt an, dass die Patienten sich ebenfalls in einer Form der Dop-

pelbindung befanden, da sie es offenbar allen Behandelnden, auch denen, die untereinander gegensätzlicher Meinung waren, recht machen wollten, was natürlich nicht gelingen konnte.
Im Zusammenhang mit der Pflege kann hier der Bezug zur Langzeitpflege oder zur Pflege in Wohnbereichen nicht ausbleiben – und auch in der Akutpflege muss da, wo sich längerfristige Beziehungen zwischen Pflegenden, Klienten und Angehörigen entwickeln, an die Möglichkeit von Doppelbindungen in der Interaktion gedacht werden. Auch Bateson u. a. betonen, dass gerade das Krankenhausmilieu Double-Bind-Situationen schaffe. Darin würden beispielsweise oft Handlungen zum Wohle des Personals gesetzt, die dem Patienten aber als etwas anderes (das nämlich zu *seinen* Gunsten geschieht) verkauft würde (Bateson 2002, S. 39f), was ebenso Widersprüchlichkeiten erzeuge.

Grundsätzlich kann man auf drei verschiedene Arten aus diesem Interaktionsmuster aussteigen. Eben das ist dem im Double-Bind „Gefangenen" aber nicht möglich. Wäre er nämlich in der Lage, sich einer der folgenden Reaktionen zu bedienen, könnte er sich aus der Doppelbindung lösen:

1. Die Absurdität der Aufforderung (Anm.: Weakland spricht hier auch von „Inkongruenz") wird als solche benannt, es findet also (mit Watzlawick) **„Metakommunikation"** statt, indem der Betroffene ganz einfach sagt, dass es sich um einen Befehl handelt, der nicht durchführbar ist.
2. Es wird ebenso mit einer **„doppelsinnigen"** Botschaft geantwortet.
3. Dem Absurden der Aufforderung wird mit **Humor** begegnet und somit aufgezeigt (Weakland 2002, S. 225f).

Herrn Bergers Tochter, Frau Hall, verlangt im Grunde genommen Unmögliches von Katharina, indem sie nämlich fordert: „Helfen Sie ihm dabei, selbstständig zu essen!" Wenn man nun folgern könnte, dass sie es nicht „so meint", sondern eigentlich möchte, dass ihr Vater dabei unterstützt wird, bestimmte Dinge wieder zu erlernen, zeigt sich in der Praxis, dass Katharina auch dabei nichts richtig machen kann. Hilft sie dem Mann, soll er „es selbst können", wartet sie hingegen, soll sie „doch helfen".

Für die junge Patientin, deren Freund sie besucht, soll sie alles tun, was ihr möglich ist, allerdings am besten, ohne sich dabei zum erforderlichen Zeitpunkt in deren Zimmer zu begeben.
Ulla berichtet von einer ähnlichen Zwickmühle: Eine Patientin will gewickelt werden und benutzt selbst ein Wort, dass die Inkontinenzversorgung in die Nähe der Entwürdigung rückt, um sich, kaum dass Ulla dem Wunsch nachkommt, in einer Weise darüber zu beschweren, die seine Erfüllung unmöglich macht.
Besonders typisch für die Pflege allerdings ist die Situation Frau Bills: Sie soll mithelfen *und* locker lassen, wobei ohne Muskelanspannung keine aktive, zielgerichtete Bewegung durchgeführt werden kann. Sie wird durch die Klagen von Hans und Helga praktisch dazu aufgefordert, in irgendeiner Form zu deren Situation Stellung zu nehmen. Tut sie es aber, wird sie dafür gerügt. Und schließlich soll sie, ein „klassisches" Pflegeproblem, zugleich „etwas selbstständiger" werden – aber quasi ohne sich zu bewegen und ohne es zu versuchen.

Paradoxien und Widersprüchlichkeiten in der Pflege

Pflege als solche stellt uns vor oft paradoxe bzw. widersprüchliche Aufgaben: Wir sollen aktivieren und mobilisieren, und das (eigentlich) ohne zu nötigen und ohne Schmerzen zuzufügen, wir sollen Mündigkeit und Selbstständigkeit von Patienten fördern und befinden uns zugleich innerhalb eines Systems, in dem Rückfragen, Kritik oder Ablehnung verschiedener (Pflege-)Maßnahmen als „Zeit- und Nervendiebe" gelten.
Wir sollen überwachen ohne einzuschränken, beobachten, ohne distanzlos zu sein, Menschen versorgen und *zugleich* dafür sorgen, dass die Versorgung sich irgendwann erübrigt. Wir wollen, dass sich Klienten *aus* der Pflegebedürftigkeit entwickeln, *indem* wir Pflege ausüben.

Das Wesen der „pflegerischen" Beziehung

Klienten der Pflege befinden sich oft in jener Form der Abhängigkeit, die als konstituierend für Situationen der Doppelbindung gilt. Sie sind dann tatsächlich auf die Gunst der Pflegenden angewiesen, können häufig allein weder für Körperpflege noch für Nahrungsaufnahme sor-

gen, sich nicht oder nur eingeschränkt (fort-)bewegen, bestimmte Informationen nicht selbst beschaffen u. v. m. Pflegende übernehmen – gerade in Bereichen des Langzeit- und Wohnbereichs – die Rolle primärer Bezugspersonen, die mit viel Macht ausgestattet sind.
Sie unternehmen – ob bewusst oder unbewusst – oft „erzieherische" Bemühungen (Schützendorf 1999, S. 64f), verstärken „Wohlverhalten" positiv und sanktionieren unerwünschtes Verhalten in der einen oder anderen Form.
Pflegende können autoritär auftreten (Schützendorf 1999, S. 54f) und Klienten „Vergünstigungen" entziehen oder sie durch Klagen, Stöhnen und Jammern – wie in unserem Beispiel – in die Defensive und selbstverständlich auch in Doppelbindungen treiben. Sie können sich über Patienten lustig machen, ereifern und ihnen schließlich erzählen, all das geschähe zu ihrem Besten. Ich erinnere mich an einen Pfleger, der eine dickleibige Pflegeheimbewohnerin regelmäßig während der Mahlzeiten (im Speisesaal) darauf hinwies, dass sie zu dick und zu schwer, außerdem zu wenig beweglich, sei. Als sie sich schließlich nach einem „Mobilisationsversuch" (sie wurde von ihm genötigt, unter seiner Anleitung recht schnell in ihr Zimmer zu gehen) übergab und zu weinen begann, erklärte er ihr, dass alle diese Maßnahmen zu ihrem Besten seien (ich bin übrigens bis heute davon überzeugt, dass er selbst daran glaubte).

Die Pflegenden selbst sind Klienten und ihren Angehörigen zwar nicht in dieser direkten Form „ausgeliefert", können sich aber häufig nicht aus der Situation ausklinken oder zurückziehen (wenn sie etwa allein oder zu zweit im Dienst bzw. einer Gruppe von Patienten oder Bewohnern zugeteilt sind). Sie sind durch Leid, Verzweiflung und Trauer von Klienten oder deren Angehörigen in manchen kommunikativen Möglichkeiten eingeschränkt und müssen daher oft Ambivalenzen und eben Doppelbindungen ertragen, ohne dies (zumindest im Moment) thematisieren zu können. Auszubildende in der Pflege leiden besonders unter diesem Umstand, da sie häufig noch nicht in der Lage sind, Bitten, Aufforderungen, Befehle oder Wünsche auf ihre Sinnhaftigkeit hin zu überprüfen oder das aktuelle Geschehen zu reflektieren. Verzweiflung, Schmerz und vielleicht Sterbefälle, die neben ihnen „geschehen", hindern sie daran, sich zur Wehr zu setzen oder absurde Forderungen (wie die Frau Halls) zu entlarven.

Klienten und Angehörige wieder haben eine andere Form von Macht: Sie sind in der Lage, Pflegende einen ganzen Nacht- oder Abenddienst sozusagen zu engagieren und für sich zu beanspruchen – und auch hier ist es zunächst unerheblich, ob das um der Sache willen oder aus Not, ob es bewusst oder unbewusst geschieht.

Double-Binds in der Pflege auflösen

Was Klienten der Pflege betrifft, bleibt uns nur, zu versuchen, sie möglichst wenigen Double-Binds auszusetzen, und zwar in deren Interesse, im Interesse der Pflege und durchaus auch in unserem eigenen. Strukturen der Doppelbindung stehen im Verdacht, langfristig psychische Probleme bis hin zu Erkrankungen auszulösen und es mag gut sein, dass besonders unterwürfiges, aggressives oder lethargisches Verhalten stark pflegeabhängiger Klienten seine Ursache im wiederholten Auftreten derartiger Kommunikations- und Interaktionsstrukturen hat. In der Regel können sie sich keiner der drei genannten „Kunstgriffe“ bedienen, die es ermöglichen würden, sich daraus zu befreien.

Die erste Möglichkeit zum Ausstieg ist für Pflegende, ganz klar die Absurdität der Forderung zu benennen, wenn auch – wie im Beispiel Katharinas – verständlicherweise nicht unbedingt im selben Moment. Die Metakommunikation (also die Kommunikation *über* Kommunikation) scheint im Zustand der Verzweiflung, in dem Frau Hall sich befindet, nicht angebracht. Und Verzweiflung ist, denken wir nur an Angehörige, die einen Sterbenden begleiten, im Rahmen der Pflege oft gegeben. Wären die Situationen, in denen Gespräche stattfinden, tatsächliche *Gesprächs-Situationen* und liefe gerade Wesentliches nicht so oft nebenher, wäre das einfacher.
So bleibt Katharina, will sie auf sich achten und sich – was notwendig ist! – aus der Doppelbindung befreien, nur, die **Unmöglichkeit** zu passender(er) Gelegenheit **zum Thema zu machen.** So könnte sie etwa vor dem Zimmer zu Frau Hall sagen, dass ihr daran gelegen sei, dass Herr Berger selbst isst, er dazu aber Zeit benötige und abgewartet werden müsse, oder aber dass im Moment noch keine weitere Aktivierung möglich sei. Gut ist es, nach der Klarlegung der Unmöglichkeit ihrer Aufforderung eine Erklärung darüber folgen zu lassen, was hingegen machbar ist.

Kommunikative Double-Binds können auch aufgelöst werden, indem mit einer ebenfalls doppelsinnigen Botschaft geantwortet wird. Weakland führt hier folgendes Beispiel an: Die – paradoxe Aufforderung „Möchten Sie nicht das Fenster öffnen?" (die dem Empfänger ja eigentlich befiehlt, den Wunsch des „Senders" zu haben), könnte mit „Ich möchte nicht, aber wenn Ihnen etwas daran liegt, will ich das für Sie tun" (Weakland 2002, S. 226) beantwortet werden.
Für Frau Hall ist das (aufgrund der Situation, in der sie sich befindet) wohl nicht angebracht, aber im Beispiel mit der jungen Patientin kann durchaus geantwortet werden: „Ich *will* sie nicht stören, sollte mir aber schon Ihre Wunde ansehen." Das ist weder unhöflich noch unpassend, es befreit nur davon, sich an derartige Wünsche gebunden zu fühlen.

Die dritte Lösung wäre, Doppelbindungen mit Humor zu begegnen; das kann je nach Situation entschieden werden und ist, gerade im Bereich der Langzeitpflege, in dem die Klienten gut bekannt sind und man weiß, was ihnen zuzumuten ist, jedenfalls zu empfehlen. Es erspart nämlich den schnellen Wechsel auf die Beziehungsebene oder die Ebene der Selbstoffenbarung. Und, wie ich im Kapitel I 4.5 schon erwähnte, es gibt Gründe dafür, dass Pflegende sich nicht immer unmittelbar genau dorthin begeben wollen.

Für die Praxis:

- Sogenannte Double-Binds sind Aufforderungen, denen man – einfach gesagt – nicht nachkommen kann, ohne in irgendeiner Weise etwas „Falsches" zu tun oder zu sagen. Damit es dazu kommen kann, braucht es einerseits eine sogenannte **bindende Beziehung,** in der Einer vom Anderen mehr oder weniger „abhängig" bzw. auf ihn angewiesen ist, andererseits einen **„paradoxen" Befehl.**
  Er wird innerhalb dieser Beziehung gegeben und ist dadurch gekennzeichnet, dass er „befolgt werden muß, aber nicht befolgt werden darf um befolgt zu werden".
  Der „Abhängige" in dieser Beziehung ist nicht in der Lage, ihren Rahmen zu verlassen und die Paradoxie dadurch aufzulösen, dass er sagt, wie absurd die Aufforderung ist. Er kann also **nicht darüber „metakommunizieren", was zugleich die erste Möglichkeit ist, dem Double-Bind zu entkommen.**

Der Betroffene müsste ganz einfach sagen, dass es sich um einen Befehl handelt, der nicht durchführbar ist.

- Weiters könnte, um sich aus diesem Gefangensein in einer paradoxen Aufforderung zu befreien, ebenso mit einer **„doppelsinnigen"** Botschaft geantwortet werden, was ein sehr schwieriges Unterfangen ist.
- Die dritte Möglichkeit, das Double-Bind aufzulösen, ist, dem **Absurden der Aufforderung mit Humor zu begegnen und somit aufzuzeigen.**
- Doppelbindungen gelten als höchst ungesunde Kommunikations- und Interaktionsform und sowohl Pflegende als auch ihre Klienten können darin gefangen sein. Ich halte es, was dieses komplexe Phänomen betrifft, zunächst für einen praktizierbaren Rat, immer wieder danach Ausschau zu halten und sich in Ruhe zu überlegen, wodurch es sich in der aktuellen Situation bemerkbar macht, wer davon betroffen ist – und in weiterer Folge zu versuchen, sich auf die Ebene der Metakommunikation zu begeben – das muss gar keine große Sache sein.
- Der Hinweis auf das Absurde, auf den Widerspruch, kann (je nach Gesamtzusammenhang) auch humorvoll gegeben werden.

3. „Wir pflegen hier nach Böhm!“ (Die „Bibel“ in Gruppen nach W. R. Bion)

Aus der Praxis (Allerhand Bibeln)

„Können wir die Wewerka nicht immer erst um elf versorgen?“ schlägt Elli vor, „die fragt fast jeden Tag darum und jedes Mal ist es eine Debatte in der Gruppe. Dann kommen wir halt erst gegen elf zu ihr. Wenn sie dann doch früher möchte, dann geht das ja trotzdem.“
„Naja, dann haben wir ein Chaos. Helfen wir ihr genau dann, wann sie will, müssen wir's bei den anderen auch tun, das geht nicht“, meint Sonja.
„Da ist dann eigentlich schon die Zeit zum Mittagessen-Austeilen“, meint Ute.
„Das geht nicht mit der Böhm-Pflege zusammen“, sagt Ulla, worauf auch Sonja, Ute und der Rest des Teams der Abteilung 3A des Seniorenheims ihr beipflichten: „Stimmt. Das verträgt sich nicht mit der Aktivierung“ oder: „Das passt nicht zur Biografiearbeit.“

„Ich sehe Sie an vielen Orten der Pflege“, sagt die Stationsleitung derselben Einrichtung zu einer Pflegenden, die einen Schnuppertag hinter sich hat und die dem Team „komisch“ vorkommt, „aber bei uns sehe ich Sie nicht - aus einem einfachen Grund: Mir scheint, dass Sie nicht mit unserem Pflegeleitbild harmonieren. Fachlich kann ich nicht sagen, dass ich den Eindruck habe, Sie wären der Sache nicht gewachsen – im Gegenteil. Auch mit den sozialen Kompetenzen stimmt es ja eindeutig. Ich könnte mir vorstellen, dass Sie im extramuralen Bereich gut aufgehoben sind.“

In einer Besprechung der Pflegelehrer wird die Situation des Auszubildenden Hubert besprochen. Er wurde im letzten Praktikum negativ beurteilt. „So wird das nichts mit dem“, sagt Ina, die seit zwei Jahren an der Schule unterrichtet.
„Was kann er nicht? Wo fehlt es genau?“, will Maria wissen, die sich in Ausbildung zur Lehrerin für Gesundheits- und Krankenpflege befindet und noch nicht lange dabei ist. Ina seufzt und sieht sich in der Runde um. „Geschicklichkeit fehlt ihm“, sagt sie schließlich. „Soziale

Kompetenz auch", ergänzt Karl. „Geschicklichkeit ist auch Übungssache", meint Maria. „Und soziale Kompetenz ist auch eine Frage der Entwicklung, er ist ja erst 19 Jahre alt."
„Eigentlich", sagt die Schulleiterin schließlich, „ist es ganz einfach. Er kann die Theorie nicht in die Praxis umsetzen. Und ohne diese Fähigkeit wird es nicht gehen. Nie und nimmer." Karl und Ina nicken – überhaupt ist man sich einig und geht zum nächsten Besprechungsthema über.

Die „Gruppenbibel" nach Wilfried R. Bion

Wilfried R. Bion, dessen Forschungen sich u. a. mit Gruppenphänomenen beschäftigen, benennt und beschreibt ein Phänomen namens „Bibel" in Gruppen oder **„Gruppenbibel"** (Bion 1991, S. 113ff). Es scheint mir besonders für Pflegende, die ja vorrangig in Teams arbeiten, von Bedeutung und ist mir im Lauf der Jahre, die ich in und mit Teams und Gruppen von Pflegenden verbracht habe, immer wieder begegnet. Zunächst möchte ich erklären, was damit gemeint ist.

Es gebe, so Bion, in Gruppen manchmal die Tendenz, sich zu einer Art „Gruppen-Bibel" (Bion 1991, S. 117) zu bekennen und sich ihr gegenüber in eine Form der Abhängigkeit zu begeben. Zu einer solchen „Bibel" könne ein bestimmtes **Protokoll, eine Vereinbarung oder Idee, auch die gemeinsame Geschichte einer Gruppe** werden (Bion 1991, S. 113ff).

In dieser „Bibel" würden anerkannte Ideen, so Bion weiter, „popularisiert" und im Zuge dessen um alles erleichtert und beschnitten, was „schmerzhafte Anstrengung" bedeuten könnte. Damit sichere man, dass die „Bibel" vor allem von jenen gelobt und hochgehalten werde, die „Entwicklungsschmerzen ablehnen".
Das bedeutet also, dass solche **Inhalte oft in stark vereinfachter, wenig komplexer** – ich nenne es „handlicher" – **Form weitergereicht werden und man sich auf sie bezieht.** Damit werde, so der Autor weiter, das Denken auf einer „platten und dogmatischen" Ebene stabilisiert.
Bildet sich nun eine andere Gruppe (oder kommt jemand), die (der) sich für neue Ideen stark macht, so werden diese Versuche mit Verweis auf

die Regeln der „Gruppenbibel“ unterbunden. Da deren Inhalte vereinfacht und „flach“ sind, werden die „anderen“ im Gegenzug anspruchsvoller – und zwar oft so, dass sich keine weiteren Anhänger für die neue Idee mehr finden lassen.

Auf diese Weise **weichen beide Gruppen der unangenehmen Konfrontation des Einfachen mit dem Neuen, vielleicht Komplizierten oder kompliziert Scheinenden, aus.** Die Anhänger der „Gruppenbibel“ sind in der Regel in der Überzahl, da deren Regelwerk eingängig, einfach und leicht wiederzugeben ist, und – das ist das Wesentliche – sie bleiben es durch den Prozess des Einander-Ausweichens auch.

Die Bedeutung des Phänomens „Gruppenbibel“ für die Pflege

Zuerst: Gruppenbibeln werden nicht bewusst eingesetzt. Sie sollen verhindern, dass neue Ideen oder Werte einerseits das gewohnte Miteinander, andererseits die gewohnte Arbeitsweise bedrohen. Bevor es also zur Entwicklung oder zu Prozessen des Hinterfragens kommen kann, kommt die „Gruppenbibel“ zum Einsatz. Und das geschieht *unbewusst* und steht im Dienst der Abwehr von Neuem, auch von vielleicht unangenehmen Auseinandersetzungen, die letztlich aber Entwicklung bedeuteten könnten. Aus dieser „Bibel“ zu predigen ist so einfach wie sicher, da es über ihre Inhalte weitgehend Einigkeit gibt.

Sie sind in der Regel einfach und sie sind so konzipiert, dass man ihren schwer widersprechen kann.

Für die Pflege stelle ich auch fest, dass sie teilweise so breit gefächert sind, dass quasi für jeden Bedarf etwas dabei ist. Was könnten nun typische Inhalte solcher „Bibeln“ für die Pflege sein und wie entstehen sie?

In allen Pflegeeinrichtungen gibt es Pflegeleitbilder und meist auch bestimmte Pflegemodelle und -konzepte, die (bevorzugt) angewendet werden. Das ist zunächst etwas Positives, besonders dann, wenn der einzelne Pflegende die Schlagworte, die in diesen Zusammenhängen auftauchen, mit ganz praktischer Bedeutung füllen kann.

„Wir pflegen ganzheitlich“ ist oft zu hören, oder „bedürfnisorientiert“ oder „uns ist Orientierung an den Ressourcen unserer Bewohner wich-

tig“ – natürlich auch ein „gutes Zeitmanagement“ oder „ökonomisches Arbeiten“.
Gegen keinen dieser Begriffe ist etwas einzuwenden. Was die Sache aber schwierig macht, ist, dass gerade in der Praxis solche Begriffe gerne als Platzhalter für alles Mögliche herhalten müssen – und auch können, da sie nur sehr wenig mit direkter oder affektiver Bedeutung gefüllt sind.
Haben Auszubildende Probleme, sind sie entweder „nicht teamfähig“, „nicht praxisorientiert“ oder nicht in der Lage, Klienten „ganzheitlich“ zu versorgen. Das kommt natürlich vorzugsweise dann zum Tragen, wenn die eigentlichen Schwierigkeiten nicht an- und ausgesprochen werden sollen. Ich denke, dass viele Worte zu einer Art Killerphrase verkommen, und dass es die Tendenz gibt, in ihrer Verwendung auftauchende Probleme gefährlich zu verkürzen, Kritik nicht klar zu formulieren, Konflikte zu verschleiern und neue Ideen im Keim zu ersticken. Dazu eignen sich viele dieser Begriffe gut, weil sie sich als Begründung für fast alles verwenden lassen.

Wo nämlich (wie im ersten Beispiel) Entwicklung stattfinden oder bestehende Strukturen und Arbeitsweisen hinterfragt werden müssten, wird stattdessen auf das Pflegemodell nach Böhm und die Biografiearbeit verwiesen, womit Änderungsvorschläge ganz einfach „abgewürgt“ werden.

Ähnlich verhält es sich auch mit der Mitarbeiterin, die – aus welchen Gründen auch immer – im Team nicht erwünscht scheint. Man will sich weder auf das Wagnis einer differenzierten Rückmeldung einlassen noch sich überlegen, *was* an ihr – trotz guter fachlicher und auch menschlicher Eignung – „komisch“ ist.
„Das hat gerade noch gefehlt“, sagt Sonja am Gang zu Ute, „zerrt die Leute am Nachmittag wieder heraus, macht sie rebellisch, und dann dürfen wir das auch immer tun.“
Natürlich ist, wenn ein Team erweitert werden soll, Angst vor dem „Eindringling“ da – das ist auch nicht verwunderlich, sondern völlig verständlich. Und natürlich haben die „eingesessenen“ Mitglieder Sorge, dass sich alles ändert, sich die Neue vielleicht als jemand entpuppt, der die kleinen Freiheiten, die sie im Lauf der Jahre erkämpft und etabliert haben, bedroht, wenn auch nicht in böser Absicht. „Als

wir am Nachmittag kurz zusammengesessen sind, ist sie dauernd draußen hin- und hergelaufen. Das war's dann mit unserem Kaffee", berichtet Ute.
„Wir konnten uns nicht zur Gänze einigen", sagt die Stationsleitung zu den beiden, „der Schnuppergast wird sich vielleicht eher in Richtung extramuraler Pflege orientieren". Zur Leitung der Nachbarstation sagt sie: „Die hätte uns alles auf den Kopf gestellt, das sage ich dir."

Ähnlich ist es auch im Lehrerteam. Man hört sich neue Ideen zwar an, findet sie vielleicht auch interessant. Letztlich beruft man sich aber auf jene Teile der „Gruppen-Bibel", die hier „Theorie-Praxis-Verhältnis" und „soziale Kompetenz" heißen. Die Gefahr, die von der neuen Lehrerin ausgeht, ist, dass sie Werte, über die es stillschweigende Übereinkünfte gibt, in Frage stellt. Hubert hat in der Praxis – bekanntermaßen – wenig Probleme mit Patienten und Klienten, gilt dort im Gegenteil als sehr beliebt.
„Ich bin nicht der Meinung, dass er so ungeschickt ist", sagt Maria, „ich habe ihn in der Praxis begleitet." „Ich weiß schon, dass er viel kann", sagt Ina, „aber er ist eben ein Theoretiker, und das allein nützt ihm nichts, er muss es auch umsetzen können."
„Das tut er doch!", gibt Maria zurück.
„Er arbeitet zu wenig praxisorientiert", bleibt Ina hart.
Hubert hat in Wahrheit eine Übereinkunft verletzt, die nie direkt ausgesprochen wurde und die dem Team wohl auch gar nicht bewusst ist: Er hat sich geweigert, Hol- und Bringdienste zu übernehmen und das damit begründet, dass er in Ausbildung zum Krankenpfleger ist: „Ich kenne den Weg ins Labor."
Wollte das Team sich *damit* auseinandersetzen, müssten ungeschriebene Regeln hinterfragt und neu diskutiert oder vielleicht überlegt werden, wann und unter welchen Bedingungen Auszubildende diesbezügliche Ansprüche stellen dürfen oder ob nicht in der Pflege manches neu zu diskutieren wäre.
Auch hier wird die „Gruppenbibel"– ohne, dass sich die, die sie einsetzen, darüber im Klaren sind – dazu verwendet, Entwicklung und Emanzipation (der Pflege von der Medizin, der Auszubildenden vom Hinnehmen) und ihre Anstrengungen zu vermeiden.

Besonders in der Pflege, in der Prozesse der Verwissenschaftlichung und Professionalisierung immer neue Konfliktpotenziale – gerade mit Blick auf die Praxis – bieten, hat die Existenz solcher „Bibeln" große Bedeutung. Denn sie bietet die Illusion eines festen Rahmens, der vordergründig Sicherheit und ein klares Regelwerk zu geben scheint, auf das man sich „mit Fug und Recht" berufen kann.

Für die Praxis:

- **„Gruppenbibeln"** gibt es in der Pflege viele – Konfliktfelder ebenso. Es ist nachvollziehbar, dass sich viele Angehörige der Berufsgruppe einen klaren Rahmen oder ein klares Regelwerk, auf das sich berufen werden kann, wünschen.
- Problematisch wird es erst, wenn mit diesen Regelwerken, Protokollen, Leitbildern oder Ähnlichem zwei Dinge geschehen: Wenn ihnen nämlich einerseits in unreflektierter Weise eine Art **„Führungsrolle"** zugeschrieben wird oder sie andererseits (gerade, um sie gegen vielleicht komplexer vorgetragene „Angriffe" von außen zu schützen) **vereinfacht werden,** ohne dass man ihnen in dieser Vereinfachung noch gerecht wird; auch affektive Bedeutung haben die Inhalte der Gruppen für die, die sich von ihnen aber sogar leiten lassen, häufig keine mehr.
- Schließlich verkommen sie auf diese Weise häufig zu einer Art Platzhalter, dessen Bedeutung innerhalb eines gewissen Rahmens austauschbar ist und auf den sich Gruppen vor allem dann berufen, wenn sie sich gegen (neue) Entwicklungen schützen wollen.
- Der Prozess des „Erhebens" einzelner Regelwerke zur „Gruppenbibel" im Verständnis Bions sowie ihr Einsatz geschehen unbewusst.
- Ich halte es (wie auch schon im Kapitel I 4.1 vorgeschlagen) für eine gute Team-Übung, eine Art Hit-List der am häufigsten bemühten, vielleicht eingeforderten Begriffe („Ganzheitlichkeit", „Praxisorientierung" etc.) zu erstellen und sie dann mit praktischer Bedeutung zu füllen. Dass es dabei zu Diskussionen kommen wird, ist so absehbar wie wichtig. Eines darf aber nicht erlaubt sein: hinter eine „Bibel"-Vokabel anstelle eines Fragezeichens einen Punkt zu setzen.

4. „Das will ich ihr die ganze Zeit schon zeigen ...!“ (Komplementäre Schismogenese)

Aus der Praxis (Steffi und Anna)

Steffi leitet seit zehn Jahren eine chirurgische Station und ist das, was man eine herzensgute Seele nennt. Mit ihr nicht zurecht zu kommen ist schwer, da sind sich alle einig.
Anna, seit einer Woche neu auf Steffis Abteilung, sieht das anders und steht mit dieser Meinung allein da. „Was zwischen *den* beiden los ist, das erkläre mir einmal jemand. Ich glaube, ich träume“, sagt Raumpflegerin Gerti, die ebenfalls auf Steffis Abteilung arbeitet und Anna von früher kennt.

Anna braucht am Freitag Urlaub. „Ich hätte gern den Freitag frei“, sagt sie zu Steffi. „Unmöglich“, gibt diese zurück, „da brauche ich Sie.“
„Frau Beil auf Zimmer hundertzehn kann das Menü eins unmöglich essen“, berichtet Anna. „Kann ich mir nicht vorstellen“, antwortet Steffi, „versuchen Sie es bitte noch einmal.“
„Verbandsdepots in Ordnung zu bringen ist nicht Schwesternarbeit“, meint Anna. „Selbstverständlich ist das Aufgabe eines jeden Teammitglieds, wenn Not am Mann ist“, sagt Steffi, „ich wünsche mir, dass das um fünfzehn Uhr erledigt ist, da kommt die neue Lieferung.“

Anna verbindet Herrn Hammers Dekubitus nur einmal, statt wie vorgeschrieben, zweimal täglich. Steffi geht zu Herrn Hammer und holt den zweiten Verbandswechsel nach. „Die andere Schwester hat gesagt, zweimal am Tag ist zu viel“, erzählt der Patient. „Nein, das ist schon notwendig“, sagt Steffi.
„Kommen Sie, ich nehme Sie mit, wenn ich Frau Grander lagere“, fordert Anna den Auszubildenden Thomas auf. „Nein, Thomas, das geht nicht, ich möchte Sie heute bei der Visite dabei haben“, holt Steffi ihn aus dem Zimmer, noch bevor Anna mit der Lagerung der Patientin begonnen hat.

„Die Dienstbesprechung dauert nächsten Mittwoch ausnahmsweise eine halbe Stunde länger, weil das neue Transferierungsprotokoll vorgestellt wird, da kommt jemand von dieser Firma“, teilt Steffi dem Team mit, „ihr bekommt die Zeit natürlich gutgeschrieben, ok?“
„Das geht bei mir nicht“, sagt Anna, „da habe ich niemanden mehr, der bei meinem Sohn bleibt.“
„Dann weiß ich nicht, wie Sie mit dem System arbeiten wollen!“, antwortet Steffi.

„Ich verstehe das nicht“, sagt Ulla in der Pause zu den Anderen, „die Steffi ist doch sonst nicht so. Normalerweise wäre das kein Thema, dass jemand früher geht. Nur mit Anna tut sie so komisch.“
Gerti, die Anna kennt, pflichtet ihr bei und meint: „Mit Anna ist es dasselbe. Ich kenne das nicht von ihr, dass sie so stur ist. Eigentlich ist sie total unkompliziert. ‚Alles geht‘ ist ihr Lieblingsspruch. Aber bei Steffi schaltet sie wegen jeder Kleinigkeit auf stur.“

Aus der Praxis (Klaus und Ute)

Ute ist Praxisanleiterin und bei den Auszubildenden beliebt. Es ist bekannt, dass sie sich gut an ihre eigene Schulzeit erinnert, sich dafür einsetzt, dass die Praktikanten wenig Botendienste übernehmen und dafür viel „zu sehen“ bekommen sollen, wie sie betont.
Mit Klaus ist es anders. Als seine Lehrerin ihn auf der Abteilung besucht, erklärt er ihr, er werde „ohne Pause hin und her geschickt“.
„Klaus, bringen Sie Frau Schacht ins Röntgen“, fordert Ute Klaus auf, der die Augen verdreht und sagt: „Schon wieder! Dazu bin ich aber nicht hier!“

„Normalerweise bin ich nicht so“, sagt Ute zu Klaus‘ Pflegelehrerin, „aber ihm will ich die ganze Zeit zeigen, dass sein unmögliches Verhalten nichts bringt. Es stimmt, bei Klaus bin ich anders als bei den übrigen Schülern. Würde er ein Mal, nur ein einziges Mal ohne Kommentar einer Aufforderung dieser Art folgen, wäre das wahrscheinlich die letzte. Aber so – nein. So mache ich weiter, bis er das lernt.“

„Sonst habe ich kein Problem damit, etwas zu tun – dafür bin ich ja hier“, erzählt Klaus der Lehrerin, „aber da will ich ihr die ganze Zeit

schon zeigen, dass es nicht fair ist, was sie betreibt. Schwester Ute macht mich zum Abteilungs-Laufburschen. Es stimmt auch, mich interessiert das immer weniger. Am Anfang habe ich mich noch bemüht, meinen Unwillen nicht nach außen zu tragen. Jetzt mache ich kein Geheimnis mehr daraus. Sie soll schon sehen, dass etwas nicht stimmt."
Tatsächlich gilt Klaus ansonsten eher als pflichtbewusster und fleißiger Schüler.

Aus der Praxis (Inge und Frau Früh)

Frau Früh ist 48 Jahre alt, alkoholkrank und gilt als schwierige, unkooperative und aggressive Patientin. „Verschwinden Sie", ruft sie, als Inge mit den Medikamenten kommt.
Inge spricht betont leise und freundlich. „Frau Früh", sagt sie, „sehen Sie, ich habe hier Ihre Medikamente."
„Hauen Sie ab!" Die Patientin wird lauter.
„Aber, Frau Früh." Inge spricht noch ein wenig freundlicher und greift Frau Früh leicht ans Handgelenk.
„Du blödes, kreuzdummes Weib!" Frau Früh schreit jetzt.
„Aber, aber", sagt Inge leise.
Frau Früh reißt Inge den hellblauen Medikamentendispenser aus der Hand und wirft ihn gegen die Wand, sodass die Tabletten herausfallen.
„Frau Früh, Sie brauchen die Medikamente doch!" Inge flüstert jetzt fast, während Frau Früh nun brüllt: „Fort mit Ihnen, fort mit Ihnen, fort!"

Komplementäre Schismogenese

Unter einer Schismogenese wird die Entstehung einer Trennung oder Spaltung verstanden – für die Kommunikation bedeutet der Begriff die Bildung eines „Grabens" zwischen zwei Gesprächspartnern. Die Linguistin Deborah Tannen beschäftigt sich in ihren Analysen mit diesem Konzept, das schon von Gregory Bateson beschrieben wird. Unter „komplementären" versteht Paul Watzlawick (vgl. Kap. I 1.5) einander ergänzende, kommunikative Verhaltensweisen – sie stehen im Gegensatz zur „synchronen" Interaktion und Kommunikation, die auf Gleichartigkeit der Partner beruht.

Sind sich zwei Menschen darüber, was ein „normales" Gesprächsverhalten ist, annähernd einig und Einer spricht anders (etwa lauter) als der Andere, werden sie sich einander im Gespräch üblicherweise annähern. Das geschieht schnell und quasi nebenbei.
Gehen ihre Vorstellungen über die gängige Gesprächslautstärke allerdings auseinander, so ist die Verschiedenheit zunächst mit Unbehagen verbunden. Nun kann es dazu kommen, dass der, der lauter spricht, sein Verhalten verstärkt, also noch lauter wird. Dies soll den Leiseren der beiden dazu bringen, selbst ein wenig hörbarer zu sprechen. Dieser allerdings verstärkt, wenn wir es mit dem Phänomen der komplementären Schismogenese zu tun haben, sein leises Sprechen ebenfalls, was den Anderen dazu bewegt, in einem weiteren Regulationsversuch seine Lautstärke nochmals anzuheben. Das Gegenüber wird, möglicherweise um zu signalisieren, dass nach seinem Dafürhalten zu laut gesprochen wird, noch leiser (Tannen 1992, S. 154).

Jeder der beiden verstärkt also durch sein kommunikatives Verhalten das des Anderen, und zwar genau in die gegenteilige Richtung von der, die eigentlich gewünscht ist. Die Übertreibung soll eigentlich ausgleichen und regulieren, führt aber gerade nicht dazu, sondern vertieft den kommunikativen Graben zwischen den Gesprächspartnern.
Der Laute will dem Leisen durch ein Mehr an Lautstärke zeigen, dass etwas nicht stimmt, der Leise hat sozusagen denselben Gedanken – in die entgegengesetzte Richtung.

Nun kann man sich unschwer vorstellen, dass dieser Prozess nicht nur im Zusammenhang mit der Lautstärke von Gesprächen funktioniert, sondern etwa mit *Schweigen und Vielsprechen* (der „Schweiger" möchte dadurch, dass er sich noch mehr zurücknimmt, dem „Plauderer" zeigen, dass er ihm zu viel redet, der „Plauderer" spricht mehr, um umgekehrt dem Ruhigeren zu signalisieren, dass dieser zu wenig sagt usw.), mit *Humor und Ernsthaftigkeit, Sprechtempo,* dem Gebrauch von Fach- bzw. Alltagssprache und vielem mehr, vor allem auch in der Interaktion und hier im Zusammenhang mit bestimmten Handlungen wie die Betrachtung der Praxisbeispiele zeigt:

Steffi ist eine Stationsleitung vom Typ „gute Seele" – und Anna gilt als höchst kooperative und wendige Pflegeperson. Im Zusammenspiel der komplementären Schismogenese lässt sich einerseits Anna immer weniger sagen, vorschlagen oder auftragen, und wird andererseits Steffi immer mehr zu autoritären Führungskraft.

Ähnlich verhält es sich mit Klaus und Ute. Beide verstärken ihr Verhalten: Ute schickt Klaus tatsächlich in einem für sie unüblichen Ausmaß auf allerhand Botendienste – und der lehnt genau das mit einer ihm im Grunde fremden Vehemenz ab.
Sowohl die Situation zwischen Steffi und Anna als auch die zwischen Ute und Klaus lässt sich auf ein unterschiedliches Verständnis von Führungs- bzw. Anleitungsverhalten zurückführen – wobei selbst da gar nicht mehr so sicher ist, wie die Dinge nun eigentlich liegen. Denn interessanterweise geben ja alle Beteiligten an, sonst „nicht *so*" zu sein – und tatsächlich ist es das Wesen der komplementären Schismogenese, dass die Beteiligten sich dabei auch in für sie unüblicher Weise, also **inkongruent,** verhalten (vgl. Kap. I 4.4). Das wird auch im dritten Beispiel, also zwischen Inge und Frau Früh, deutlich – Inges Art zu kommunizieren entspricht weder der Situation noch, so ist anzunehmen, ihrem inneren Empfinden.
Dabei wird aber noch etwas anderes deutlich: nämlich, dass die Prozesse, die mit dem genannten Phänomen einhergehen, keineswegs immer bewusst sein müssen.

Und schließlich muss auch hier (wie in Kapitel I 1.3 und II 1) mit Deborah Tannen noch einmal darauf verwiesen werden, dass wir alle häufig zu folgender Denkweise neigen: Wir gehen davon aus, dass was wir sagen und tun eine Reaktion auf das Verhalten Anderer ist, und blenden dabei den Umstand aus, dass diese dasselbe denken. Auch sie begreifen das, was sie selbst sagen oder tun, als Reaktion auf *unser* Verhalten.
Tauchen nun Probleme auf, versuchen wir zwar, sie zu lösen, denken dabei aber in **Intentionen,** also Absichten, und nicht in Verhaltensweisen (Tannen 1992, S. 156). Wie die Kapitelüberschrift sagt, soll durch eine bestimmte Art zu kommunizieren und/oder zu interagieren, etwas *gezeigt* werden – und zwar bewusst oder unbewusst.
Woran dabei in keinem Fall gedacht wird, ist, **wie das eigene Verhalten auf das Gegenüber wirkt** oder wirken kann, und was es in ihm auslöst. Der Fehler ist also eindeutig, genau das nicht gedanklich durchzuspielen.

Steffi könnte sich überlegen, wie alles, was sie tut, auf Anna wirkt – diese wiederum könnte sich dasselbe mit Blick auf Steffi überlegen – im günstigsten Fall würden sich beide in derlei festgefahrenen Situationen auf die Ebene der **Metakommunikation** begeben (vgl. Kap. II 6), die hier tatsächlich helfen würde.
Eine andere Lösung wäre, ganz bewusst aus dem Kreislauf auszusteigen. Paul Watzlawick beschreibt das Problem des „Mehr desselben" wie folgt: Auf der Suche nach einer Lösung versucht sich jemand in einer bestimmten Taktik, wenn das nichts nützt, wird nicht die Vorgangsweise geändert, sondern dasselbe Verhalten wiederholt bzw. verstärkt: „(. . .) führt der damit steigende Leidensdruck zur scheinbar einzig logischen Schlussfolgerung, nämlich der Überzeugung, noch nicht genug zur Lösung getan zu haben. Man wendet also mehr derselben ‚Lösung' an und erreicht damit genau mehr desselben Elends" (Watzlawick 2007, S. 29).

Selbstverständlich kann das „Mehr desselben", das hier gezeigt wird, in Beziehung zur komplementären Schismogenese gesetzt werden, da dabei genau getan wird, was Watzlawick zeigt. Insofern kann ihrer Dynamik auch dadurch entkommen werden, dass das **Verhalten geändert** wird – und zwar das eigene, da sich zunächst nur an dieser Schraube drehen lässt. Wichtig dabei ist, dass dies klar und deutlich geschieht. Die geänderte Strategie steht für ein Ausbrechen aus dem Kreislauf und muss zwangsläufig Einfluss auf das Geschehen zwischen *beiden* Interaktionspartnern haben.

Für die Praxis:

- Manchmal gehen die Ansichten zweier Menschen darüber, was „normales" Gesprächsverhalten ist, auseinander. Der Eine spricht lauter, der Andere leiser, der Eine mehr, der Andere weniger. Kommt es nun zum Kreislauf der **komplementären Schismogenese,** so steht zumeist am Anfang, dass der Versuch des einen Interaktionspartners, das Verhalten des anderen (vielleicht möglichst dezent) zu korrigieren, nicht auf *metakommunikativer* Ebene erfolgt (vgl. Kap. II 6), sondern auf *Ebene des Handelns.*
- So kann jemand, der das Gefühl hat, sein Gegenüber spreche zu viel, selbst vielleicht dazu übergehen, immer weniger zu sagen, um so den Anderen dazu zu bewegen, weniger zu sprechen. Die-

ser wiederum spricht mehr, um vielleicht dem Gegenüber zu signalisieren, es sei zu ruhig.

- Das Ergebnis dabei ist meist Folgendes: Jeder der Beiden verstärkt durch sein kommunikatives Verhalten das des Anderen, und zwar genau in die gegenteilige Richtung von der, die eigentlich gewünscht ist. Der kommunikative „Graben“ zwischen beiden wird verstärkt und schließlich verhalten sich *beide* in für sie untypischer Weise und verstärken das noch, indem sie immer mehr von demselben tun.
- Was nicht geschieht, ist, sich zu überlegen, wie das eigene Verhalten auf das Gegenüber wirkt oder wirken kann, und was es in ihm auslöst. Dies gedanklich durchzuspielen, wäre jedoch der erste Schritt zur Problemlösung, die übrigens ganz schnell erfolgen könnte, indem nur **einer** der beiden sein **Verhalten ändert.**
- Nun müssen diese Prozesse nicht immer bewusst ablaufen, allerdings kann auch dann ein Blick von außen auf die Situation Wunder wirken. Wann immer man also an sich ein **eigentlich untypisches Verhalten** bemerkt, kann das zum Anlass genommen werden, den **gedanklichen Schritt aus der Situation,** in der man sich im Moment befindet, **herauszutun.** Das ist zugleich der Anfang vom Ende des Kreislaufs der komplementären Schismogenese.

5. „Könnten wir bitte ernst bleiben?" (Störungen haben Vorrang)

Aus der Praxis (Die Fortbildung)

Hans ist Pflegelehrer und führt in einem Krankenhaus eine zweitägige innerbetriebliche Fortbildung über Pflegeorganisation durch. Er teilt Handouts aus und schaltet den Beamer ein, als in den letzten Reihen gekichert wird. Er hört sich das eine Weile an und sagt schließlich: „Könnten wir bitte ernst bleiben?"

Die Teilnehmer bemühen sich sichtlich um Aufmerksamkeit, allerdings wird nach wenigen Minuten wieder gelacht. Hans will wissen, ob er mitlachen darf und in den letzten beiden Reihen wird es zunächst leiser. Als sich wieder ein Raunen und Tuscheln einstellt und die Teilnehmer je zu zweit miteinander zu flüstern beginnen, verliert er langsam seine Entspanntheit. Er kennt weder die Gruppe noch das Krankenhaus näher und will einerseits die angefragten Inhalte vermitteln, andererseits die Sache zunehmend hinter sich bringen. „Liebe Kolleginnen und Kollegen", sagt er, „so kann ich nicht unterrichten. Ich bitte Sie eindringlich um Aufmerksamkeit."

Nun wird es ruhig, allerdings scheint es um die Aufmerksamkeit geschehen. Die Pflegenden in den Bänken werfen einander bedeutungsvolle Blicke zu. Fragen werden kaum gestellt. Am zweiten Tag der Fortbildung will ein Pfleger wissen, wann „das Ding durchgedrückt wird." Hans versteht nicht und fragt nach. Bald entsteht eine rege Diskussion, in deren Verlauf sich zeigt, dass die Gruppe die (unbegründete) Befürchtung hat, dass zwei Abteilungen des Krankenhaus zusammengelegt und einer gemeinsamen Bereichsleitung unterstellt werden sollen, was, so die eigentliche Angst, mit Zwangsversetzungen des Stammpersonals verbunden sein könnte. Hans bittet die Pflegedirektion um eine kurze Stellungnahme, bei der alle Bedenken ausgeräumt werden können, und in deren Verlauf sich auch zeigt, wie das Gerücht entstehen konnte. Als die Sache geklärt ist, zeigen sich die Teilnehmenden interessiert, leider ist die Zeit nun knapp und Hans bedauert, dass das Problem nicht vorher zur Sprache kommen konnte.

Aus der Praxis
(Frau Stiefel und das kleine Buch)

Ulla und Iris möchten Frau Stiefel, eine 78-jährige Patientin, die nach einem Oberschenkelhalsbruch auf der Unfallabteilung liegt, mobilisieren. Frau Stiefel wirkt manchmal situativ desorientiert, das kommt allerdings nur phasenweise vor. Heute redet sie oft von einem „kleinen Buch". Ulla will das Thema immer wieder auf das Aufstehen zurücklenken, Frau Stiefel hingegen offenbar nicht. Zuerst möchte sie „Tropfen gegen die Aufregung" nehmen, dann kramt sie mit der linken Hand in der Lade des Nachtkästchens, als Ulla ihr eigentlich sagen will, wie sie das Gewicht verlagern muss, um aufstehen zu können. Je mehr die Pflegenden verhindern wollen, dass Frau Stiefel sich ablenkt, desto weniger scheint ihnen das zu gelingen. Als sie mit der Frau endlich ein paar Schritte gehen, wirkt diese unaufmerksam und dreht sich dauernd in Richtung ihres Bettes um. „Ich muss noch auf die Toilette", gibt sie schließlich an.
„Das hätte ihr auch früher einfallen können", sagt Ulla zu Iris. Iris holt den Toilettenstuhl und meint dann: „Das wird so nichts."
Als Frau Stiefel fertig ist, fragt Iris: „Was ist denn los? Ich habe das Gefühl, dass Sie gar nicht gehen wollen, sonst machen Sie das doch auch gerne mit uns."
Es stellt sich heraus, dass Frau Stiefels Sohn auf einer Geschäftsreise ist und sie mit ihm vereinbart hat, dass er sich melden soll, wenn er zurück ist. Da es schon Nachmittag ist, sorgt Frau Stiefel sich und will ihren Sohn eigentlich zu Hause anrufen, weiß seine Telefonnummer aber nicht auswendig und wollte deshalb in der Lade des Nachtkästchens das „kleine Buch", also das Adressbuch suchen. Deshalb drehte sie sich dauernd in Richtung des Telefons am Klapptisch, um nur ja keinen Anruf zu versäumen. „Wenn das so ist", meint Iris, „dann rufen wir doch einfach bei Ihrem Sohn zu Hause an." Gesagt, getan. Die Schwiegertochter hebt ab und beruhigt Frau Stiefel, die sich im Tag geirrt hat: Ihr Sohn kommt erst morgen zurück. Nach dem Telefonat geht die Patientin mit Ulla und Iris bis zum Schwesternstützpunkt.

Warum Störungen Vorrang haben

Die Begründerin der „themenzentrierten Interaktion", Ruth Cohen, unterscheidet in ihren Überlegungen, die sie vor allem im Zusammenhang mit dem Geschehen in Gruppen tätigt, zwischen sogenannten Tiefenstörungen, deren Ursache in der Kindheit liege, und **akuten Störungen** und Verstimmungen, wobei sie über Letztere sagt:

„Es sind meist akute unausgesprochene Stimmungen und Verstimmungen, die Störungen in Gruppenmitgliedern aufkommen lassen: Störungen aus Außenbeziehungen oder gerade Geschehenem. ‚Wenn du mir das nur vorher gesagt hättest', ist wohl der häufigste erstaunte und entspannende Satz, der Lücken schließt. Die unwahrscheinliche Anzahl von kleinen Verstimmungen, die aus irgendeinem Grunde nicht gesagt werden und sich zu Schützengräben und Festungswällen verfestigen, durch die Menschen, Beziehungen und Arbeit leiden, ist auch geübten Gruppenleitern immer wieder ein fast unglaubliches Erlebnis" (Cohen 2004, S. 184).

Auch Friedemann Schulz von Thun berichtet von seinen Erfahrungen damit, in Trainingskursen und Arbeitsgruppen eine Metakommunikation, also eine Kommunikation über die Kommunikation (vgl. auch Kapitel II 6.), einzuführen, die es ermögliche, auch persönlichen Belangen Raum zu geben und sich nicht nur auf das Sachliche beschränken zu müssen (Schulz von Thun 2006, S. 133).

Ruth Cohen kommt zu folgendem Schluss: „Störungen haben de facto den Vorrang, ob Direktiven gegeben werden oder nicht. Störungen fragen nicht nach Erlaubnis, sie sind da: als Schmerz, als Freude, als Angst, als Zerstreutheit; die Frage ist nur, wie man sie bewältigt. Antipathien und Verstörtheiten können den einzelnen versteinern und die Gruppe unterminieren; unausgesprochen und unterdrückt bestimmen sie Vorgänge in Schulklassen, in Vorständen, in Regierungen. Verhandlungen und Unterricht kommen auf falsche Bahnen oder drehen sich im Kreis. Leute sitzen am Pult und am grünen Tisch in körperlicher Gegenwart und innerer Abwesenheit. (...) Die unpersönlichen ‚störungsfreien' Klassenzimmer, Hörsäle, Fabrikräume, Konferenzzimmer sind dann angefüllt mit apathischen und unterwürfigen oder mit verzweifel-

ten und rebellierenden Menschen, deren Frustration zur Zerstörung ihrer selbst oder ihrer Institution führt" (Cohen 2004, S. 122).
Störungen zu thematisieren ist demnach also kein Luxus, sondern Notwendigkeit, wenn gewährleistet sein soll, dass Teilnehmer an Arbeitsgruppen aller Art, aber auch Klienten der Pflege, sich an dem, was im Moment gefordert ist, beteiligen. Alles, was sie daran hindert und was – mehr oder weniger unterschwellig – Aufmerksamkeit und Energie bindet, muss also zur Sprache gebracht werden, damit man sich der eigentlichen Sache (wieder) widmen kann.
Insofern wird Hans, sollte er in Zukunft bei seinem Unterricht eine ähnliche Situation wie zuvor beschrieben erleben und Unruhe wahrnehmen, die sich augenscheinlich nicht unterdrücken lässt, diese einfach ansprechen.
Ulla könnte eine Patientin wie Frau Stiefel, die offensichtlich mit ihren Interessen ganz und gar nicht bei ihrer eigenen Mobilisation ist, fragen, weshalb das so ist.

Wie mit Störungen sinnvoll umzugehen ist

Schulz von Thun lässt allerdings nicht unerwähnt, dass im Zusammenhang mit dem, was ich eben forderte, auch zwei große Ängste einhergehen können: einerseits die, dass etwas „aufbrechen" könnte, andererseits, dass das Thematisieren von Störungen zu viel Zeit koste. Was die Zeitproblematik betrifft, so sagt der Autor klar, dass die Anwesenheit unbearbeiteter Störfaktoren langfristig mehr Zeit und Energie beanspruche, als ein klares Ansprechen allfälliger Unaufmerksamkeit oder Unbeteiligtheit. Dem schließe ich mich an.
Da, wo davon die Rede ist, dass etwas „aufbrechen" könnte, dass also viel Unterdrücktes an die Oberfläche gelangt, das die Beteiligten überfordert, meint der Autor, dass viele Menschen sich von einem „persönlich-zwischenmenschlich-sachlichen" Kommunikationsstil bedroht fühlen können: Die (direkte) Beschäftigung mit Zwischenmenschlichem sei ungewohnt, auf Sachebene fühle man sich zu Hause. Die Selbstoffenbarungs- und Beziehungsebene hingegen sei ein verhältnismäßig fremdes Terrain (Schulz von Thun 2006, S. 133). Es wäre aber nun, so meint er, verfehlt, hier in schnellem Tempo eine Änderung der kommunikativen Gewohnheiten zu fordern, dies vollziehe sich naturgemäß langsam.

Eine weitere Gefahr sei schließlich auch, dass die Sache sich in das andere Extrem bewegen würde, und dass die „durch den ständigen Sach-Appell jahrelang unterdrückte Emotionalität" das eigentliche Anliegen zum Kippen bringen könne und allen Raum fordere (Schulz von Thun 2006, S. 134).

Nun ist es denkbar, dass in der Gruppe, in der Hans vorträgt, Probleme zur Sprache kommen, die im Rahmen der Fortbildung tatsächlich keinen Platz haben. Frau Stiefel wiederum könnte auch persönliche Probleme haben, die zwar angehört werden müssen, vielleicht aber nicht so leicht zu lösen sind wie der ausgebliebene Anruf ihres Sohnes.
Pflegende sind, egal ob sie Aufgaben in der Unterstützung und Begleitung von Klienten, in der Leitung oder der Lehre wahrnehmen, weder psychotherapeutisch tätig noch kann und soll versucht werden, jene Probleme, die Ruth Cohen als „Tiefenstörungen" bezeichnet, aufzulösen oder zu bearbeiten. Kommt also ein Teilnehmer einer Arbeitsgruppe im Rahmen einer Fortbildung oder Besprechung zu dem Schluss, dass er tiefer gehende persönliche Probleme mit sich oder etwa einem anderen Teilnehmer hat, so muss hier eine Grenze gezogen und auf geeignete Personen, Veranstaltungen oder Einrichtungen wie etwa Supervision, Psychotherapie oder Coaching verwiesen werden. Gleiches gilt natürlich auch für Klienten der direkten Pflege.
Selbstverständlich schließt gerade im letzten Fall eine Begleitung zu Pflegender in jedem Fall ein, dass Probleme, Ängste und Sorgen angesprochen werden können. Pflegende sind im Rahmen ihrer Berufsausübung auch zur Beratung angehalten, (gesprächs-)therapeutische Interventionen können und sollen jedoch von Pflegepersonen nicht gesetzt werden.
Es liegt auf der Hand, dass hier die Grenzen nicht immer durchgängig gezogen werden können, ich möchte aber versuchen, im folgenden Kapitel noch ein wenig mehr Klarheit in die Sache zu bringen.
Was Störungen in Situationen, die das, was geschehen soll (Mobilisation, Vermittlung eines Lehrinhaltes etc.) betrifft, sei aber festgehalten, dass der Versuch, offenkundige Unruhe oder einen Mangel an Aufmerksamkeit zu ignorieren, nichts bringt. Ich rate hier, **kurz und klar** (am besten **in Form einer präzisen Frage**) den Störfaktor **ausfindig** zu machen. Ulla könnte zu Frau Stiefel einfach sagen: „Sie wirken so abgelenkt. Kann ich Ihnen helfen?", Hans könnte sich mit Worten wie

diesen vor die Gruppe stellen: „Ich sehe, dass Sie sich redlich bemühen, aufmerksam zu sein – aus irgendeinem Grund scheint das nicht zu gelingen. Hat es mit mir oder dem Thema der Weiterbildung zu tun?“ In einem weiteren Schritt kann, wenn eine Rückmeldung kommt, versucht werden, die Probleme **zu beseitigen** (und in den allermeisten Fällen handelt es sich um Dinge, die sich tatsächlich aus der Welt schaffen lassen). **Ansonsten kann auf geeignete Personen, Einrichtungen oder Settings verwiesen werden. Sollte Letzteres notwendig sein, empfiehlt es sich, ganz bewusst eine kurze Pause zu gewähren, bevor es zurück „zur Sache“ geht.**

Für die Praxis:

- Was von außen als „Störung“ einer Unterhaltung, eines Unterrichts oder sonst im Rahmen von Interaktionen wahrgenommen wird, ist oft ein aktuelles Problem, das ein Klient, eine Gruppe oder überhaupt ein Interaktionspartner im Moment hat.
- Es tritt entweder zutage, indem es die Aufmerksamkeit offensichtlich auf sich zieht (etwa andauerndes Gemurmel in einer Gruppe) – oder, wird dies unterbunden, z. B. in Form dessen, dass die aktive Beteiligung an einer Sache leidet.
- Störungen zu „verbieten“ (indem man etwa wiederholt um Aufmerksamkeit ersucht) macht keinen Sinn, da sie sich dann, wie gesagt, ihren Weg anderweitig suchen.
- Sie sollten vielmehr klar angesprochen und direkt zum Thema gemacht werden. Erfahrungsgemäß lassen sich aktuelle Probleme häufig sehr schnell lösen. Ist das nicht der Fall, bietet sich an, in der Sache auf geeignete Settings oder Personen zu verweisen, die bei Lösungen oder Klärungen helfen können. „Störungen“ zu unterdrücken macht jedenfalls in keinem Fall Sinn – es muss zumindest der Raum gegeben werden, der nötig ist, damit das zugrunde liegende Problem von dem oder den Betroffenen angesprochen werden kann – oft muss dabei auch ganz explizit nachgefragt werden.
- Allerdings soll ein solches Aussprechen nicht gegen den Willen der Beteiligten forciert werden: Manches will nicht an- oder ausgesprochen sein. Hier verhilft oft ein klarer Hinweis auf die störende Unaufmerksamkeit dazu, sie wenigstens so weit einzuschränken, dass sie das weitere Geschehen nicht behindert.

6. „Ihr Ton gefällt mir nicht" (Metakommunikation und „Therapeutenfalle")

Aus der Praxis (Frau Storch)

Frau Storch, die wegen einer Curettage auf der gynäkologischen Abteilung liegt, sagt zu Ilse: „Schwesterchen, machen Sie mir dann das Bett frisch, ich habe Kaffee über die Decke geschüttet." Ilse tut, was die Patientin möchte, als diese sagt: „Schwesterchen, wo geht's zum Röntgen?"
Am Nachmittag gibt Ulla Frau Storch und ihrer Zimmernachbarin je einen Fieberthermometer. Beide sind fieberfrei. Wenig später kommt wieder Ilse zu den beiden. „Ich werde dem Arzt ausnahmsweise nichts sagen", Frau Storch baut sich vor Ilse auf und hat die Hand in die Hüfte gestützt, „aber das ist vielleicht eine Fahrlässigkeit. Ihre Kollegin hat unsere Fieberthermometer verwechselt. Ich habe 36,01 Grad und meine Nachbarin 36,82. Das ist bitte schon ein Unterschied. Wir werden Ihre Schlampereien nicht dulden." Ulla ist wütend, als Ilse ihr von dem Ereignis erzählt, nimmt die Pflegedokumentation und legt sie den beiden Patientinnen vor. „Abgesehen davon, dass die Werte stimmen, geht es letztlich darum, dass Sie fieberfrei sind. Ob Sie nun 36,1 oder 36,8 Grad haben, ist nur in den seltensten Fällen von Bedeutung."
„Dann ist es ja gut, Schwesterchen", sagt Frau Storch nur und Ulla ärgert sich, Ilse ebenso. „Wir könnten darum pokern, wer am Abend wieder reingehen und sich ‚Schwesterchen' nennen lassen darf."

Was Metakommunikation ist

Schulz von Thun bezeichnet die sogenannte „explizite Metakommunikation" als eines der besten „Heilmittel" für gestörte Kommunikation. Das funktioniere, indem ausdrücklich *über* die stattfindende Kommunikation gesprochen werde. Im Gegensatz zur expliziten gäbe es, so der Autor weiter, noch die „implizite" Metakommunikation, die in jeder

Nachricht als „So-ist-das-gemeint-Anteil“ enthalten sei und *nicht* ausgesprochen werde.
Uns soll hier die explizite Metakommunikation beschäftigen. Mit Schulz von Thun ist sie „eine Kommunikation über die Kommunikation, also eine Auseinandersetzung über die Art, wie wir miteinander umgehen, und über die Art, wie wir die gesendeten Nachrichten gemeint und die empfangenen Nachrichten entschlüsselt und darauf reagiert haben“ (Schulz von Thun 2006, S. 91).
Wichtig sei, so der Autor weiter, dass sich die Kommunikationspartner dabei sozusagen auf Distanz zum Inhalt des Gesprächs begeben und nicht das „Was“, sondern das „Wie“ thematisieren würden.

In unserem Beispiel könnten sowohl Ilse als auch Ulla, die sich von der Art, in der Frau Storch mit ihnen spricht, gestört fühlen, nicht (mehr) nur auf Inhaltsebene reagieren. Das wäre insofern hilfreich, als Ullas Reaktion, in der sie sich den Vorwürfen gegenüber verteidigt hat, ja offensichtlich nichts nützt. Frau Storch ist weiterhin fordernd, beschuldigend und vor allem herablassend gegenüber den Pflegenden, die darunter offenbar und verständlicherweise leiden. Es macht hier also Sinn, die kommunikative Ebene des Sachinhalts (Temperatur und Fieberthermometer) zu verlassen und sich der Art zu widmen, in der die Patientin mit den Pflegenden spricht („Schwesterlein“, „Schlampereien“ etc.)

Was an der Metakommunikation problematisch ist

Nun gibt es sie überall, die begnadeten „Metakommunizierer“, die in der Lage sind, über einfachste Dinge zu sprechen, als kämen sie gerade aus dem Kommunikationskurs. Schulz von Thun warnt in diesem Zusammenhang davor, eine „Imponiersprache der Eingeweihten „zu entwickeln und wissenschaftlich distanziert und auf einer hohen Warte das Geschehen zu analysieren“ (Schulz von Thun 2006, S. 91).
Würde nun Ilse in solcher Weise an Frau Storch herantreten, wäre das vor allem deshalb problematisch, da es der Sache ein Gewicht gäbe, die sie schlicht nicht hat. Meiner Erfahrung nach lassen sich nämlich gerade in der Pflege Kommunikationsprobleme häufig dadurch lösen, dass sie *nicht* auf einen solch (halb-)wissenschaftlichen Sockel gestellt, sondern schlicht mit – vorzugsweise augenzwinkernder – Ge-

lassenheit angesprochen werden, ich möchte weiter unten darauf zurückkommen.

Angenommen, Ilse würde nun Frau Storch mit den Worten „Mit gefällt nicht, wie Sie mit mir reden", auf die für sie unangenehme, kommunikative Situation ansprechen, so ist leicht vorstellbar, dass Frau Storch ihr Verhalten wiederholen, sogar steigern könnte. „Die Störung erfährt dann", so Friedemann Schulz von Thun, „nur eine Ebenen-Verlagerung" (Schulz von Thun 2006, S. 93); es käme dazu, dass Frau Storch sich auch in der Metakommunikation so verhalten würde wie zuvor. Meines Erachtens würde eine so formulierte Ich-Botschaft (in der Ilse etwas über ihre Gefühle sagt anstatt das zu bewerten, was Frau Storch tut), obwohl prinzipiell richtig, die Sache auf eine Ebene ziehen, die schon beim Lesen ein eigenartiges Empfinden bereitet. Das ist deshalb der Fall, weil das derart direkte Ansprechen mancher Zwischentöne zwischen Fremden oft sehr rasch eine unverhältnismäßig persönliche Ebene herstellt – und das strengt an. Nicht umsonst werden derlei Dinge oft lieber hinter der Tür und mit unbeteiligten Dritten zum Thema gemacht, als mit den unmittelbar Betroffenen besprochen zu werden.

Was – vom kommunikationspsychologischen Standpunkt aus betrachtet – richtig ist, ist weder immer praktikabel noch zielführend. Dazu kommt, dass, wer metakommuniziert, sich leicht und ungewollt in die Rolle eines Gesprächstherapeuten gedrängt fühlen kann. Auch werden dabei hierarchische Ebenen durch- oder überschritten, bekommt das Geschehen einen weiteren, unangenehmen Beigeschmack. Was könnte Ilse also tun?

Metakommunikation „light"

Ich empfehle in Ilses Situation zunächst etwas, das ich als Metakommunikation „light" bezeichne: Selbstverständlich soll die Kommunikation selbst zum Thema gemacht werden, allerdings nicht in einem unverhältnismäßigen Rahmen. Meines Erachtens genügt, gerade in der „Pflegebeziehung", oft ein Halbsatz: „Bitte sagen Sie nicht Schwesterchen zu mir", könnte Ilse kurz und klar sagen, dann aber sofort wieder zum eigentlichen Thema zurückkehren. Ein Blick oder Schweigen können dem Gegenüber ebenfalls anzeigen, dass soeben eine Grenze überschritten wurde – und in vielen Fällen scheint mir Humor („Übers Schwesterchen bin ich schon ein paar Jahre hinaus" oder Ähnliches) spannungsgeladene Situationen oft am allerbesten zu entschärfen – ich gebe aber zu, dass dies – je nach Persönlichkeit – mehr oder weniger Übung erfordert.

Im Fall der Anschuldigung mit den vertauschten Fieberthermometern geht es tatsächlich mehr „zur Sache". Aber selbst hier kann zunächst versucht werden, die Spannung aus der Situation zu nehmen: „Ich versehe Ihre Verärgerung ja", könnte Ulla beschwichtigen (und damit auf eine Leichtvariante der Metakommunikation ausweichen), „aber sehen Sie, Frau Storch, ich versichere Ihnen, dass das nicht so schlimm ist." „Meiner Kollegin ist es sicher nicht angenehm, für fahrlässig gehalten zu werden" wäre eine weitere Möglichkeit. Sollte Frau Storch sich nach wie vor ereifern, ist auch ein kurzes: „Halt, so bitte nicht!" angebracht.

Ich rate zu dieser abgewandelten Form des „Sprechens über das Sprechen", da sich kleinere Missstimmungen auf nicht allzu expliziter Ebene oft effizienter bereinigen lassen als wenn sie sozusagen auf das Silbertablett gelegt werden. Nützt das alles nichts, bleibt immer noch die Möglichkeit, jemanden ins Nebenzimmer zu bitten und klar zu sagen: „Mir macht Ihr herablassender (ausfallender, herrischer etc.) Tonfall tatsächlich Probleme, *weil* ich mich dadurch nicht ernst genommen (herumkommandiert etc.) fühle." In der Regel sehen sich gerade Patienten dadurch aber in einer Rolle, in der sie sich gar nicht befinden wollen, empfinden sie sich doch häufig als am unteren Ende eines „asymmetrischen" (vgl. Kap. III 1.) Kommunikationsgefälles.

Geht es um Gespräche und das (kommunikative) Verhalten unter Interaktionspartnern, die mit denselben Möglichkeiten ausgestattet sind, also etwa Kollegen, steht einer expliziten Metakommunikation weniger im Weg. Hier lohnt es sich meist eher, klar und deutlich auszusprechen, was Unbehagen bereitet und *die Art des Miteinanders* zum Thema zu machen, da beide über die gleichen kommunikativen Mittel verfügen.

Für die Praxis:

- Grundsätzlich steht der Begriff „Metakommunikation" für ein „Sprechen über das Sprechen", also darüber, wie innerhalb eines Gesprächs miteinander umgegangen wird. Das bezieht sich nicht auf den Inhalt der Kommunikation, sondern darauf, wie sie stattfindet. Damit sind etwa der Tonfall, eine bestimmte Art zu sprechen oder (wie in unserem Beispiel) bestimmte Ausdrucksweisen („Schwesterchen") und damit quasi „Zwischentöne" gemeint.
- In der Regel wird empfohlen, sich, sollte es Schwierigkeiten geben, auf die metakommunikative Ebene zurückzuziehen und zum Thema zu machen, auf welche Weise Nachrichten, die gesendet wurden, entschlüsselt, empfangen und aufgefasst wurden. Ich teile diese Ansicht im Prinzip, rate aber gerade Pflegenden im Gespräch mit Klienten zunächst zu einer Art „leichten" Metakommunikation, bei der zwar signalisiert wird, dass es kleine Missstimmungen gibt, diese aber nicht sofort quasi auf das Silbertablett gelegt werden müssen.
  Das hat folgenden Grund: Klienten der Pflege befinden sich, was viele Teile der Interaktion und Kommunikation betrifft, ohnehin am unteren Ende der diesbezüglich asymmetrischen Beziehung, sodass vieles schwerer wiegt als zwischen Menschen, die hier über die gleichen Möglichkeiten verfügen – wie etwa Kollegen untereinander.

III. Pflegeabhängigkeit und Kommunikation

Die Situationen, in denen Pflege stattfindet, sind vielfältig und könnten, was ihre kommunikativen Bedingungen betrifft, unterschiedlicher nicht sein. Ein Gespräch zwischen einer Pflegeperson auf einer chirurgischen Abteilung und einem jungen Patienten, der zur Appendektomie aufgenommen wird, gestaltet sich anders als eines, in dem ein in einer geriatrischen Wohneinrichtung praktizierender Pfleger versucht, mit einer demenziell erkrankten Frau Kontakt aufzunehmen. Pflegende bringen je unterschiedliche persönliche Befindlichkeiten und kommunikative Möglichkeiten in verschiedenartigste Situationen mit. Menschen, die einer der vielen Formen von Pflege bedürfen, können ebenfalls gut oder schlecht gestimmt sein und mehr oder weniger die Fähigkeit haben, das Geschehen rund um das Aussenden und den Empfang von Botschaften zu reflektieren.

Im vorliegenden Kapitel möchte ich versuchen, ausgesuchte Elemente auszumachen, die Kommunikation, die im Pflegekontext stattfindet, mitbestimmen können.

Wer – in welcher Form auch immer – der Pflege bedarf, ist in manchen Belangen seines Lebens von Anderen abhängig. Das hat natürlich Auswirkungen auf das kommunikative Geschehen. Zunächst möchte ich mich darum auch mit der Asymmetrie beschäftigen. Ein weiteres Phänomen, mit dem man es im Zusammenhang mit pflegerischem Geschehen immer wieder zu tun bekommen kann, ist das der „Botschaft hinter der Botschaft". Häufig ist das Phänomen bereits eine Folge der asymmetrischen Interaktions-, auch Kommunikationsstruktur rund um das Miteinander in Einrichtungen, in denen gepflegt wird. Ein besonderes Augenmerk soll hier auf die Langzeitpflege gelegt werden.

Weiters soll Affektivität samt Angst und Aggression Thema sein, und zwar einerseits jene, die Klienten der Pflege empfinden können, andererseits die, die Pflegende selbst betrifft.

1. „Sie waren sicher einmal eine schöne Frau" (Die besondere Asymmetrie der Kommunikation in der Pflege)

Aus der Praxis (Operationsvorbereitung)

Herr Müller liegt auf der Chirurgie und wird von Susanne auf die Operation vorbereitet. Dazu gehört ein Einlauf. Susanne führt alle Arbeitsschritte durch, kündigt sie Herrn Müller auch jeweils an und führt die Pflegehandlung korrekt aus. Dem Patienten ist die Situation sichtlich peinlich. „Ich habe das zu Hause auch schon einmal bei mir selbst gemacht"; sagt er. „Ja?", gibt Susanne zurück, „Sie hätten es auch gerne selbst tun können. Wäre Ihnen das lieber gewesen?" „Nein, Schwester", beteuert Herr Müller. „Es wäre, wie gesagt, kein Problem gewesen. Wir zwingen hier ja niemanden zu etwas, das er auch selbst kann." Herr Müller nestelt an seinem Nachthemd und legt sich ins Bett. „Danke, Schwester", sagt er und Susanne verlässt das Zimmer. Als einige Zeit später Carmen, Praktikantin auf der Abteilung, den Patienten fragt, ob er wegen der Operation ein wenig nervös sei, bestätigt er das. „Das habe ich mir gedacht", sagt Carmen, „Sie sind ganz weiß im Gesicht. Aber", lacht sie, „wissen Sie, wenn Sie dann im Operationssaal sind, sind Sie der Mittelpunkt, nach allen Regeln der Kunst. Was meinen Sie, wer da alles gleichzeitig auf Sie aufpasst!" Als der Transportdienst Herrn Müller zur Operation abholt, halten beide, Herr Müller und Carmen, die Arme nach oben und drücken je beide Daumen. Erst zwinkert Carmen mit den Augen und ruft „Genießen Sie's!", dann zwinkert der Patient zurück und lacht. Seine Frau bedankt sich später bei Carmen.

Aus der Praxis (Mittagessen)

Frau Katz lebt im Pflegeheim. Sie gilt als schwierige und mühsame Bewohnerin. Sie sieht schlecht, ist mit einem Gehwagen mobil und verlangt, sobald sie eine Schwester sieht, nach Einlagen oder Augentropfen. Erklärungen ist sie schwer zugänglich. Ein Mal im Monat muss sie montags auf die Augenambulanz zur Kontrolle. Dann löchert

sie bereits am Sonntag alle Pflegenden, will wissen, wann der Transportdienst sie abholen wird, verlangt stapelweise Einlagen, möchte mit der Schwester üben, wie sie gewechselt werden, und läutet am Sonntag ab Mitternacht, damit sie in der Früh nur ja bald genug fertig ist. Am Essen hat sie immer etwas auszusetzen. Heute teilt Regina das Mittagessen aus. Sie steht vor dem Wagen, in dem in Warmhaltebehältern Fleisch und Beilagen sind. „Kann ich statt der Kartoffeln Reis haben?", fragt Frau Katz und stellt sich neben Carmen, die das Mittagessen auf Teller verteilt und es den Pflegenden in die Hand drückt, die es dann den einzelnen Bewohnern bringen. „Sie warten, bis Sie dran sind", meint Regina nur und ignoriert Frau Katz.
Später sagt sie: „Reis ist aus."
„Da ist doch noch welcher", gibt die alte Frau zurück. „Aha, auf einmal sehen Sie etwas!", ruft Regina, während Frau Katz wartet. „Ich kann nicht mehr stehen", jammert sie. „Wozu glauben Sie, dass Sie einen Speiseplan ausfüllen, wenn Sie dann nur Extrawürste wollen!", schimpft Regina. „Ich habe heute solchen Appetit auf Reis", bettelt Frau Katz. „Es tut mir leid, es geht nicht", sagt Regina, obwohl noch genug Reis da ist.

Pflegeabhängigkeit und Asymmetrie in Interaktion und Kommunikation

„Pflege ist", so das Standardwerk „Pflege Heute", „eine menschliche Interaktion mit einer asymmetrischen Beziehungsstruktur. Der Patient oder Pflegeempfänger befindet sich in einem Abhängigkeitsverhältnis: Die Pflegenden haben einen Wissens- und Informationsvorsprung, sie sind körperlich und oft auch geistig handlungsfähiger. Die Beziehung findet zudem i. d. R. in einem hierarchisch geprägten Umfeld statt (Krankenhaus, Heim etc.)" (Menche 2004, S. 68).

Ich möchte noch ergänzen, dass Patienten (wie Herr Müller) oft kaum oder gar nicht bekleidet sind, wenn mit ihnen gesprochen wird und es vorkommt, dass die Visite das Zimmer betritt, während sie beim Essen sind. Klienten der Pflege liegen oder sitzen häufig, während die Pflegeperson steht, sie müssen sich vor Fremden übergeben, ihre Ausscheidungen tätigen oder befinden sich in Zuständen, in denen sie starke Ängste und/oder Schmerzen haben. Sie können in einem geringeren

Ausmaß über ihr eigenes Äußeres bestimmen als jene, die mit ihnen umgehen, sich unattraktiv fühlen und Unbehagen und Verlegenheit bis hin zu Scham empfinden. „Sie waren sicher einmal eine schöne Frau", sagt Regina z. B. manchmal, wenn sie Frau Katz beim Haarewaschen hilft – und meint das nicht böse.
Häufig müssen Pflegeempfänger um die Möglichkeit eines Gesprächs bitten und sind, so sie dies nicht tun, auf Zuwendung und die Eröffnung kommunikativer Situationen durch Andere angewiesen – sowie auch darauf, dass diese sie auch aufrechterhalten, können sie doch jederzeit zu einer anderen Tätigkeit gerufen werden oder das „Setting" aus anderen Gründen verlassen. Für Menschen, die sich in Krankenhäusern oder Pflegeeinrichtungen befinden, sind Vieraugengespräche oft ein seltener Luxus. Häufig müssen sie in Kauf nehmen, dass, wenn über Intimes geredet wird, auch Dritte oder überhaupt Gruppen von Menschen anwesend sind.

Der Soziologe Ludwig Amrhein, der sich mit Machtbeziehungen und sozialen Konflikten in der stationären Altenpflege beschäftigt (Amrhein 2005), weist Altenpflegeeinrichtungen als „totale Institutionen" im Verständnis Irving Goffmans aus, die durch große Machtunterschiede geprägt seien. Befragungen, die Amrhein durchführte, zeigen, dass die Bewohner solcher Einrichtungen auch von den Pflegenden (und auch, was den Bereich des Rahmens von Kommunikation betrifft) als abhängig erlebt werden – leiten Heimbewohner doch ihre Anliegen oder Fragen häufig mit den Worten „darf ich" oder „muss ich" ein (Amrhein 2005, S. 420).
Der Pädagoge Erich Schützendorf spricht davon, dass es besonders im Rahmen der Langzeitpflege häufig dazu komme, dass von alten Menschen auf „restriktive und unbarmherzige Weise" ein bestimmtes Verhalten erzwungen werde (Schützendorf 1999, S. 64) und gibt an, dass dies im Bereich der Kommunikation durch „Mißachtung, Ein- und Überreden, Ermahnung, Drohung, Drohgebärde, Schimpfen, Schweigen oder Beleidigung" geschehe (Schützendorf 1999, S. 63). Selbstverständlich, und auch das geben beide Autoren an, hätten auch Klienten der Pflege die Möglichkeit, bestimmte Machtmittel einzusetzen und würden es auch tun, indem sie sich nicht an der Therapie beteiligen, die Pflegenden ihrerseits beschimpfen oder ihnen physische oder verbale Gewalt antun.

Der *Rahmen* aber, in dem Kommunikation *eröffnet, durchgeführt und beendet* wird, lässt sich durchgängig als einer ausweisen, in dem die Pflegenden in ihren diesbezüglichen Möglichkeiten eindeutig bevorzugt sind; das Ungleichgewicht zeigt sich dabei auch in Körperhaltung und -position oder Bekleidung.
Ebenso zeigt es sich in den *Inhalten:* Pflegende thematisieren heikle Themen wie Körperlichkeit, Ess-, Trink- und Ausscheidungsverhalten von Klienten, was umgekehrt nicht oder kaum geschieht – und schließlich ist nochmals der *Informationsvorsprung* und quasi der „Heimvorteil" von Pflegenden zu nennen, der einzig im extramuralen Bereich (also der Hauskrankenpflege) eine gewisse Umkehrung erfährt.

Kleine Lösungen: Der Blick von außen

Zum Umgang mit derlei Problemen wird Pflegenden häufig angeraten, für eine ruhige Gesprächsatmosphäre zu sorgen und sich verständlich auszudrücken. Ich behaupte aber, dass dies den Kern der Sache nicht trifft. Gehen wir zurück in die Praxis. Susanne spricht in derselben Situation und unter ähnlichen Rahmenbedingungen mit Herrn Müller wie danach Carmen – beide Male hat der Patient Angst und ist unsicher, im Fall Susannes ist ihm wahrscheinlich die Pflegesituation (Einlauf) noch zusätzlich unangenehm.
Was Carmen tut, ist schwer durch Regeln und Empfehlungen standardisierbar – auch unternimmt sie offenbar gar keine besonderen diesbezüglichen Versuche. Susanne hingegen hält sich an die Vorschrift, sich verständlich auszudrücken bzw. den Patienten über jeden Arbeitsschritt zu informieren.
Es ist anzunehmen, dass Carmen mit einem Blick die Lage erfasst hat: Hier liegt ein erwachsener Mann, der auch als solcher behandelt werden möchte und zugleich ihrer Aufmerksamkeit und ihres Zuspruchs bedarf. Nun kann gut sein, dass Herr Müller bereits im Rahmen eines Gesprächs von Susanne oder einer anderen Pflegenden über die Umstände des Eingriffs aufgeklärt wurde. Trotzdem tut ihm gerade jetzt, quasi „zwischen den Zeilen", etwas Aufmunterung und sogar ein kleiner Witz gut. Ich denke, dass das Wesentliche an Carmens Vorgehen ist, dass sie Herrn Müller den Rahmen, in dem er sich befindet, vergessen lässt, ohne die Umstände, die nun einmal Tatsache sind, außer Acht zu lassen. Das Geheimnis scheint mir hier weder in dem kleinen

Witz („Genießen Sie's!") zu liegen noch in einer bestimmten Gesprächstechnik. Worüber Carmen (vielleicht, weil sie „erst" Praktikantin ist) aber verfügt, ist der Blick von außen – *sie hat noch keine „Alltagsbrille"auf, durch die sie die Ungleichheiten der Gesprächssituation als gegeben annehmen könnte.*

Wie der Asymmetrie nämlich entgegenzuwirken ist, erklärt sich im Grunde von selbst – wir Pflegenden *wissen,* dass es Sinn macht, halb bekleideten Klienten einen Morgenmantel anzubieten, uns während eines Gesprächs auf Augenhöhe zu begeben und nicht während des Essens im Tagraum zu fragen, ob jemand schon Stuhl gehabt hat. Ich beobachte häufig, dass „Außenstehende", also Besucher oder Zivildiener, auch Praktikanten wie Carmen ganz intuitiv Ungleichheiten im Kommunikationsrahmen zu relativieren versuchen.

Pflegende meinen es nicht böse, wenn sie diese „Kleinigkeiten" außer Acht lassen – und Regina kennt Frau Katz tatsächlich besser als die Dame vom freiwilligen Besuchsdienst, die sich vielleicht über die „ruppige Art" Reginas empören wird – was wiederum Regina ärgern könnte – sie „weiß ja, wie das mit Frau Katz so ist".
Was in der Pflege hilfreich sein kann, ist, sich immer wieder in die Lage eines Klienten hineinzuversetzen. Vielleicht ist das Verhalten von Frau Katz bereits eine Folge des permanenten Ungleichgewichtes in ihrer Lebenssituation – gerade auch, was Verbales anlangt, denn nicht zuletzt da versucht sie ja auch, sich dagegen zu wehren.
Das gelingt vielleicht nicht immer. Carmen hat offenbar gut wahrgenommen, was Herr Müller im Moment empfindet, und oft genügt es, an einer einzigen Schraube im Interaktionsgefüge zu drehen, damit sich auch die Kommunikation ändert.
Pflegenden braucht nicht gesagt zu werden, durch welche Worte, Mimik oder Gestik Achtung und Würdigung eines Gegenübers signalisiert wird – es muss viel eher daran gearbeitet werden, dass die „Alltagsbrille" Pflegender es nicht verhindert, diesbezüglichen dringenden Bedarf wahrzunehmen. Der bewusste Blick von außen scheint mir hier ansatzweise eine Lösung zu sein. Wenn ich in der geriatrischen Pflege unterrichte, nehme ich manchmal ein kleines Heft mit, in denen Profis Über-80-Jährige fotografiert haben, die sie im Kaffeehaus, auf Reisen oder im eigenen Garten zeigen. „Ein Gewinn für alle

ist es“, sage ich dann, „gerade alte Menschen, auch wenn wir ihnen im Pflegeheim, im Nachthemd und samt Inkontinenzversorgung begegnen, immer auch ein wenig so zu sehen, wie es diese Fotografen tun.“

Für die Praxis:

- Die Beziehung zwischen Pflegenden und den Empfängern von Pflege ist, was ihre kommunikativen Möglichkeiten betrifft, asymmetrisch.
- Das bedeutet, dass Pflegende etwa über einen Informationsvorsprung verfügen und meist sie es sind, die Gespräche beginnen und beenden können und dass sie unter Bezugnahme auf institutionelle oder andere Zwänge bestimmte Zuwendungen gewähren und auch entziehen können.
- Die Asymmetrie dieser Interaktion zeigt sich auch darin, dass Pflegende oft körperlich und geistig handlungsfähiger sind als ihre Klienten, sowie in Körperhaltung, -position und Bekleidung.
- Es ist nun wichtig, diese Asymmetrie der Möglichkeiten ins kommunikative Handeln einzubeziehen – oft wiegt Gesagtes unter diesen Bedingungen schwerer (vgl. auch Kap. II 6).
- Nun liegt auf der Hand, dass durch Worte, Mimik oder Gestik Achtung und Würdigung eines Gegenübers signalisiert werden. Wichtig ist dabei, dass die „Alltagsbrille“ Pflegender es nicht verhindert, diesbezüglichen dringenden Bedarf wahrzunehmen. Asymmetrien wollen – zumindest ansatzweise – ausgeglichen werden. Der bewusste Blick von außen scheint mir hier ansatzweise eine Lösung zu sein.
- Häufig genügt es, an einer einzigen kleinen Schraube zu drehen (sich auf Augenhöhe zum Klienten zu begeben, einen Morgenmantel oder die Zahnprothese anzubieten), damit sich die gesamte Situation zum Vorteil beider Interaktionspartner ändert.

2. „Was der nur immer mit dieser Allergie hat!“ (Die Botschaft hinter der Botschaft)

Aus der Praxis (Eine Allergie?)

Brigitte leitet auf einer Inneren Abteilung zwei Pflegeschülerinnen im Praktikum an. Als sie Herrn Blei versorgen, bittet dieser Brigitte, doch seinen Rücken anzusehen, da er befürchte, hier eine Allergie zu haben. „Nein, ich sehe hier nichts“, sagt Brigitte – „haben Sie Juckreiz?“ „Nicht direkt“, gibt Herr Blei zur Antwort.
„Das fragt er seit gestern immer wieder“, sagt Auszubildende Else in einer kurzen Pause zu Brigitte. Als sie mit den beiden wieder ins das Zimmer von Herrn Blei und seinem Nachbarn kommt, fragt Herr Blei Brigitte erneut, ob sie sich die Sache nicht doch noch einmal ansehen könnte. „Gerne!“, antwortet sie und fragt Herrn Blei dann, ob sonst alles in Ordnung sei. „Alle sind hier sehr nett und behandeln mich sehr gut, das sind ja alles Spezialisten“, sagt er, „denen kann man voll und ganz vertrauen“. „So ist es“, sagt Brigitte, „aber es hätte ja sein können, dass Sie trotzdem noch Fragen haben, das ist immer möglich.“ Herr Blei sieht Brigitte von der Seite an und will dann wissen, ob nicht Allergien eine häufige Nebenwirkung mancher Medikamente seien. „Das kann, aber es muss nicht so sein. Denken Sie, dass es bei Ihnen so ist?“ Herr Blei wirkt verlegen und flüstert jetzt. „Nicht, dass Sie glauben, ich vertraue den Ärzten und Schwestern hier nicht“, sagt er, „aber seit ich hier bin, habe ich andere Medikamente als meine eigenen bekommen, und es könnte ja sein, dass ich die nicht vertrage“. Der Patient kramt einen kleinen Zettel aus der Lade des Nachtkästchens, auf dem alle Medikamente, die er zu Hause eingenommen hat, eingetragen sind. Brigitte nimmt den Zettel und geht zum Stützpunkt, holt die Mappe des Patienten und sieht sich die Sache an.
Als sie zurück kommt, lacht sie. „Das ist ganz einfach, Herr Blei“, erklärt sie. „Zu Hause haben Sie dreimal täglich eine große, rote Tablette genommen. Hier sind nun plötzlich dreimal täglich zwei gelbe und eine orangefarbene Pille. Die beiden gelben sind dasselbe wie eine von den roten – die gelben haben je fünfzig Milligramm, eine rote hat hundert. Das haben die Kollegen so gemacht, weil die roten aus

sind, es ist aber exakt dasselbe. Und die orangefarbenen Tabletten sind als Schutz für den Magen gedacht."
Herr Blei erklärt Brigitte, ihm sei bei der Visite gesagt worden, er bekäme „etwas für den Magen". Er habe gedacht, das seien kleine Briefchen „mit einem Pulver zum Auflösen". So etwas aber habe er nicht bekommen. „Stimmt, weil das für den Magen ja die orangefarbenen Tabletten sind." Der Patient ist sichtlich erleichtert und sagt zu Brigitte, er habe sich nicht getraut zu fragen, um nicht lästig oder misstrauisch zu erscheinen. „Das ist aber auch ein dummer Zufall", sagt Else, als sie das Zimmer verlassen haben.

Die Botschaft hinter der Botschaft

Das Standardwerk „Pflege Heute" fordert Pflegende dazu auf, im Zusammenhang mit im Allgemeinen tabuisierten Gesprächsthemen wie Ängsten, Tod und Sterben, dem Klagen über Schmerzen oder der eigenen Sexualität von Patienten sensibel dafür zu sein, dass sie unter Umständen eine „Botschaft hinter der Botschaft" aussenden, da sie manches eben nicht direkt ansprechen wollen (Menche 2004, S. 65).
Im Beispiel oben scheint es zunächst einfach: Herr Blei hatte offenbar die Befürchtung, sich durch klares Nach- und Rückfragen unbeliebt zu machen und schickte die Angst vor einer Allergie quasi vor, wobei es ihm aber eigentlich um den für ihn unverständlichen Austausch seiner Medikamente ging.
Der Kommunikationswissenschafter Schulz von Thun sagt über den „Appell auf leisen Sohlen", dass die Wünsche, die sich dahinter verstecken, oft weder dem Sender noch dem Empfänger einer Botschaft bewusst seien und ohne bewusste Absicht dazu dienen könnten, im Empfänger ein bestimmtes emotionales Klima zu erzeugen (Schulz von Thun 2006, S. 221). Was Herrn Blei betrifft, ist das nicht zu erkennen, es mag auch sein, dass er – wenn auch seine Angst vor einer Allergie *keine* Erfindung, sondern Tatsache ist – mehr oder weniger bewusst darauf hofft, dass sich aus diesem Thema heraus eine Gesprächssituation ergeben könnte, die zur Aufklärung seiner (dringenden!) Frage führt.

Anders verhält es sich mit Klienten der Pflege, die innerhalb von fünfzehn Minuten zehnmal oder öfter läuten und Nichtigkeiten (Fenster öff-

nen, Fenster schließen, Salbe am Nachtkästchen nach links oder nach rechts legen etc.) verlangen. Hier liegt es auf der Hand, dass auch die beste und freundlichste Erledigung dieser Wünsche keine Erleichterung bringt. Der heimliche Appell Herrn Bleis mag gelautet haben: „Beschäftige dich, wenn auch auf Umwegen, mit meinen ‚neuen' Medikamenten!" Der heimliche Appell der berühmten Klienten, die stundenlang wegen Nichtigkeiten läuten, laut jammern oder schreien, mag schlicht sein: „Geh nicht schon wieder weg, kümmere dich um mich, bleib da!"
Eine Funktion,die, so Schulz von Thun, solche Appelle u. a. hätten, sei „sich die Verletzung zu ersparen, die durch die Zurückweisung eines offen vorgetragenen Wunsches entstehen würde" (Schulz von Thun 2006, S. 225).

Herrn Blei geht es wohl nicht um „Verletzung" – er möchte lediglich nicht als misstrauisch gelten. Wer allerdings ständig läutet, ohne dass es dafür nachvollziehbare Gründe gibt, der würde vielleicht oft gerne sagen: „Schwester, bleiben Sie ein bisschen bei mir" – und auch und besonders dann, wenn er oder sie als launisch, missmutig und/oder aggressiv gilt – häufig sind solche kommunikativen Verhaltensweisen ja gerade Folgen einer Interaktions-Spirale aus (unbewusster, indirekter) Forderung nach Aufmerksamkeit und ebenso indirekter Zurückweisung: In dem Moment, in dem die Pflegeperson das Fenster schließt und gleich darauf mit den Worten: „Recht so?" das Zimmer verlässt, sinnt der „lästige" Patient bereits nach dem nächsten „Grund", aus dem er läuten könnte.

Wann und wie darauf zu reagieren ist

„Wie können wir denn ahnen, welcher Patient was wie warum gemeint hat?", will Else von Brigitte bei der Nachbesprechung wissen. Ich würde ihr Folgendes antworten: Grundsätzlich tun Pflegende gut daran, das, was Klienten sagen, auch als das zu nehmen, was es ist. Wiederholt sich aber (so wie im Fall Herrn Bleis) ein Verhalten immer wieder – und so, dass es uns fast eigenartig erscheint, lohnt sich ein zweiter Blick auf die Sache. Ich rate hier auch dazu, gegebenenfalls vorsichtig nachzufragen, vielleicht auch einfach das eigene Empfinden auszusprechen, etwa: „Herr Blei, ich habe das Gefühl, dass irgendetwas Sie beschäftigt. Möchten Sie mir vielleicht sagen, ob Ihnen etwas Sorgen macht?“ In Situationen wie diesen, die sich leicht auflösen lassen, ist das kein großes Problem. Im günstigsten Fall kommt das, was vielleicht ängstigt, zur Sprache und wird *aufgeklärt* oder zumindest *angesprochen*.

Im Fall der „Dauerläuter“, die nicht nur „Botschaften hinter der Botschaft“, sondern tatsächlich eindringliche, verdeckte Appelle aussenden, rate ich dazu, eine solche Vermutung nicht auszusprechen (also *nicht* zu sagen: „Sie läuten ja nur, damit ich wieder komme!“), sondern gleich direkt auf den vermuteten Appell *einzugehen*.

Es ist – so meine Erfahrung – eine für beide Seiten entlastende Erfahrung, wenn sich die Pflegeperson, anstatt energisch die Salbentube in Sichtweite der Patientin zu rücken (oder Verärgerung zu äußern), zwei Minuten an deren Bett setzt und fragt, wie es ihr geht oder einfach sagt: „Das ist wohl gar nicht leicht, hier immer nur zu liegen, stimmt's?“

Es macht also Sinn, sich erst dann auf die Suche nach verdeckten Aufforderungen oder Botschaften zu machen, wenn ein Verhalten, eine Frage oder eine Äußerung unverhältnismäßig erscheint, man als Pflegeperson (wie Else bei Herrn Blei) nichts damit anzufangen weiß und/oder wenn es, wie im Fall des „Dauerläutens“ und „nichtiger“ Wünsche, ein Hinweis auf einen tiefer liegenden emotionalen Wunsch zu sein scheint. Letztere lassen sich auch (vgl. Kap. I 1.4) ihrem Wesen gemäß eher durch nonverbale, analoge Kommunikationsformen (die Hand nehmen, ein wohlwollender Blick, einfaches Dableiben) befriedigen – und Unklarheiten wie in unserem Beispiel können allein durch einfaches Ansprechen beseitigt werden.

Für die Praxis:

- Das Verhalten (selbstverständlich aber auch Worte) können Appellcharakter haben. Entscheidend dabei ist, dass dies dem, der derlei „Botschaften hinter der Botschaft“ aussendet, nicht zwingend bewusst sein muss.
- Für die Pflege hat das insofern besondere Bedeutung, als Patienten sich in einem für sie fremden Umfeld befinden, das, neben Erkrankung und/oder Pflegeabhängigkeit, Angst machen kann. In

der Folge ist es möglich, dass deswegen etwas „zwischen den Zeilen" und sehr indirekt zum Ausdruck gebracht wird, da unter Umständen der Mut fehlt, es klar auszusprechen.

- Was Pflegende nun ganz praktisch tun können, ist, **nicht überall „Botschaften hinter der Botschaft" zu vermuten, sondern** vielmehr dann**, wenn ihnen ein bestimmtes Verhalten/eine bestimmte Frage eigenartig oder unpassend erscheint und sich womöglich ständig wiederholt, an dieses Phänomen zu denken.**
- Was dann hilft, ist die einfache Rückmeldung, dass das, was gerade geschieht, schwer einzuordnen ist (etwa: „Ich habe das Gefühl, dass Sie etwas beschäftigt. Möchten Sie mir vielleicht sagen, ob Ihnen etwas Sorgen macht?). Die meisten Klienten greifen eine solche Aufforderung dankbar auf. Im Fall stets sich wiederholenden Verhaltens (etwa Dauerläuten) gibt es meist einen bestimmten „Verdacht", z. B. jenen, dass jemand „nur" ein wenig Aufmerksamkeit möchte. Hier rate ich, diese Vermutung **nicht auszusprechen,** sondern es zunächst damit zu versuchen, das vermutete Bedürfnis zu befriedigen. Natürlich können bestimmte Verhaltensweisen von Klienten Pflegende ärgern. Das folgende Kapitel beschäftigt sich mit Affekten, Ängsten und Aggressionen und bringt auch dieses Thema zur Sprache.

3. „Den Fraß können Sie behalten, Schwester!" (Affekt, Angst und Aggression)

Aus der Praxis (Schlangenfraß)

Frau Kerber ist ehemalige Lehrerin und lebt nach mehreren Insulten im Pflegeheim. Sie zu versorgen ist mühsam. Sobald ihr etwas nicht gelingt, sagt sie die immer gleichen Sätze: „Ach, Schwester, ich mit meinem kaputten Hirn, ich bin zu blöd, mir etwas zu merken." Oder: „Ihr seid ja so arm mit mir alten, hässlichen Frau." Frau Kerbers Mann kommt sie täglich dreimal besuchen. Er beschimpft die Pflegenden bei jeder Gelegenheit. „Den Schlangenfraß können Sie behalten, wer soll das essen!", schreit er Irmgard an. Als sie später kommt, um Frau Kerber ihrer Halbseitenlähmung wegen beim Essen zu unterstützen, sieht er auf die Uhr und sagt: „Das Tablett steht jetzt seit zehn Minuten am Tisch. Gekommen ist niemand. Wissen Sie, wenn Ihr Job Sie nicht interessiert, dann suchen Sie sich eben einen anderen. Aber ob Sie etwas finden, wo Sie fürs Kaffeetrinken bezahlt werden, das weiß ich nicht." Herr Kerber wirkt ruhig. Nur wenn man genau hinsieht, merkt man, dass seine Handgelenke zittern.

Aus der Praxis (Die alte Hexe)

Gisela versorgt die demenziell erkrankte Frau Schuh, die während der Körperpflege ohne Pause schimpft und zetert. Sie bemüht sich, ruhig zu bleiben, auch als Frau Schuh den Schlauch des Harnbeutels vom Dauerkatheter zieht und der Urin sich im frisch gemachten Bett verteilt. Gisela wechselt die Bettwäsche und erträgt das Geschrei der Bewohnerin. Erst als diese heftig an ihren Haaren reißt, packt die Pflegende die Hand der alten Frau, schiebt sie mit Schwung zurück und sagt: „Jetzt ist aber Schluss, du alte Hexe!"

Affekt, Angst und Aggression

Dass die Pflege (gerade demenzkranker Menschen) mit Wut, Ärger und Aggression verbunden ist, wird nicht nur in diesen beiden Praxisbeispielen deutlich, sondern ist auch Gegenstand von Pflegeforschung und rückt dadurch immer mehr vom „Pflegetabu“ in Richtung eines Phänomens, dem sich mehr und mehr auch auf sachlicher Ebene genähert werden kann.

Der Soziologe Ludwig Amrhein spricht von „alltäglichen – physischen und verbalen – Aggressionen der Pflegekräfte“ (Amrhein 2005, S. 420), führt als Beispiel dafür etwa den Satz „Oh Gott, hast du wieder gefressen wie ein altes Schwein“ an und weist das Pflegeheim „als Ort aus, an dem subtile und niederschwellige Formen aggressiven und gewalttätigen Verhaltens gegen Bewohner alltäglich sind“ (Amrhein 2005, S. 418); umgekehrt würden auch Pflegende Opfer verschiedenartiger Übergriffe durch ihre Klienten.

Wir wollen uns zunächst mit verbalen Aggressionen beschäftigen, die von Pflegenden ausgehen. Sie hätten, so der Autor weiter, nicht etwa ein grundlegend schlechtes Denken über die Bewohner zur Ursache, sondern seien Folge eines nicht professionellen Umgangs mit Belastungen, wobei dann die schwächsten Glieder der „Pflegehierarchie“ von „überforderten Pflegekräften als ‚Blitzableiter‘“ benutzt würden. Woran es so handelnden Pflegenden mangle, sei u. a. Affektkontrolle (Amrhein 2005, S. 420).

Wollen wir nun überlegen, wie Kommunikation auch noch unter den Bedingungen hoher Affektivität gelingen, wie verbale Aggression vermieden werden kann, müssen wir uns zunächst beiden Phänomenen widmen.
Affekte sind starke Gefühlsregungen (wie Ärger, Zorn, Freude etc.), die meist von körperlichen Empfindungen begleitet werden und so stark sein können, dass sie in der Lage sind, das, was man rationales, also vernünftiges Denken und Handeln nennt, zu verhindern (vgl. dazu etwa Csef 2003, S. 106). Teilweise beschreibt die Alltagssprache das Wesen von Affekten bildhaft: Jemandes Herz hüpft vor Freude, er kocht vor Zorn oder befindet sich im Zustand rasender Wut, ist vielleicht blind vor Liebe oder verstummt vor Glück.
Selbstverständlich äußert sich ein Affekt auch in der Sprache selbst – und ganz affektfrei kann und soll sie auch nicht sein; im gesprochenen Wort spielt, wenn auch in unterschiedlicher Intensität, immer auch ein zumindest affektives Moment mit (Kuhn 2003, S. 69). Insge-

samt sind Affekte in der Lage, menschliches Miteinander zu beleben und zu gestalten, können festigend oder zerstörend wirken; affektarme Beziehungen können einen farblosen Charakter haben (Csef 2003, S. 107).

Verschiedene Empfindungen (wie etwa Wut, Ärger oder Ekel) können nun der Aggression zugrunde liegen, müssen sie aber nicht zwingend auslösen. Angst kann auf unterschiedliche Weise in Interaktion mit Aggression stehen: Sie kann sie zwar einerseits hemmen (wenn etwa Sanktionen befürchtet werden), kann aber andererseits auch geradezu ihr Motor sein (Hülshoff 2006, S. 160), ebenfalls kann Frustration zu Aggression führen (Hülshoff 2006, S. 163).

Herrn Kerbers Bedürfnisse wurden über lange Jahre frustriert. Anstatt, wie es geplant war, mit seiner Frau nach ihrer Pensionierung auf Reisen zu gehen, besucht er sie nun täglich im Pflegeheim. Selbstverständlich bleiben auch Irmgards und Giselas Wünsche nach vielleicht Anerkennung und einer gewissen Unversehrtheit unbefriedigt – und als mögliche Ursache für die Aggression Frau Schuhs scheint Angst sehr wahrscheinlich.
Herr Kerber und Gisela reagieren verbal aggressiv, Gisela „kommuniziert" zusätzlich noch durch den kräftigen Griff an Frau Schuhs Unterarm, dass sie genug hat. Was ist nun mit dem Affekt, der bestehenden Empfindung, vielleicht auch Aggression zu tun, die auch Irmgard überwältigen kann?

Pflege, Kommunikation und Affekt

Affekte wie Wut oder Ärger überkommen uns also vor allem dann, wenn wir überfordert sind, unsere Grenzen überschritten wurden oder vielleicht Angst oder Frustration empfinden.
Für die Pflege wird häufig „professionelle" Kommunikation gefordert, man wünscht sich von Pflegenden Geduld und Verständnis. Was aber, wenn, wer Anderen beistehen und helfen möchte, angeschrien, vielleicht geschlagen oder gestoßen oder – wie im Fall Irmgards – bewusst abgewertet wird? Hier haben wir es mit Affekten zu tun, die *beide* Kommunikationspartner übermannen können – und überlassen sich ihnen auch beide, so kann dies einen Kreislauf in Gang setzen, innerhalb des-

sen sich Kommunikation in synchroner (gleichartiger) Weise aufschaukelt (vgl. Kap. I 1.5). Da würde Irmgard dann ebenfalls mit (unterschwelligen) Beschimpfungen reagieren und Herr Kerber würde sein Kommunikationsverhalten wahrscheinlich wiederholen bzw. verstärken.
Irmgard könnte versuchen, Herrn Kerber zu *beschwichtigen* (sich eventuell entschuldigen, alle „Schuld" auf sich nehmen und um jeden Preis wieder Ruhe herstellen wollen – vgl. Satir 2002, S. 71f), wobei dann das kommunikative Verhalten der beiden komplementär wäre, sich also gewissermaßen ergänzen würde.

Beides ist nicht zielführend und lässt zumindest einen der Interaktionspartner hilflos zurück. Virginia Satir empfiehlt für den Umgang mit Konflikten die „kongruente" Kommunikationsform, von der sie sagt: „Bei dieser Reaktionsmöglichkeit zielen alle Teile der Botschaft in die gleiche Richtung – die Stimme spricht Worte, die mit dem Gesichtsausdruck, der Körperhaltung und dem Ton der Stimme zusammenpassen" und: „Bei kongruenter Reaktion entschuldigen Sie sich tatsächlich, wenn Sie einsehen, dass Sie etwas getan haben, was Sie nicht wollten. Sie entschuldigen sich für eine Handlung, nicht für Ihre Existenz. Manchmal muss man kritisieren und bewerten. Wenn Sie dies auf eine ausgleichende Art und Weise tun, so bewerten Sie eine Handlung und Sie beschuldigen nicht die Person; Sie bieten dann gewöhnlich etwas Neues an" (Satir 2002, S. 78f).
Versuchen wir, das Gesagte für die Pflege zu übersetzen und auf unser Feld, in dem wir es häufig auch mit ungerechtfertigten Beschwerden und/oder Gesprächspartnern zu tun haben, die (etwa im Fall demenzkranker Menschen) einer rationalen Erklärung nicht zugänglich sind:
Hier kommt es oft zu Empfindungen, die sich nicht abschalten lassen – und man versucht das besser auch gar nicht.
Ärger und Aufregung dürfen *bleiben,* müssen allerdings eine „verträgliche" Gestalt annehmen. Starke Affekte wie den Giselas können oft allenfalls *aufgeschoben* werden und z. B. am Schwesternstützpunkt „ausgelebt" werden.
Ich spreche mich im Rahmen meiner Vortragstätigkeit immer wieder dafür aus, dass Pflegende die Möglichkeit haben müssen, einander (auch ganz spontan) sagen zu können, was sie gerade geärgert hat, ohne deshalb als „unprofessionell" gelten zu müssen. Affekte, die

ständig geschluckt und verdrängt werden, suchen sich ihren Weg auf subtile Weise nach außen.

In direkten Gesprächssituationen kann Folgendes geübt werden: Man versucht, sobald man sich ärgert, Aussagen mit dem Wort „Ich" zu beginnen – dem schließt sich fast zwangsläufig eine Äußerung des eigenen Erlebens, also etwa: „Ich ertrage es ganz schlecht, wenn Sie mit mir schreien" – das ist besser als die Beschuldigung „Sie schreien (immer) mit mir!"
Gelingt dies nicht, soll zumindest, wie auch Virginia Satir empfiehlt, versucht werden, *Handlungen* zu bewerten und *nicht* die Person, die sie tätigt, also besser: „Damit, dass Sie mit mir schreien, komme ich nicht zurecht" als: „Sie mit Ihrer Schreierei ..."

Auch Pflegende haben das Recht, verärgert zu sein. Überzogene Forderungen nach unbedingter Höflichkeit können dazu führen, dass in *inkongruenter,* teilnahmsloser Weise eine inadäquate, emotionslose „Service-Freundlichkeit" zum kommunikativen Programm wird, die erst recht Aggressionen auslöst.
Demenziell erkrankten Menschen, die die Grenzen Pflegender überschreiten, kann mit einem kurzen, bestimmten „Nein!" und dem Herstellen (auch körperlicher) Distanz besser (weil eben kongruent) begegnet werden als mit hinnehmenden Beschwichtigungsversuchen.
Wer sich im Moment außerstande sieht, in verträglicher, zugleich aber ehrlicher Weise zu kommunizieren, kann immer noch sagen: „Ich möchte darüber in ein paar Minuten mit Ihnen sprechen, lassen Sie mir kurz Zeit!" und den Raum verlassen, um sich zu sammeln.
Die Ursachen verbaler Aggression von Bewohnern, Patienten und ihren Angehörigen, die gegenüber Pflegenden geschieht, hat ihre Ursache häufig in Angst und Verzweiflung, weswegen es auch wichtig ist, dass nicht der Mensch, der laut, ausfallend oder ungerecht ist, bewertet und kritisiert und nicht *ihm als Person* ein „Stopp!" signalisiert wird, sondern lediglich seiner Art zu kommunizieren.
Pflegende verfügen, so meine Erfahrung, über recht gute Möglichkeiten, mit Äußerungen von Not und Verzweiflung umzugehen, und das selbst dann, wenn sie ungerechtfertigterweise Opfer von Anschuldigungen werden. Wiederholt sich derlei kommunikatives Verhalten aber ständig, können sie nicht immer schlucken und einstecken,

ohne Gefahr zu laufen, sich emotional *gar* nicht mehr am Geschehen zu beteiligen.

Ein weiterer kleiner „Trick“, um auch in kritischen Situationen, in denen man verbal attackiert wird, die Kontrolle zu behalten, findet sich außerdem im Kapitel V 2.2.

Für die Praxis:

- Es kommt vor, dass Pflegende gegenüber Klienten in verbaler (oder anderer) Form Aggression zum Ausdruck bringen. Die geschieht meist nicht in böser Absicht, sondern ist Folge von Überforderung. Umgekehrt werden Pflegende aber auch selbst Opfer verschiedenartiger Übergriffe durch Klienten.
- Aggressionen haben mit Affekten und Empfindungen zu tun, die in Pflegenden hoch kommen können. Die Frage dabei darf und soll nicht sein, wie Anspannung, Wut oder Ärger unterdrückt werden können, da davon auszugehen ist, dass sie sich sonst auf unterschwellige Weise ihren Weg nach außen bahnen und damit noch weniger kontrollierbar sind.
- Der Anspruch, den Pflegende häufig sich selbst gegenüber haben oder mit dem an sie herangetreten wird, ist, dass sie zu ertragen, zu erdulden, hinzunehmen und zu „schlucken“ hätten. Das ist so unmöglich wie gefährlich.
- Affektivität und auch Gefühle des Unmuts gegenüber Situationen, Umständen, auch Klienten dürfen also bleiben, sollen aber in eine „verträgliche“, für alle Seiten akzeptierbare Form gebracht werden.
- Das kann einerseits bedeuten, dass dem eigenen Ärger im Kollegenkreis Luft gemacht werden darf, ohne dass dies als unprofessionell gilt. Andererseits gibt es Möglichkeiten, in kongruenter Weise Unmut zu äußern, ohne dabei zu verletzen. Eine einfache Formel dabei ist, einerseits von dem, was man selbst empfindet, zu sprechen und andererseits das Verhalten, das einem entgegengebracht wird, zu bewerten – nicht aber die Person, die sich so verhält.
  Manchmal (und sofern möglich) kann es auch schon genügen, sich im wahrsten Sinn des Wortes Raum zu verschaffen und die Situation kurz zu verlassen – das allein kann eine wertvolle Hilfe sein.

IV. Transkulturelle Pflege und Kommunikation

1. „Die sind da nicht so locker“ (Kommunikation zwischen den Kulturen – worum es dabei geht)

Im Rahmen institutionalisierter Pflege treffen Menschen unterschiedlicher sozialer Herkunft, Nationalität und Religion aufeinander. Sei es, dass sie miteinander arbeiten, sei es, dass Klienten der Pflege aus anderen Ländern kommen, Migrationshintergrund haben, oder umgekehrt von Menschen gepflegt werden, die einer anderen Nationalität angehören.

Dagmar Kumbier und Friedemann Schulz von Thun sprechen in der Einführung zu ihrem Sammelband „Interkulturelle Kommunikation“ von den Herausforderungen, die der Umgang mit Menschen aus anderen Kulturen, die „andere Wertvorstellungen und Verhaltensweisen haben“, mit sich bringt und weisen ihn zugleich als Teil unseres Alltags aus (Kumbier und Schulz von Thun 2008, S. 11f). In östlichen Kulturen beispielsweise sei eher ein „Kollektivismus“ in den Werthaltungen anzutreffen, in westlichen tendenziell der „Individualismus“ – wer demnach „kollektiv“ denke, definiere sich in erster Linie über die Zugehörigkeit zu einem Ganzen wie Nation, Familie und Ähnlichem. Individuelles Denken hingegen zeichne sich durch die Betonung der Selbstverwirklichung und den Wunsch nach persönlicher Entfaltung aus (Kumbier und Schulz von Thun 2008, S. 14).
Nun liegt es nahe, dass Kommunikation mit derlei Ideologien zu tun hat. Kommen nun Menschen unterschiedlicher Herkunft ins Gespräch, kann es (vor allem wenn die – oft gegensätzlichen Denk- und Handlungsweisen – zu gegenseitigen Vorwürfen werden), zu dem kommen, was die Autoren wie folgt ausdrücken: „Der Verdacht liegt nahe, dass interkulturelle Unterschiede häufig zum Ausgangspunkt

und zum Motor von Teufelskreisen werden – und dass diese Teufelskreise besonders schwer zu durchschauen sind, weil das Verhalten von Menschen aus einer anderen Kultur besonders fremd und unverständlich erscheint" (Kumbier und Schulz von Thun 2008, S. 22f).

Selbstverständlich werden im Zuge der pflegerischen Interaktionen naturgemäß die unterschiedlichsten Bereiche berührt – man bekommt es mit verschiedenen Formen der Religionsausübung, der Ess- und Trinkgewohnheiten, der Geselligkeit oder der Körperpflege zu tun.
Die Pflege eines Landes sei, so Susanna Alban im Vorwort zum Standardwerk „Multikulturelle Pflege" (Alban et al. 2000), durch das kulturelle Umfeld und den sozialen Hintergrund der Pflegenden geprägt. Schon innerhalb der eigenen Kultur könne es dabei zu „schichtspezifischen Missverständnissen und Kommunikationsstörungen" kommen – Alban spricht weiter von „interkulturellen Missverständnissen", die noch dazu häufig nicht als solche anerkannt, sondern als „Mangel an gutem Benehmen" oder „Charakterfehler" des Gegenübers interpretiert würden (Alban et al. 2000); bestimmte Fragen könnten „im Extremfall zum Abbruch der Kommunikation führen".

Wozu will das vorliegende Kapitel Pflegenden nun verhelfen? Es liegt auf der Hand, dass hier keine (und nicht einmal eine fragmentarische!) Beschreibung des möglichen kommunikativen Verhaltens von Menschen mit unterschiedlichem kulturellen Hintergrund gegeben werden kann. Das liegt zum einen daran, dass die Auswahl der Nationalitäten allein schon problematisch wäre, zum anderen daran, dass es „die" oder „den" Angehörigen einer bestimmten Nationalität, Kultur oder Ethnie gar nicht gibt. Was ich aber leisten möchte, ist, den Blick für zumindest einige kommunikative Phänomene zu schärfen, die sich im Zusammenhang mit pflegerischem Tun ergeben können.
Es geht mir dabei nicht um Vollständigkeit, sondern darum, Folgendes zu zeigen: Etwas, das in der einen Kultur und dem ihr eigenen Verständnis von Kommunikation als für ihr Gelingen zentral erachtet wird, kann in einer anderen als Hinderungsgrund gelten, also als das genaue Gegenteil.

Nun bin ich nicht der Meinung, dass all die unterschiedlichen Zugänge zu Kommunikation und Interaktion *gekannt* werden müssen,

damit ein Miteinander zwischen den Kulturen gelingt. Wichtig scheint mir hier vielmehr, zu wissen, wonach dabei *grundsätzlich* gefragt werden kann. Scheint also Kommunikation mit Angehörigen anderer Kulturen nicht zu gelingen, soll sich die Spirale gegenseitigen Nicht- oder Anders-Verstehens nicht verstärken, sondern zeitgerecht durchbrochen werden können, indem die Möglichkeit eines interkulturellen Missverständnisses in Betracht gezogen wird.
Wenn man so will, geht es mir um die Förderung einer diesbezüglichen Sensibilität, die auch als **Meta-Sensibilität** (Kumbier und Schulz von Thun 2008, S. 24) bezeichnet werden kann und auf die ich noch Bezug nehmen werde.
Das erklärt auch, warum ich bestimmte Phänomene nur *beispielhaft* und mit Blick auf die eine oder andere Nationalität zeigen will – sie sollen ihr aber weder selbstverständlich noch ausschließlich zugeordnet werden. Kommunikatives Verhalten möchte ich ebenso wenig nationalitätenbezogen empfehlen, sondern lediglich das Vorstellungs- und Verständnisrepertoire Pflegender erweitern; dies allein ermöglicht meiner Meinung nach interkulturelle Verständigung.

1.1 „Ein Mordstheater ist das immer" (Die Äußerung von Gefühlen am Beispiel Italiens, Spaniens und der Türkei)

Aus der Praxis (Morbus Orientalis)

Elvira hat Nachtdienst und erhält gegen 23 Uhr die Meldung, dass eine Patientin auf ihrer Station aufzunehmen ist. Vom Gang ist lautes Schreien zu hören. Die ältere Frau auf der Liege der Rettungsleute wird von einer Gruppe von Menschen begleitet. Elvira begrüßt die Frau, die ihre Hand umklammert hält und sich immer wieder mit kreisenden Bewegungen auf den Bauch deutet.
Am Schwesternstützpunkt steht Andreas, ein Pfleger von der Nachbarstation. „Weißt du, was du tun kannst?", fragt er, lacht und sagt dann: „Ich mache das immer so bei denen: Beim Blutdruckmessen frage ich sie, was mehr weh tut – Manschette oder Bauch? Wenn sie dann auf die Manschette deuten, weißt du, dass es ein klassischer

Morbus Orientalis ist. Die brüllen wie verrückt, das gehört bei denen dazu. Ein Mordstheater ist das immer."

Expressive Gefühlsäußerungen und ihre Funktion

Susanna Alban beschreibt das Kommunikationsverhalten in der Türkei einerseits als stark ritualisiert. Am Beginn von Begrüßungen stünden – wie es auch uns bekannt ist – Grußformeln. Dem könne sich, so man einander kenne, eine nach immer gleichen Regeln verlaufende „Abfolge von Fragen und Antworten zum Befinden aller Familienmitglieder, Verwandten und Bekannten" anschließen. Verwandtschaftsbezeichnungen seien viel differenzierter als in unserem Sprachgebrauch, es werde z. B. „zwischen älter und jünger oder zwischen der Seite des Mannes und der Frau" unterschieden.
Andererseits seien, so Alban weiter, „expressive Gefühlsäußerungen oft untrennbar mit den Gefühlen verbunden" und „verbale Mitteilungen" manchmal nur dann verständlich, wenn die nonverbalen Botschaften dabei genau beobachtet und einbezogen würden (Alban et al. 2000, S. 253).

Für Italien spricht die Autorin die Schmerzäußerung explizit an: Grundsätzlich könne Schmerz, besonders, wenn er chronisch sei, „heftig und laut zum Ausdruck gebracht werden", was dazu diene, „Leid mitzuteilen und sich Unterstützung zu sichern". Besonders interessant für die Pflege sei, dass es dafür aber, so Alban, nicht üblich sei, über den Schmerz zu sprechen.
„Dramatische Schmerzäußerungen wie Jammern oder Schreien bei Arztbesuchen können zu Missverständnissen führen", es könne etwa (wie in unserem Beispiel) dazu kommen, dass diese Patienten als „wehleidig und theatralisch oder als Simulanten angesehen" werden (Alban et al. 2000, S. 253). Ähnliches gibt Alban auch für Spanien an, ergänzt allerdings, dass Schmerz im Allgemeinen „nicht gut ausgehalten" werde, „die Patienten bitten um schmerzstillende Mittel oder Maßnahmen" (Alban et al. 2000, S. 253).
Interessant ist zum Thema Schmerzausdruck auch, dass ausländische Patienten bei Schmerzen Todesangst haben können – was mit den vielen, teilweise lebensbedrohlichen Infektionskrankheiten zu erklären ist, die es in den Herkunftsländern teilweise noch gibt: „Wer an

Schmerzen leidet, befürchtet, eine solche Krankheit zu haben" (Becker et al. 2006, S. 49).

Diese Ausführungen könnten nun dazu verleiten, Angehörigen einzelner Nationalitäten ein bestimmtes Verhalten zuzuordnen. Das wäre falsch, besonders dann, wenn man sich von Details leiten ließe und nun etwa davon ausginge, dass spanische Patienten eher um ein Schmerzmedikament bitten würden als italienische und dergleichen. Der Knackpunkt liegt vielmehr da, wo Alban – wieder über Spanien – sagt, dass die Selbstbeherrschung und das Wahren von Contenance, von Fassung, dort nicht – wie etwa in Deutschland – als Idealverhalten gelte.

Vor diesem Hintergrund wird klar, warum Menschen, die während ihrer eigenen Sozialisierung die Selbstbeherrschung als anzustrebende Fertigkeit kennen lernten, es als „Morbus orientalis" und Ähnliches bezeichnen, wenn südländische Patienten Gefühle, Ängste und Schmerzen expressiv zum Ausdruck bringen: die **Funktionen der Schmerzäußerung** sind schlicht **andere.** Südländische Patienten wollen sich häufig (und natürlich nicht grundsätzlich!) eher Zuspruch und Unterstützung als vorrangig ein Medikament gegen die Schmerzen sichern. Für Angehörige unseres eigenen Kulturkreises bedeuten (Schmerzens-)Schreie einen Notfall.
Der Teufelskreis, der auf Missverständnissen zwischen den Kulturen fußt und den ich anfangs angesprochen habe, könnte nun (auf beiden Seiten unbewusst) einsetzen. Andreas könnte Frau Kucuk, die zeigen will, dass sie Angst und Schmerzen hat, ein wenig zur Beherrschung „erziehen" wollen, immer natürlich vorausgesetzt, dass er ihr Jammern und Schreien für ein „Theater" hält. Frau Kucuk möchte sich vielleicht Unterstützung sichern und ihrer Angst vor dem Verlassenwerden, vielleicht auch ihrer Orientierungslosigkeit, noch mehr Ausdruck verleihen.

Einschätzungen und ihre Folgen

Die Pflegewissenschafterin Christa Hüper und die Pädagogin Rosemarie Kerkow-Weil besprechen in ihren Ausführungen zum Schmerz im Migrationskontext Studienergebnisse, die zeigen, dass Pflegende die Schmerzen ihrer Patienten je nach Ethnizität unterschiedlich beurteilen, wobei auch sozialer Status und Bildungsgrad eine Rolle spielen (Hüper und Kerkow-Weil 2001, S. 292); weiters auch die Sympathie, die in dem Maß steigt, in dem Verhaltensmerkmale bekannt und vertraut sind (Hüper und Kerkow-Weil 2001, S. 297) – was bei Migranten naturgemäß weniger häufig als bei Angehörigen des eigenen Kulturkreises der Fall ist. Weiter, und hier komme ich auch ganz klar zum Kommunikationsproblem, berichten die Autorinnen darüber, dass gerade Patienten mit Migrationshintergrund häufig wenig ärztliche Aufklärung über die Hintergründe des aktuellen therapeutischen oder diagnostischen Geschehens zuteil wird – was oft zur Folge hat, dass Pflegende die mangelhaften Informationen vervollkommnen sollen. Das wieder ist kaum möglich, da der Spielraum, in dem Pflegende berechtigt sind, Auskünfte zu geben, unklar definiert ist. Das wieder führt häufig dazu, dass sie Interaktionen mit den betroffenen Patienten vermeiden und dies mit Zeitmangel begründen – was wiederum zu Konflikten führt, die ihre Ursache nicht in der Beziehung zum Patienten haben. Häufig folgern die Patienten deshalb sogar eine Feindseligkeit gegenüber Migranten (Hüper und Kerkow-Weil 2001, S. 298f).

Kleine Lösungen

Sehen wir uns nun der Verzweiflung gegenüber, die durch Schmerz und Orientierungslosigkeit bedingt wird, bleibt die Frage nach guten und richtigen Reaktionen offen. Pflegende sind nicht zur Aufklärung berechtigt, meist unter Zeitdruck und wollen wohl häufig vermeiden, sich unter diesen Bedingungen klagenden, schreienden und gestikulierenden Patienten zu stellen. Was kann Elvira in einer solchen Situation für Frau Kucuk tun? Die berühmte „Flucht nach vorn“, deren Ziel in diesem Fall wohl der Schwesternstützpunkt ist, scheint vor dem Hintergrund des eben Ausgeführten nicht sinnvoll.

Ich bin davon überzeugt, dass sich alles Wichtige tatsächlich gestisch ausdrücken lässt. Was würde uns selbst gut tun, befänden wir uns in einem fremden Land im Krankenhaus, wüssten nicht, wie uns geschieht und verstünden die Sprache nicht? Vielleicht würden wir nach einer flüchtenden Pflegeperson rufen, diese könnte ihr Verhalten eben deshalb verstärken und am Ende blieben wohl ausweichende Blicke und eine Menge ergebnisloser Verständigungsversuche zurück.

Natürlich hat Elvira auch andere Patienten zu versorgen und muss Frau Kucuk unweigerlich irgendwann „verlassen“. Es macht aber einen Unterschied, ob sie das tut, während sie Angst vor der Konfrontation mit der Frau hat, oder ob sie ihr zuvor noch ein paar Sekunden oder Minuten der Gemeinsamkeit bei aller Verschiedenheit zugesteht. Was, mag man nun fragen, soll Frau Kucuk denn mitgeteilt werden, wenn es noch keine Diagnose gibt, und wie kann das geschehen, wenn keine gemeinsame Sprache gesprochen wird?
Die Frage, welche Reaktionen sich Patienten wünschen, die ihren Schmerz laut äußern, beantworten die Autoren des Leitfadens zur interkulturellen Verständigung mit (türkischen) muslimischen Patienten wie folgt: Laute Schmerzäußerungen müssen nicht immer bedeuten, dass der Schmerz nicht aushaltbar ist und ein Schmerzmittel benötigt wird, sondern können auch dafür stehen, dass Zuwendung und Aufmerksamkeit erwartet werden, oft helfe schon „gutes Zureden oder eine tröstende Geste“ (Becker et al. 2006, S. 50). Das deckt sich mit den Ausführungen Susanna Albans, die davon spricht, dass Schmerzausdruck oft dazu diene, sich Unterstützung zu sichern.
Ich denke, dass es besonders in solchen Fällen zu teilen gilt – und zwar durchaus auch Ratlosigkeit. Elvira kann Frau Kucuk ins Zimmer begleiten und ihr ohne jedes Wort mitteilen, dass sie mit ihr fühlt. Sie kann mit den Schultern zucken, auf die Infusionsflasche deuten, auf den schmerzenden Bauch der Frau deuten und lächelnd die Augen verdrehen, den Kopf schütteln und wieder auf die Infusionsflasche zeigen, vielleicht Frau Kucuks Hand drücken. Die Patientin wird auch zwischen den Kulturen verstehen, dass ihr hier jemand wohlgesonnen ist und ihr – und das ist die wichtigste Botschaft an der Sache – beisteht.
Meiner Meinung nach sind Pflegende häufig der Meinung, Probleme von Patienten *lösen* zu müssen. Ein Händedruck, ein wissender Blick – also Gesten, die für analoge (nonverbale) Verständigung stehen, gewährleisten dies nicht. Sie ermöglichen aber zumindest Verständigung in dem Sinn, dass Beistand signalisiert wird – und das ist etwas, das ich mit Blick auf Situationen wie jene in unserem Beispiel für die „kleine“ kommunikative Lösung halte.

Für die Praxis:

- Anhand des Beispiels „Schmerzausdruck“ wird deutlich, dass bestimmte Phänomene im Zusammenhang mit Kommunikation und Interaktion in unterschiedlichen Kulturen unterschiedliche Funktionen haben können. Auch die Bewertung bestimmten Verhaltens erfolgt dabei oft anders und weicht vom Bekannten, Gewohnten ab.
- Die Fülle an Interaktionsmustern und damit im Zusammenhang stehenden Denkweisen erlaubt uns nicht, sie alle zu kennen. Wenn es auch hilfreich ist, über ein großes Wissensrepertoire bezüglich unterschiedlicher Sicht-, Verhaltens- und Kommunikationsweisen in verschiedenen Kulturen zu verfügen, ist der Weg zur gelingenden interkulturellen Kommunikation im Rahmen der Pflege doch ein anderer.
- Worum es nämlich geht, ist die Fähigkeit, sich von eigenen Vorstellungen und Bewertungen bestimmten Verhaltens zu distanzieren, und (auch ohne zunächst genau zu wissen, wofür die „fremde“ Art, sich auszudrücken, tatsächlich steht) es zumindest für möglich zu halten, dass sie anderswo von der eigenen Denkweise abweichend bewertet werden kann.
- Schmerzen oder Gefühle expressiv auszudrücken kann etwa in anderen Verständnissen von Interaktion zum Ziel haben, sich Unterstützung zu sichern – wohingegen die Tugend der Selbstbeherrschung, wie wir sie kennen, mitunter gar nicht als erstrebenswert gilt.
- Ich denke auch, dass Pflegende sich oft abverlangen, alle Probleme, die sich für Klienten auftun können, an Ort und Stelle zum Verschwinden bringen zu müssen. Für eine „kleine“ Lösung halte ich es hier, zwar jederzeit Unterstützung, zugleich aber durchaus auch Nicht-Verstehen oder Ratlosigkeit zu signalisieren. Wichtig ist meines Erachtens in erster Linie, dass es zu Verständigung kommt – wie lückenhaft auch immer. Ist diese Möglichkeit prinzipiell vorhanden, kann man sich auf diesem Weg in kreativer Weise weitere Informationen verschaffen. Näher erläutere ich das am Beispiel des Verhaltens im Zusammenhang mit Nähe und Distanz.

1.2 „Da weiß man's nie genau" (Nähe und Distanz am Beispiel Chinas, Indiens und Ghanas)

Aus der Praxis (Süßigkeiten)

Frau Yang ist Chinesin, 45 Jahre alt, Diabetikerin und wegen starker Blutzuckerschwankungen auf der Inneren Abteilung. Über ihre Lebensumstände ist wenig bekannt, „Sie ist auf einmal mit den Aufnahmeunterlagen da gestanden", sagt die Stationsärztin. Trotz Insulintherapie bleibt der Blutzucker der Patientin instabil und innerhalb des Pflegeteams tut sich der Verdacht auf, dass Frau Yang Süßigkeiten isst. Man verständigt sich mit Händen und Füßen. Als Ida bei der Blutzuckerkontrolle eine Tafel Schokolade auf dem Nachtkästchen Frau Yangs liegen sieht, nimmt sie sie, deutet auf die Patientin und macht ein fragendes Gesicht. Diese schaut auf den Boden und neben Idas Füßen vorbei. Ida greift Frau Yang auf die Schulter, will ihr zeigen, dass alles nicht so schlimm ist. Frau Yang sieht nicht auf, sondern weiterhin auf den Boden.

„Irgendwie glaube ich, dass sie ein schlechtes Gewissen hat", meint Ida bei der Dienstübergabe und erzählt von der Schokolade und Frau Yangs Reaktion auf ihre fragenden Gesten. Im Lauf der nächsten Tage beobachten die Pflegenden die Patientin recht genau. Diese wieder wirkt verschreckt und schüchtern – was Ida in ihrer Theorie vom schlechten Gewissen der Patientin bestätigt.

Nähe, Distanz und Kommunikation in verschiedenen Kulturen

Bevor ich nun kommunikative Gebräuche zeige, die mit Nähe, Distanz, auch mit Respektsbekundungen zu tun haben, möchte ich noch einmal auf eines hinweisen: Es gibt nicht „den" Chinesen oder „den" Inder, was mehrere Gründe hat. Manche Menschen verhalten sich in für ihre Nationalität recht typischer Weise, andere tun das weniger – was wieder unterschiedliche Gründe haben kann. Menschen mögen mit Gebräuchen des (neuen) Landes, in dem sie nun leben, mehr oder weniger vertraut sein, können mehr oder weniger Bereitschaft haben, sie sich anzueignen und sind schließlich auch schlicht verschieden. Wenn wir beispielsweise von Indien sprechen, lassen sich einzelne Teile des Landes hinsichtlich kommunikativer und interaktiver Gebräuche oft so wenig miteinander vergleichen, wie das für verschiedene europäische Länder gilt – „der“ Europäer, „die“ Europäerin kann Schweizer, Engländer, Bulgarin oder Französin sein – und auch innerhalb dieser Länder werden einzelnen Menschengruppen regionale Unterschiede nachgesagt, die zudem mehr oder weniger klischeehaft sind. Susanne Albers sagt etwa für Indien, dass dort „die Unterschiede zwischen Land und Stadt, Mann und Frau, Jung und Alt, Nord und Süd, Ost und West“ sehr groß seien (Alban et al. 2000, S. 94).

Es gilt also auch für das vorliegende Kapitel, dass es nicht vorrangig zum Ziel hat, „typische“ Verhaltensweisen von Menschen aus China oder Indien zu zeigen, sondern zu vermitteln, wie unterschiedlich Wertigkeiten im Zusammenhang mit zwischenmenschlicher Verständigung gesetzt sein können. Vor allem soll gezeigt werden, wie viel Unsicherheit erzeugt werden kann, wenn ein Verhalten, das als erwünscht oder üblich gilt, sich nicht einstellt.
Das Problem, das sich auftut, ist nur vordergründig das des Nichtverstehens. Was die Sache wirklich schwierig macht, ist etwas anderes: nämlich der Umstand, dass Ida Frau Yangs Mimik und Gestik ausschließlich vor ihrem eigenen kulturellen Hintergrund und von ihrer eigenen Sozialisation ausgehend betrachtet und begreift.
Der (Denk-)Schritt, der das Einsetzen der bekannten Spirale gegenseitiger Missverständnisse verhindern könnte, wäre also, davon auszugehen, dass eine bestimmte nonverbal/analog (vgl. Kap. I 1.4) gesendete Botschaft für Angehörige anderer Kulturen, Ethnien oder Nationalitäten schlicht eine andere Bedeutung haben kann als die vertraute, bekannte.

Susanna Alban beschreibt, dass es in China üblich sei, Dinge indirekt und „durch die Blume“ mitzuteilen – was zur Folge haben könne, dass „Chinesen bei Menschen aus westlichen Ländern oft überall Andeutungen und indirekte Hinweise wittern, wo gar keine sind“ und selbst dazu neigen würden, Verlegenheit oder Betroffenheit durch Lächeln oder Lachen zum Ausdruck zu bringen. Umarmungen und Schulterklopfen hingegen seien nicht üblich und gälten sogar als unhöflich (Alban et al. 2000, S. 52), die Geste des Schulterzuckens sei gar nicht bekannt. Ein Nicken müsse kein „Ja“ bedeuten sondern drücke Aufmerksamkeit im Sinne von „ich höre“ aus – und zur Seite und umherzusehen, wenn man jemandem zuhört, gelte als Ausdruck von Höflichkeit (Alban et al. 2000, S. 53).

Über Indien berichtet Susanna Alban, dass es keine Worte für „Danke“ und „Bitte“ gebe und beides z. B. durch Mimik oder Tonfall ausgedrückt werde; ebenso gebe es bei der Anrede kein Wort für „Herr“ oder „Frau“ – was, so die Autorin, in westlichen Ländern unhöflich wirken und Ursache von Missverständnissen sein könne.
Inder hingegen empfänden die „deutsche Sprache als hart, abgehackt und aggressiv und haben oft den Eindruck, dass Deutsche sich streiten“ (Alban et al. 2000, S. 94). Sie würden dazu neigen, vieles lieber „freundlich-schmeichelnd“ und „durch die Blume“ als offen und direkt zu sagen, seien „sensibler als Menschen aus westlichen Ländern“ und „ihre Gefühlsäußerungen könnten im Westen leicht als ‚kitschig‘ eingestuft werden“. Auch sei das Bedürfnis nach Einhaltung von Hierarchien und Positionen stärker als etwa in Deutschland, wo Partnerschaftlichkeit und Kollegialität im gegenseitigen Umgang als hohes Gut gälten (Alban et al. 2000, S. 95).

Ghana wird von Alban als Land beschrieben, in dem Hierarchien ebenfalls eine große Rolle spielen: Bei der Begrüßung sei es wichtig, „Höherstehenden den gebührenden Respekt zu erweisen“ und aus den vielfältigen Grußritualen lasse sich das Verhältnis zweier Menschen zueinander „ablesen“. „Kritik oder Ermahnungen müssen durch eine Entschuldigung oder einen Scherz umschrieben werden“. Es gelte als Demonstration von Überlegenheit, wenn die Arme „in Wartestellung“ vor dem Körper verschränkt werden, gestenreich zu sprechen hingegen mache einen guten Eindruck. Obwohl Augenkontakt in Gesprächen als notwendig gelte, ist es „beleidigend, jemandem ins Gesicht zu starren“ (Alban et al. 2000, S. 74).

Nun scheint es nachvollziehbar, dass gerade, wenn die verbale Kommunikation nur eingeschränkt oder gar nicht möglich ist, die Körpersprache und ihre Zeichen umso mehr an Bedeutung gewinnen (vgl. Holzbrecher 2004, S. 26) – die eben getätigten Ausführungen zeigen aber, dass nonverbale Kommunikation im interkulturellen Kontext so notwendig wie – unter Umständen – auch missverständlich ist.

Was aber ist nun zu tun, um Kommunikation mit Blick auf die Phänomene der Distanz und Nähe (die häufig körpersprachlich zum Ausdruck kommen) so gut als möglich gelingen zu lassen?

Bewusstmachung, Deutung und Korrektur

Andreas Altorfer und Marie-Louise Käsermann beschäftigen sich mit Bedeutung und Besonderheiten der nonverbalen Kommunikation im Rahmen transkultureller Pflege und kommen dabei zu folgenden, praxisbezogenen Handlungsorientierungen:
Fühlt eine Pflegeperson sich vom ihre fremden Gegenüber sehr stark abgestoßen oder aber auch angezogen, sei dies bereits ein Hinweis dafür, dass sie Informationen verarbeitet habe. Das könne zu „Störungen des kommunikativen Austausches und zur Störung der Erreichung außerkommunikativer Ziele" führen – was bedeute, dass dadurch etwa Pflegehandlungen misslingen können. **Negative Empfindungen** solle man sich, so die Autoren, möglichst **bewusst machen** – sie könnten damit zu tun haben, dass eigene Erwartungen an ein bestimmtes Verhalten oder bestimmte Ausdrucksformen enttäuscht wurden. Nun gelte es weiter, sich in Erinnerung zu rufen, dass diese *nicht zwingend aufgrund absichtsvoller Verletzung bestimmter Normen,* die für die Pflegeperson (und ihren eigenen kulturellen Hintergrund) gelten, geschehen seien, sondern dass der Andere ebenfalls Wert- oder Verhaltensmaßstäben folge, die für ihn selbstverständlich seien (Altorfer und Käsermann 2001, S. 179).

Deute die Pflegeperson „die nonverbalen Gegebenheiten beim Gegenüber unangemessen", so könne dies „auf die gedeutete Person unangenehm und abstoßend wirken", was sich, so die Autoren weiter, in **Erregung** und **Rückzug** zeigen könne. Diese Zeichen können von Pflegenden daher als „unspezifische Hinweise auf eigene Fehldeutungen verstanden und zum Anlass für Korrekturmaßnahmen genommen werden" (Altorfer und Käsermann 2001, S. 179). Es sei, so die Autoren weiter, auch notwendig, ein bestimmtes Verhalten nicht unbedingt als „Eigenschaft" des Gegenübers zu sehen (etwa Verstocktheit im Fall von Rückzug), sondern in Betracht zu ziehen, dass es sich dabei vielleicht um eine Reaktion des Anderen auf das eigene Verhalten handle. Pflegende können in solchen Situationen also „eine für sie

unerwartete Reaktion des Gegenübers als Kommentar zum eigenen Verhalten werten und dieses selbst in der Folge korrigierend modifizieren" (Altorfer und Käsermann 2001, S. 180).
Denken wir an Frau Yang, könnte Ida versuchen, das „eigenartige" Verhalten der Klientin entweder als – ihr selbst unbekannte – Kommunikationsnorm in Betracht zu ziehen (in China gilt es unter Umständen tatsächlich als höflich, beim Zuhören auf den Boden und am Boden umher zu sehen). Oder sie könnte versuchen, was Frau Yang tut, in Bezug zu ihrer eigenen kommunikativen Annäherung an sie zu setzen – es könnte sich dabei schließlich auch um eine Respektsbekundung handeln. Die Zuschreibung: „Sie hat ein schlechtes Gewissen" ist tatsächlich eine Zuschreibung, mit der Frau Yang ein bewusstes „Fehlhandeln" unterstellt wird – nämlich das, trotz bekannter Diabeteserkrankung heimlich Schokolade zu essen.

Im günstigsten Fall nähme Ida das ihr eigenartig erscheinende Verhalten der Patientin zum Anlass, zu überlegen, ob dieses vielleicht etwas, das sie selbst getan hat oder tut, *kommentiert.* In weiterer Folge könnte sie sich fragen, ob sie Frau Yang, die sich immer weiter zurückzieht, vielleicht *falsch verstanden* hat – und letzten Endes könnte sie ihre eigenen Reaktionen *korrigieren*.
Ich möchte vermeiden, dass die Begriffe „Fehldeutung" und „Korrektur" nach der Zuweisung von Schuld an Pflegende klingen – welche noch dazu, wie Ida, in bester Absicht handeln. Ein Begriff, der mir in diesem Zusammenhang gut gefällt, ist der des **Ausprobierens:** Im Rahmen interkultureller Kommunikation können und müssen wir es tatsächlich – in Abhängigkeit von der Reaktion des Gegenübers – mit verschiedenen Gesten, Nähe- und Distanzstufen, Blicken, Worten und Mimik probieren, da Metakommunikation (also „Kommunikation über Kommunikation", vgl. dazu auch Kapitel IV 1.3) in den seltensten Fällen möglich ist. Wichtig scheint mir dabei, dass es im Fall nicht gelingender Verständigung nicht zu Schuldzuweisungen oder (Selbst-)Vorwürfen kommt. Interkulturelle Kommunikation ist mitunter schwierig und erfordert Gelassenheit. Im folgenden Kapitel möchte ich weiter den Begriff der Meta-Sensibilität besprechen, der in jedem Bereich interkultureller Kommunikation von Bedeutung, ja vielleicht der zentrale Motor ihres Gelingens, ist.

Für die Praxis:

- Stellt sich in einer kommunikativen Situation beim Gegenüber ein Verhalten, das in unserem Kulturkreis quasi „erwartet" wird, nicht ein oder tritt an seine Stelle ein völlig anderes, kann das negative Empfindungen bei uns auslösen.
- Im ungünstigen Fall ist das der Beginn einer Spirale gegenseitiger Missverständnisse, die auch das Erreichen außerkommunikativer Ziele (etwa Pflege) scheitern lassen können.
- Es ist daher wichtig, sich unangenehme Gefühle bewusst zu machen und zunächst daran zu denken, dass die Verletzung bestimmter Normen durch Angehörige anderer Kulturkreise ja nicht absichtsvoll geschieht, sondern dass manches tatsächlich Bedeutungen hat, für die es in unserem Denken möglicherweise nicht einmal eine Entsprechung gibt.
- Lässt sich beim Gegenüber etwas beobachten, dass auf Erregung oder Rückzug hinweist, so kann man dies zum Anlass nehmen, über mögliche, eigene Fehldeutungen des „fremden" Verhaltens nachzudenken – und zwar ohne sich dabei etwas vorwerfen zu müssen.
- Interkulturelle Kommunikation hat mit Beobachtung, Interpretationsversuchen, mit Ausprobieren, Deuten und notwendig auch mit ständigen Korrekturversuchen zu tun. Das gilt, wie besprochen, z. B. im Zusammenhang mit Nähe- und Distanzstufen, Blicken, Worten, Gesten und Mimik. Die Ausführungen zur sogenannten Meta-Sensibilität im folgenden Kapitel mögen eine Hilfe für einen weiteren Schritt dabei sein.

1.3 „Andere Länder ..." (Kommunikation im Team am Beispiel der Philippinen)

Aus der Praxis (Victoria, Jewel, Gerlinde und Thomas)

Victoria lernte ich kennen, als ich Mitte der 90er-Jahre als „Neue" in das Team eines Pflegeheims kam. Sie war damals schon über fünfzehn Jahre dort tätig und erzählte mir, vor ihrem ersten Flug nach Österreich habe ein Priester, der ihr die Arbeit dort vermittelte, auf den Philippinen das Gefrierfach eines Kühlschranks geöffnet, Eis und

„Schnee“ von den Seiten gekratzt, ihr in die Hand gelegt und gesagt, dass das bei ihrer Landung in Österreich überall am Boden liegen würde. Victoria glaubte ihm nicht und ist, so erzählte sie mir weiter, in Sommerkleidern in das fremde Land geflogen.

Thomas ist Inder, Jewel Philippinerin. Beide fühlen sich wohl in Wien und arbeiten gern auf ihrer Abteilung. Gerlinde ist Wienerin, versteht sich, wie sie sagt, „bestens“ mit ihren ausländischen Kollegen. Diese sehen das wie Gerlinde, fühlen sich aber manchmal dadurch gestört, dass sie dazu neigt, Verben nicht korrekt zu gebrauchen. „Wenn du Frau Meier Essen geben, dann langsam machen“, sagt sie z. B. zu Jewel. Und erklärt in der Supervision, dass „vor allem die Philippinerinnen zu allem Ja und Amen sagen“, sie „machen den Bewohnern alles und lächeln immer nur, egal, was passiert. Das macht mich manchmal aggressiv.“
„Du, wasch‘ mich sauber, dir muss man das sagen, du bist im Schlamm geboren“, sagt Frau Acht, eine 90-jährige, orientierte Bewohnerin zu Jewel. Diese lächelt und sagt: „Macht nichts.“
„Insgesamt“, darin ist sich das Team der Abteilung, auf der Gerlinde, Thomas und Jewel arbeiten, einig, ist es ein „schönes und interessantes Miteinander, wir verstehen uns alle gut!“

Miteinander und Integration

Auf den Philippinen sei, so Susanna Alban, „Einhelligkeit“ in der Kommunikation von herausragender Bedeutung. Andere Meinungen würden zurückgehalten oder eventuell mit einem einleitenden „Vielleicht …“ als Alternative vorgeschlagen. Es werde vermieden, direkt zu kritisieren, wohingegen „verschleiernde“ Aussagen durchaus üblich seien. Sich zu schämen, schüchtern oder peinlich berührt zu sein, gelte als Verhalten, das sozial anerkannt sei – laute Reaktionen, „direkte verneinende Aussagen“ hingegen seien zu vermeiden. Beim geselligen Beisammensein zu schweigen gelte als unhöflich – spreche man aber mit sozial höher stehenden Menschen, werde es als Ausdruck von Respekt betrachtet. Gefühle, auch Gedanken würden meist nonverbal zum Ausdruck gebracht (Alban 2000, S. 186); alte Menschen würden uneingeschränkt respektiert und „immer in der Höflichkeitsform angeredet“ (Alban 2000, S. 187).

Dem Ergebnis einer 1999 auf acht Inneren Abteilungen des Wiener Allgemeinen Krankenhauses durchgeführten Fragebogenerhebung, in der die multikulturelle Teamzusammensetzung „besonders beachtet wurde" (Grundböck et al. 2001, S. 110), ist zu entnehmen, dass Multikulturalität im Pflegeteam *mehrheitlich als nicht belastend,* sondern *im Gegenteil als wichtige Ressource* im Zusammenhang mit der Betreuung von Patienten erlebt wird. Als Schwierigkeiten, die Zusammenarbeit verschiedener Nationalitäten betreffend, werden „Sprachprobleme, unterschiedliche Ausbildungen oder berufliche Erfahrungen und ein divergierendes Berufsverständnis" genannt, was von den Teammitgliedern als „mühsam" erlebt wird (Grundböck et al. 2001, S. 115). Als „förderliche Maßnahmen" für die Zusammenarbeit werden von den Befragten „Deutschkurse, Verständnis für andere Kulturen und Fortbildungen über Gesprächsführung" genannt (Grundböck et al. 2001, S. 126).

Dass es trotzdem zu Spannungen und Schwierigkeiten in der Zusammenarbeit kommen kann, möchte ich anhand einiger Aussagen von pflegenden Migranten zeigen. Der Umstand, dass es sich dabei um Ergebnisse einer Studie handelt, die in Deutschland durchgeführt wurde, soll *nicht* zu dem Schluss verleiten, dass diese Probleme dort besonders groß sind – die entsprechenden Aussagen könnten wohl auch von ausländischen Pflegenden in Österreich oder der Schweiz getätigt worden sein. Yvonne Ford gibt in ihrer Studie für deutsche Krankenhäuser an, dass in Frankfurt insgesamt 25 %, in manchen Krankenhäusern sogar 35 % aller Pflegenden im Ausland geboren und ausgebildet wurden bzw. aus einem anderen Land kommen; für die Altenpflege wird geschätzt, dass dies auf fast die Hälfte des Pflegepersonals zutrifft (Ford 1997, S. 167).

Die Autorin zitiert im Zusammenhang mit der Frage nach den Konsequenzen sprachlicher Kommunikationsdefizite ausländischen Pflegende:

„Weil mein Deutsch schlecht ist, glauben die anderen Krankenschwestern, dass ich fachlich schlecht bin."

„Wenn unser Stationsarzt Visite macht, fragt er direkt nach einer deutschen Krankenschwester."

„Anfangs war es sehr schlimm. Ich sprach kaum ein Wort Deutsch. Ich durfte nur auf Anordnung Patienten waschen und füttern. Bei den Visiten durfte ich nicht mitgehen. Schüler durften mehr machen als ich, obwohl ich über vier Jahre Krankenpflege in meinem Land studiert hatte und über fünf Jahre als Krankenschwester auf einer chirurgischen Station gearbeitet hatte."
„Meine Pflegedienstleitung sagte, ich solle erst einmal Deutsch lernen, bevor ich Wünsche äußern könnte." (Ford 1997, S. 169f).

Meta-Sensibilität – das Zauberwort?

Pflegende aus anderen Ländern werden mitunter für fachlich „schlecht" gehalten, weil ihr sprachliches Ausdrucksvermögen in der fremden Sprache beschränkt ist. Es kommt vor, dass ihnen weniger zu- und anvertraut wird als Auszubildenden, sie dürfen zum Teil weniger Wünsche äußern als inländische Kollegen und können auch in anderen Belangen Opfer von Benachteiligung werden.
Mit der bekannten Freundlichkeit, die philippinische Kollegen alten Menschen entgegenbringen, reagieren diese Pflegenden mitunter auch auf inhaltliche („Du bist im Schlamm geboren") und formalsprachliche Übergriffe („Du kommen zu mir").

Die Frage, wie sich interkulturelle Kommunikation im Team gestalten lässt, ist zunächst aus der Perspektive der Kommunikationstheorie zu beantworten: Werden Kontakt, Kommunikation, Verstehen und Missverstehen klar kommuniziert, erhöht das die Chancen auf gegenseitiges Verstehen (Kumbier und Schulz von Thun 2008, S. 24) – Metakommunikation, also Kommunikation *über* Kommunikation, das Sprechen darüber, wie wir miteinander sprechen, wäre somit anzustreben.
Ich stelle mir Jewel vor, wie sie Frau Acht oder Gerlinde auffordert, doch bitte anders mit ihr zu sprechen. Das kann und wird ihr in dem Ausmaß gelingen, in dem sie mehr Zeit in einem deutschen, österreichischen oder vielleicht Schweizer Pflegeheim verbracht hat und je mehr sie der Landessprache mächtig ist. Yvonne Ford spricht allerdings an, dass „oft auch solche Pflegekräfte noch erhebliche Defizite in der Verständigung haben, die bereits seit vielen Jahren hier in Deutschland wohnen und arbeiten" und weder seien die deutschen Kollegen auf die Zusammenarbeit mit den ausländischen Pflegenden

vorbereitet worden, noch diese auf das Leben und die Arbeit in Deutschland (Ford 1997, S. 168).
Aus der Befragung von Grundböck, Seidl und Walter (s. o.) geht hervor, dass Multikulturalität häufig als wichtige Ressource in der Betreuung von Patienten erlebt wird.
Was die verbale und nonverbale Verständigung dieser pflegenden Kollegen wie auch ihre „traditionellen" Sichtweisen angeht, bin ich nicht der Meinung, dass ihnen unser Verständnis von (kommunikativer) Professionalität einfach „übergestülpt" werden sollte, sondern halte es im Gegenteil für angebracht, auch hier „ganzheitlich" zu denken. Sollen wir, wie in der Kommunikationstheorie geraten, uns nun aber auf Ebene der Metakommunikation begeben – also quasi darüber *sprechen,* wie man in welchem Land spricht?

Dagmar Kumbier und Friedemann Schulz von Thun sprechen davon, dass der „Königsweg" der Metakommunikation „ins nächste Fettnäpfchen führen" könne, da diese „offensive Direktheit" als „unhöflich, befremdend, verunsichernd und verstörend" empfunden werden könne. Das „interkulturelle Repertoire" solle, so die Autoren weiter, „auch die Fähigkeit zur *impliziten Meta-Sensibilität* enthalten: feinfühlig zu merken, was los ist, und (ohne das anzusprechen) einen behutsameren Weg aus der Sackgasse einzuschlagen" (Kumbier und Schulz von Thun 2008, S. 24).

Wenn Jewel lächelt, obwohl Frau Acht sie unterschwellig beschimpft, wenn Victoria auf Ungleichbehandlung mit „unverhältnismäßiger" Freundlichkeit reagiert, so bleibt zu fragen, ob hier explizites, also klares und eindeutiges Sprechen über die Art, zu kommunizieren, zielführend ist – ist diese doch Ausdruck eines tief verwurzelten Verständnisses von menschlichem Miteinander und steht sie *nicht* allein für Wortwahl, Satzmelodie, Mimik und Gestik.

Es ist meine Überzeugung, dass feinfühliges, verstehendes Miteinander, in dem auch ohne Worte andere Wege **vorgezeigt** und dann in Bezug zum **eigenen Verständnis** von professionellem Handeln gesetzt werden, mehr Chancen auf „Ansteckung" im positiven Sinn hat, als klare Aufforderungen zu einem bestimmten kommunikativen Verhalten, das von Kollegen aus anderen Kulturkreisen in keinerlei Beziehung zu ihrem Wahrnehmen und Empfinden gesetzt werden kann.

„Dauerlächeln" oder das (uns eventuell fremd anmutende) Übergehen eigener Bedürfnisse erzeugt nach unserem Dafürhalten unter Umständen Aggressionen und gilt als ungesund.
Ich halte es für richtig, etwa Jewel in einer ruhigen Minute über „unser" Verständnis von „professionellem" kommunikativen Handeln und **Authentizität** aufzuklären. Falsch erscheint mir, ihre Fähigkeiten und alles, was sie erlernt und sich angeeignet hat, als unprofessionell abzutun, und ihre *andere* Form der Verständigung mit ihrem pflegerischen Können gleichzusetzen, es womöglich abzuwerten.
Insofern erscheint mir das, was Kumbier und Schulz von Thun als **Meta-Sensibilität** bezeichnen, als das Mittel der Wahl, wenn es um interkulturelle Kommunikation im Team geht.

Für die Praxis:

- Ein Miteinander zwischen verschiedenen Kulturen im Pflegeteam ist spannend und kann alle Seiten voneinander profitieren lassen. Dass es auch Schwierigkeiten – gerade was die Kommunikation untereinander betrifft – mit sich bringen kann, liegt, betrachtet man die Aussagen Betroffener in den obigen Ausführungen, auf der Hand.
- Nun wird für Probleme, die im kommunikativen Miteinander liegen, meist Metakommunikation empfohlen (vgl. auch Kap. II 6). Was aber ist zu tun, wenn sich unterschiedliche Verständnisse davon, was richtige oder wünschenswerte Verständigung ist, auch auf dieser Ebene niederschlagen? Die sogenannte **Meta-Sensibilität** stellt hier eine denkbare Alternative dar: Hier soll versucht werden, feinfühlig zu merken, wenn sich Unbehagen einstellt – und in der Folge auf anderem Weg als durch offensives An- und Aussprechen nach einer Lösung gesucht werden.
- Das könnte etwa das Vorzeigen anderer kommunikativer Möglichkeiten sein. In aller Regel gelingt dabei mit der Zeit eine „positive Ansteckung", überhaupt dann, wenn ein solches Vorzeigen von Gelassenheit geprägt ist und das „andere" Verhalten nicht verurteilt oder abgewertet wird. Schließlich aber kann immer noch versucht werden, sich in passendem (ruhigen) Rahmen (behutsam!) über unterschiedliche Vorstellungen im Zusammenhang mit verbaler, mimischer oder gestischer Verständigung, Nähe, Distanz u.v.m. auszutauschen.

1.4 „Mehr als nur ‚kein Schweinefleisch'" (Kommunikation und Interaktion mit muslimischen Patienten)

Aus der Praxis (Tabus)

Gül ist praktizierende Muslima und liegt auf der gynäkologischen Station, da unklare Beschwerden abzuklären sind. Sie spricht nicht gut Deutsch, weshalb die Schwiegermutter, die schon länger in Deutschland lebt, oder deren Sohn, Güls Ehemann, zum Übersetzen kommen.

„Auf Zimmer zehn gibt's nichts Neues", sagt Doris bei der Dienstübergabe, „alle sind nett und freundlich, reden aber wenig mit uns", und Susanne ergänzt: „Ansonsten ist es eine Gruppenveranstaltung."

Als Susanne die Abendrunde macht, hat sie das Gefühl, dass bei Gül etwas nicht stimmt. Auf mehrmaliges Nachfragen schweigt diese aber – und der Ehemann betont, dass alles in Ordnung sei. Susanne versucht, als er das Krankenhaus verlassen hat, noch einmal mit Gül zu sprechen – sie wirkt nicht gesprächsbereit, dabei aber sehr höflich. Am nächsten Tag kommt Güls Schwiegermutter wieder und nach längerem Hin und Her ergibt sich ein Gespräch zwischen ihr, Gül und Doris, die wieder Tagdienst hat. „Schwarz", sagt die Schwiegermutter immer wieder und wirkt verlegen, Gül deutet schließlich in Richtung der Toilette.

Tabus und „schwierige" Themen

In einem Leitfaden zum Umgang mit muslimischen Patienten geben die Autoren, was die Kommunikation betrifft, folgende Hinweise:

Im **islamischen Kulturkreis** sind **bestimmte Themen im Gespräch mit Außenstehenden oder** auch **dem anderen Geschlecht tabu.** Dazu gehört, dass weder **„sexuelle Themen"** noch **„familiäre Probleme"** mit Fremden besprochen werden. Wenn Probleme im Sexualbereich angesprochen werden, so geschieht dies nur indirekt. Besonders trifft dies, so die Verfasser weiter, auf Migranten der ersten Generation zu.

Das Thema „Schwangerschaft" wird von Frauen gegenüber einem Mann nicht angesprochen, auch über Blutungen bei Schwangeren spricht man häufig nicht, da es die Angst gibt, jemand könne etwas „Böses wünschen oder herbeireden".
Sind ältere Personen ledig, kann die Frage nach dem **Familienstand** als Hinweis auf einen Makel empfunden werden; ebenso können unverheiratete muslimische Frauen von der Frage nach Kindern peinlich berührt sein – wie auch verheiratete Kinderlose, da einerseits der Geschlechtsverkehr vor der Ehe verboten ist, andererseits Kinderlosigkeit als Makel gilt (Becker et al. 2006, S. 71 f).

Für Frauen gilt, dass Schmerzen, wenn sie im Genitalbereich auftreten, „teilweise in eine andere Körperregion verlagert werden", wobei die Patientin dann versucht, „den Blick des Arztes **auf Umwegen** doch zur eigentlichen Schmerzstelle hinzulenken (Becker et al. 2006, S. 75).
Es kann vorkommen, dass es den Patienten **unangenehm** ist, über **Vorgänge** wie „Stuhlgang, Wasserlassen, Auswurf und Erbrechen" zu sprechen.
Kommt eine muslimische Patientin (wie Gül) mit ihrem Mann ins Krankenhaus, so versteht er sich häufig als Ansprechpartner (Becker et al. 2006, S. 79).

Kommunikative Gebräuche

Werden allerdings die **Grenzen des nur eingeschränkt üblichen, kommunikativen Kontaktes mit Menschen des anderen Geschlechts eingehalten** – zwischen Mann und Frau wird intensiver Blickkontakt häufig sehr eindeutig als Zeichen der Annäherung verstanden (Becker et al. 2006, S. 81), können **körperlich-kommunikative Gesten durchaus begrüßt** werden – gleichgeschlechtliche Pflegende können also durchaus einmal die Hand eines Patienten nehmen. Das gilt insbesondere auch deshalb, da in der Türkei die Angehörigen Tag und Nacht bei ihm bleiben können. Ist dies nicht möglich, „müssen die Krankenhausmitarbeiter bis zu einem gewissen Grad auch die Zuwendung der Angehörigen für den Patienten ersetzen" (Becker et al. 2006, S. 37).

Der Mediziner und Philosoph Ilhan Ilkilic weist allerdings ausdrücklich darauf hin, dass sowohl **islamische Umgangsformen** als auch die **Bereitschaft, das Kranksein als Ausnahme** bzw. Notlage zu betrachten, unterschiedlich wahrgenommen und gelebt würden – wodurch in der Praxis vielfältige Verhaltensformen entstünden. Ein Händedruck des Arztes, so Ilkilic weiter, könne einer muslimischen Patientin peinlich sein – es ist aber eben so gut möglich, dass sie diese „westliche Begrüßungsform" akzeptieren und sich bei ihrer Unterlassung beleidigt fühlen könnte. Der Autor empfiehlt daher, „schon bei der Aufnahme über die Wertvorstellungen des Patienten zu sprechen" (Ilkilic 2005, S. 32).

Weiters weist er darauf hin, dass in der Praxis der Einsatz eines Dolmetschers oft unverzichtbar sei, wobei hier häufig jemand vom Krankenhauspersonal einspringe. Schwierig dabei sei, dass dadurch zunächst das „klassische Arzt-Patient-Verhältnis" gestört werde, da der Patient in Anwesenheit einer fremden, womöglich gegengeschlechtlichen Person, über Intimes sprechen solle. Werden Verwandte zugezogen, um zu übersetzen, so könne „die Schamgefühl- oder Vertrauensproblematik" zum Teil gelöst werden, dafür aber – je nach Situation – andere Probleme auftauchen: Bestehe nämlich, so Ilkilic, zwischen „dem Patienten und dem Dolmetscher ein Autoritätsverhältnis", könne das die Kommunikation beeinträchtigen: „Eine erst aus der Türkei gekommene, frisch verheiratete türkische Frau geht mit ihrer Schwiegermutter zum Gynäkologen, um sich über Möglichkeiten der Empfängnisverhütung zu informieren" (Ilkilic 2005, S. 26f).

Noch einmal: Meta-Sensibilität

Auf Gül mögen einige der angesprochenen Schwierigkeiten zutreffen, andere nicht. Wir sehen, dass zunächst die hierarchisch höher stehende Verwandte, die noch dazu Deutsch spricht, die vorrangige Ansprechpartnerin ist, bzw. auch Güls Ehemann. Es ist ihr sichtlich unangenehm, manche Beschwerden zum Thema zu machen – wie sich später herausstellt, ist ihr Stuhl (aufgrund der Einnahme eines Eisenpräparates) schwarz verfärbt, was ihr und den Angehörigen Sorgen bereitet.

Die Missverständnisse, die sich im Gespräch mit muslimischen Patienten und ihren Angehörigen ergeben *können* (und nicht notwendig müssen!), haben mit vielen unterschiedlichen Dingen zu tun.
Einerseits ist uns die große Bedeutung der Familie zum Teil fremd und wir kennen manche Hierarchisierungen innerhalb der Verwandtschaft nicht in so starkem Ausmaß. Wir wissen nichts darüber, wie das Verhältnis zwischen Gül und ihrer Schwiegermutter bzw. ihrem Ehemann tatsächlich aussieht, ob Gül gerne in dem für sie fremden Land lebt oder wie wichtig ihr die Ausübung ihrer Religion ist.
Diese Fragen haben teilweise mit dem Umstand zu tun, dass Gül Muslima ist. Nun können wir im Rahmen der Pflege nicht alle Fragen, die sich durch das Aufeinandertreffen unterschiedlicher Kulturen und Religionen auftun, beantworten – und derlei zur Gänze in einem Aufnahmegespräch zu erheben, scheint weder sinnvoll noch möglich. Was ist nun mit Blick auf die Kommunikation interessant?
Wichtig erschiene mir in dem Zusammenhang, Gül und den Verwandten drei Dinge zu vermitteln: Erstens, dass man gerne ansprechbar ist, zweitens, dass es bezüglich Religiosität und der anderen Sitten und Gebräuche keinerlei Vorurteile gibt, und drittens, dass man sich die Dinge in Ruhe ansehen kann. Meiner Meinung nach lässt sich das bewerkstelligen, indem mit Gül und ihrer Schwiegermutter Blickkontakt gehalten oder vielleicht Güls Hand genommen wird. Es muss dazu, wie weiter oben im Zusammenhang mit der **Meta-Sensibilität** ausgeführt, keineswegs alles an- und ausgesprochen werden, das Wesentliche tut sich quasi zwischen den Zeilen. Ich bin überzeugt davon, dass Nicken, Lächeln, Kopfschütteln und vor allem – auch wortloser, rein gestischer – Humor geeignete, kommunikative Mittel sind, um Nähe zu vermitteln. Das scheint mir selbst dann der Fall, wenn verschiedene Gesten in einem anderen Kulturkreis ganz andere Bedeutungen haben als in unserem. Kommunikation ist schließlich ein größeres Ganzes, und ist, um (abgewandelt) ein großes Wort zu bemühen, mehr als nur die Summe ihrer Teile. Das bedeutet, dass Pflegende durchaus authentisch kommunikativ handeln können. Was mögliche Missverständnisse betrifft, kann man sich etwa der Technik des (mimischen) Spiegelns bedienen (vgl. Kap. I 4.3), abwarten und ausprobieren. Natürlich ist es dazu notwendig, negative Empfindungen, die man spürt, nicht wegzudrängen, sondern sie schnell zu überprüfen: „Was ist mir jetzt unangenehm? Die Reaktion meines Gegenübers? Meine

eigene?“ und im Fall unerwarteter, „inadäquater“ (also nicht „entsprechender“ Reaktionen) noch einmal hinzusehen.
Es macht Sinn, ein solches Verhalten des Anderen, wie gesagt, nicht als grundlegende Charaktereigenschaft zu sehen, sondern auch in Betracht zu ziehen, dass es eine Reaktion ist, die entweder meinem eigenen Verhalten oder der Summe der Umstände, unter denen man aufeinander trifft, zuzuschreiben ist.
Wie oben ausgeführt, benennen Kumbier und Schulz von Thun das als „implizite Meta-Sensibilität“, nämlich „feinfühlig zu merken, was los ist, und (ohne das anzusprechen) einen behutsameren Weg aus der Sackgasse einzuschlagen“ (Kumbier und Schulz von Thun 2008, S. 24).

Diese Feinfühligkeit, wie ich sie verstehe, setzt sich zusammen aus der blitzschnellen Bewusstmachung der eigenen Gefühle, und dem Versuch, das, was das Gegenüber uns kommunikativ bietet, zu deuten. Außerdem, das eigene Verhalten von außen zu betrachten und es zur Reaktion des Gegenübers in Beziehung zu setzen.
Ein „behutsamerer Weg aus der Sackgasse“ ist meines Erachtens durch vorsichtiges, mimisches, gestisches, verbales Ausprobieren einzuschlagen, wobei auch hier versucht werden kann, die Sache auf eigene Empfindungen und darauf, wie sie wohl „von außen“ aussieht, zu überprüfen.
Voraussetzung dafür scheint mir das, was ich „wohlwollende Gelassenheit“ und „interessierte Offenheit“ nennen möchte, weiter die Fähigkeit, allgemeine Belastungen des Arbeitsalltags von der aktuellen Situation zu trennen. Das vielleicht Wichtigste, das es in derlei Interaktionen mitzubringen gilt, ist meiner Meinung nach die Bereitschaft, frei von jeder Art der Schuldzuweisung zu bleiben, sollte Kommunikation einmal nicht glücken – das gilt für die eigene Person ebenso wie für das Gegenüber.

Was hier vielleicht kompliziert klingt, habe ich bereits Auszubildende im ersten Jahr ganz selbstverständlich auf Abteilungen tun sehen. Sicher, es mag das geben, was man „kommunikative Talente“ nennen mag.
Ich behaupte aber, dass es möglich ist, auch unter schlechtesten Bedingungen (unterschiedliche Muttersprachen, Aufenthalt in einem

fremden Land, Angst, Unsicherheit etc.) das eigentlich Wesentliche (nämlich das Gefühl: der/die ist mir wohlgesonnen, will mir Gutes) zu vermitteln und zu verstehen.

Wer nun mit Unsicherheit in eine solche kommunikative Situation geht, den fordere ich abschließend auf, eine kleine Reise mit mir zu machen: ins voll besetzte Flugzeug, in dem die Stewardess dem flugängstlichen Passagier ein wenig länger als den anderen zulächelt; ins Internetcafé, in dem eine Frau mit Kopftuch steht, erst auf die Uhr deutet, dann mit dem offenen Handteller nach links und rechts winkt („geschlossen") und mit Händen und Füßen erklärt, dass sie uns gern helfen würde, wenn sie könnte. Auf den ländlichen Markt in Griechenland, auf dem ich zu verstehen geben wollte, dass ich keine ganze Melone, sondern ein kleines Stück wollte und in Folie eingeschweißt ein ganzes Messer-Set angeboten bekam – hatte ich doch mit der Hand Schneidebewegungen ausgeführt. Manchmal wurde das Ziel „Verständigung" sofort erreicht, manchmal gar nicht. Was sich aber jeweils unmittelbar einstellte, war das Gefühl, dass sich mit der kommunikativen Situation, in der man sich befindet, arbeiten lässt. Wenn das der Fall ist, hat man es mit impliziter Meta-Sensibilität zu tun – auch dann, wenn sie nicht absichtsvoll angestrebt wird.

Für die Praxis:

- In der Ausübung der (islamischen) Religion gibt es – in Abhängigkeit von den verschiedensten Einflussfaktoren – große Unterschiede.
- Sowohl **islamische Umgangsformen** als auch die **Bereitschaft, das Kranksein als Ausnahme** bzw. Notlage zu betrachten, werden je unterschiedlich wahrgenommen und gelebt – was in der Praxis wieder zu völlig verschiedenen Verhaltensformen führt.
- Sinnvoll erscheint es, im Zuge der Pflegeanamnese (zumindest in einem gewissen Rahmen) zu erheben, wie es mit diesbezüglichen Wertvorstellungen des Patienten aussieht und ob es besondere Wünsche gibt. Dies ist aber nicht zur Gänze möglich, weshalb es vor allem wichtig ist, im pflegerischen Tun **(„meta"-)sensibel** zu beobachten und zu reagieren.
- Voraussetzung dafür scheint mir das, was ich **„wohlwollende Gelassenheit"** und **„interessierte Offenheit"** nennen möchte.

- Werden **Dolmetscher** zugezogen, muss bedacht werden, dass einerseits das „klassische" Zweiergespräch zwischen Pflegeperson und Klienten nicht mehr möglich ist, und dass die Anwesenheit **eines Dritten die gesamte Situation ändert.** Wie oben angesprochen, können andere Denkweisen mit Blick auf das Geschlechterverhältnis, die Annäherung an „westliche" Verhaltensnormen, Nähe und Distanz u. v. m. hier nochmals zum Tragen kommen.
- Was es in derlei Interaktionen mitzubringen gilt, sind meines Erachtens Interesse am Anderen, vielleicht Unbekannten, Neuen; die Bereitschaft zu Offenheit und Vertrauen auf die eigene **Meta-Sensibilität,** die sich innerhalb von Sekundenbruchteilen einstellen kann. Wichtig scheint mir auch, **frei von jeder Art der Schuldzuweisung** zu bleiben, sollte Kommunikation einmal nicht glücken – das gilt für die eigene Person ebenso wir für das Gegenüber.

V. Kommunikationspartner und ausgewählte Gesprächssituationen in der Pflege

Nachdem nun Grundlagen der Kommunikation, besondere Schwierigkeiten, weiter die Pflege und das kommunikative Miteinander zwischen den Kulturen besprochen wurden, möchte ich mich schließlich einigen ausgewählten Gesprächssituationen in der Pflege widmen. Es sind dies für die Verständigung zwischen Pflegenden und ihren Klienten das Aufnahme- oder Erstgespräch[6] und das „beiläufige" Gespräch, also das, was „nebenher" an kommunikativem Miteinander geschieht.

Was die Kommunikation zwischen Pflegenden und Angehörigen von Klienten der Pflege betrifft, habe ich mich für den Rahmen der Langzeitpflege entschieden – man hat hier mehr und länger miteinander zu tun – und zwangsläufig kann es schließlich auch zu dem kommen, was als „Beschwerde" oder „Kritik" zu bezeichnen ist.
Ein wenig möchte ich die folgenden Praxissituationen auch als Übung verstanden wissen, was allerdings nur für den Fall gilt, dass die vorangegangen Kapitel bereits gelesen wurden. Ist dies nicht geschehen, kann selbstverständlich auch hier „eingestiegen" werden.
Wichtig ist mir dabei, zwei Dinge zu betonen: Erstens möchte ich mich bei den genannten Gesprächsformen je auf deren Besonderheiten konzentrieren. Das bedeutet, dass sie von den zuvor besprochenen Grundlagen und Problemfeldern auch betroffen sind bzw. sein können, das aber nicht unbedingt eigens erwähnt wird. Zweitens ist es meine Absicht, jeweils nur einem oder zwei Phänomenen, denen man im Zusammenhang mit den genannten Gesprächssituationen begegnen kann, Aufmerksamkeit zu widmen.

6 Den aktuellen Entwicklungen in der Pflege gemäß müsste hier eigentlich vom pflegerischen Anamnesegespräch die Rede sein. Nachdem die Erhebung der Pflegeanamnese aber in unterschiedlichen Settings geschieht, bleibe ich beim Begriff des Aufnahme- oder Erstgesprächs. Das, wovon in diesem Kapitel die Rede ist, kann selbstverständlich auf alle Arten pflegerischer Datensammlung angewendet werden.

Das vorliegende Buch soll sich in seiner Gesamtheit nicht auf Aufzählungen oder „kommunikative Kochrezepte“ beschränken, sondern will vor allem zur eigenständigen Planung, Reflexion und Steuerung professioneller Kommunikation in der Pflege (mit-)verhelfen. Dabei ist es, so meine ich, je von zentraler Bedeutung, manche Gegebenheiten unter bestimmten Vorzeichen zu sehen und sich manche Besonderheit bewusst zu machen. Dabei ist kommunikatives Geschehen natürlich trotzdem durch eine Vielzahl von Faktoren (mit-)bestimmt.

1. Kommunikation zwischen Pflegenden und Patienten

1.1 „Schön, dass Sie da sind?“ (Das Aufnahme- oder Erstgespräch)

Aus der Praxis (Ausschnitt aus einem Erstgespräch)

Marion: „Und nun, Frau Baumann, muss ich noch wissen, wie das bei Ihnen zu Hause mit dem Waschen ist. Wie sieht es damit denn aus?“
Frau Baumann (sieht zur Tür): „Doch, geht. Zwar anstrengend, aber geht.“
Marion: „Das bedeutet, Sie schaffen das momentan ganz alleine?“
Frau Baumann (sieht wieder zur Tür, bemüht sich dann, sich auf Marion zu konzentrieren): „Ja, genau, so ist das.“
Marion: „Das ist fein. Gut, wir machen es so: Wir werden sehen. Wenn sich zwischendurch etwas ändern sollte – und das kann kurzfristig einmal der Fall sein – wenn Sie also etwas brauchen, Frau Baumann, dann helfen wir Ihnen auch gerne, aber das wissen Sie ja, nicht wahr?“ (Marion lächelt).

In der Folge nimmt das Erstgespräch seinen Verlauf, in dem Religionszugehörigkeit, Erwartungen an den Krankenhausaufenthalt, Hör- und Sehbehelfe in derselben Weise zur Sprache kommen. Ich möchte hier nur noch sein Ende wiedergeben.
„Kann ich sonst noch etwas für Sie tun?“, fragt Marion am Ende des Gesprächs und die Patientin antwortet: „Ist das hier die Abteilung 3A?“
„Ja, ganz genau“, antwortet Marion „also, wenn Sie Fragen, Wünsche, Beschwerden haben, dann wenden Sie sich an mich oder an die Kollegen, in Ordnung?“
Frau Baumann nickt und sagt: „Vielen Dank, Schwester.“

Aus der Praxis (Wie das Gespräch mit Frau Baumann auch verlaufen hätten können)

Gerda: „Und mit der Körperpflege, wie ist es da?"
Frau Baumann (sieht zur Tür): „Doch, geht. Zwar anstrengend, aber geht."
Gerda: „Und das Religionsbekenntnis?"
Frau Baumann (sieht wieder zur Tür, bemüht sich dann, sich auf Gerda zu konzentrieren): „Evangelisch A. B."
Gerda: „Und irgendwelche Prothesen, andere Heilbehelfe, Sonstiges?"
Frau Baumann: „Zahnprothese oben und unten und die Krücken, sonst nichts."

In der Folge nimmt dieses Gespräch seinen weiteren Verlauf, in dem noch andere Themen in derselben Technik „abgefragt" werden. Ich möchte auch hier nur mehr sein Ende wiedergeben:
Gerda (macht sich Notizen): „Gut. Nun müssen Sie mir aber etwas verraten: Sie schauen andauernd zur Tür. Warum denn das?"
Frau Baumann: „Ist das hier die Abteilung 3A?"
Gerda (nimmt Frau Baumanns Hand): „Ja, ganz genau. Darum schauen Sie zur Tür?"
Frau Baumann: „Ja."
Gerda (lacht): „Haben Sie Angst, dass Sie sich verlaufen haben? Nein, im Ernst. Ist das für Sie wichtig?"
Frau Baumann erzählt, dass ihre Nachbarin gesagt habe, eine Bekannte sei „genau auf der Abteilung 3A" gestorben, nachdem sie operiert worden sei. Die Patientin hat nun die Vermutung, sie sei auf jener Station des Krankenhaus gelandet, die für die „schwersten Fälle" sei. „Wenn man auf 3A kommt", habe die Nachbarin gesagt, sei das „ein ganz schlechtes Zeichen". Als der Portier ihr die Aufnahmepapiere gegeben habe und sie dann ausgerechnet auf die Abteilung 3A schickte, sei es „mit ihren Nerven vorbei" gewesen, berichtet die Patientin noch. Gerda streichelt die Hand der 70-jährigen Frau und erklärt ihr, dass auf 3A „vom Fußpilz bis zum ‚schweren Fall' alles liegt" und weiter, dass sie, wenn alles nach Plan liefe, wovon auszugehen sei, in spätestens zwei Wochen wieder zu Hause sei und die Nachbarin über das Missverständnis aufklären könne. „Und, wissen Sie was?", sagt

Gerda noch, „wenn Sie wieder einmal eine Sorge überkommt, dann hängen Sie sich einfach fest an meine Schürze, ja?"
Frau Baumann nimmt Gerdas Hände und drückt sie: „Ein Schatz sind Sie!"

Fakten- oder Patientenorientierung? Kriterien für professionell geführte pflegerische Erstgespräche

In ihrer linguistischen Untersuchung von Erstgesprächen in der Pflege fragt Sabine Walther nach verschiedenen interessanten Teilaspekten – etwa danach, ob es sich beim **Kommunikationstyp** dieser pflegerischen Aufgabe eher um ein **Interview** denn ein **Gespräch** handeln soll, welche der beiden Formen eher **Patientenorientierung** ermöglicht und wann die Gefahr der vorrangigen Betonung reiner Fakten im Vordergrund steht (Walther 2001, S. 37ff).
Dem Wesen eines *Interviews* entsprechend erfolge, so die Autorin weiter, dort der Wortwechsel eher fakten- denn patientenorientiert, weshalb sie eindeutig den anderen Kommunikationstyp empfiehlt: „Nur wenn man die Äußerung des Gesprächspartners bzw. der Gesprächspartnerin in den Verlauf des Wortwechsels einbezieht, ist ein patientenorientiertes Gespräch möglich" (Walther 2001, S. 39).

Walther fragt weiter, was eigentlich die Professionalität von pflegerischen Erstgesprächen ausmacht und benennt (auch unter Bezugnahme auf den deutschen Berufsverband für Pflegeberufe) dabei „Sach- und Handlungskompetenz", die es ermöglichen würden, herauszufinden, welche Bedürfnisse, Möglichkeiten oder auch Probleme die Klienten der Pflege haben. Die Sachkompetenz umfasse Fachwissen über das Erstgespräch selbst, weiters über „die notwendige pflegerische Behandlung bzw. Betreuung", über „Interaktion und Gesprächsführung" sowie in gewissem Ausmaß auch „medizinisches Fachwissen". Die Handlungskompetenz zeige sich dadurch, dass sich dieses Wissen im Erstgespräch auch widerspiegle.
Schließlich wird als wichtiges Kriterium die Patientenorientierung genannt, was etwa bedeute, dass das Gespräch „nicht einseitig auf (z. B.) somatisch orientierte Themen ausgerichtet sein" solle und die „von beiden Gesprächspartnern angesprochenen Themen" außerdem

„zueinander in Beziehung gesetzt werden“ müssten: Die Pflegeperson dürfe sich demnach „nicht auf das Abfragen von Daten beschränken, sondern muß sich an den Äußerungen des Patienten orientieren“, der auch die Gelegenheit bekommen müsse, Fragen zu stellen und „die für ihn wichtigen Themen und damit einhergehenden Umstände anzusprechen“ (Walther 2001, S. 40).

Bevor ich einige Ergebnisse aus Walthers Studie darstellen möchte, sollen kurz einige Begriffe geklärt werden:

Patientenorientiertes Gesprächsverhalten richtet sich nach den aktuellen Bedürfnissen und Möglichkeiten des Patienten, stellt seine Befindlichkeit, auch seine Ängste in den Vordergrund.

Funktions- oder faktenorientiertes Gesprächsverhalten rückt den Informationsgewinn ins Zenrum des Geschehens, wobei das, was der Patient empfindet, in den Hintergrund gedrängt werden kann.

Offene Fragen sind Fragen, die eine große Bandbreite an Antworten ermöglichen – etwa: „Wie gestalten Sie die Körperpflege zu Hause?“, „Was sind Ihre bisherigen Eindrücke vom Krankenhausaufenthalt?“ oder „Was essen Sie gern?“

Das hat zur Folge, dass der Befragte verhältnismäßig frei antworten kann.

Geschlossene Fragen halten die Antwortmöglichkeiten eher gering, etwa: „Können Sie sich selbst waschen?“, „Gefällt es Ihnen bei uns?“ oder „Schmeckt das Essen?“

Häufige Probleme

Sabine Walther (die das Vorgehen examinierter Pflegender und Auszubildender gesondert untersucht hat) benennt für Erstere als „Charakteristika und Probleme der Gesprächsführung“ u. a. Folgendes:

Es wird den Patienten der Zweck des Gespräches oft nur unzureichend deutlich gemacht.

Oft fällt es Pflegenden schwer, die „Laienperspektive“ einzunehmen, fehlendes Wissen der Patienten wird „zu selten berücksichtigt“.

Nicht immer haben die Patienten genug Zeit, nachzudenken – die Verteilung der Pausen im Gesprächsverlauf „erfolgt fast ausschließlich funktionsorientiert“, weiters:

„Die Pflegenden nehmen durch geschlossene Fragen und feststellende Äußerungen Einfluss auf Inhalt und Umfang der Antworten der Patienten; selbstständiges Erzählen der Patienten wird dadurch behindert."
Häufig gehen Pflegende auf „Anspielungen, Probleme oder Ängste der Patienten" nicht ein.
Sie nutzten auch selten „Gesprächshandlungen, mit denen sie sich individuell auf den einzelnen Patienten beziehen, indem sie ihn beispielsweise beruhigen oder Verständnis und Interesse bekunden" (Walther 2001, S. 248).

Insgesamt attestieren die Ergebnisse der Untersuchung (examinierten) Pflegenden ein zu stark funktions- bzw. zielorientiertes, sprachliches Handeln – es steht dabei eben die Informationssammlung im Vordergrund (Walther 2001, S. 249).

Gangbare Wege für die Praxis

Nun sind die Ergebnisse, zu denen Walther kommt, interessant – und in der Folge lässt sich daraus ableiten, dass Pflegende sich um Professionalität bemühen sollen, was sich zunächst dadurch zeigen soll, dass kein Interview, sondern tatsächlich ein Gespräch geführt wird.
Wichtig dabei ist, dass der Klient über dessen Zweck aufgeklärt wird und es einordnen kann. In seinem Verlauf ist es wünschenswert, dass die Pflegeperson auf das, was ihr Gegenüber sagt, auch tatsächlich eingeht und sich daran orientiert.
Verständlichkeit (vgl. Kap. I 4.1 und I 4.5) ist dabei ebenfalls wichtig, noch wesentlicher aber scheint mir, dass – sollte die Pflegeperson doch den einen oder anderen Begriff aus dem „Pflegejargon" verwenden – der Patient das Gefühl hat, nachfragen zu können.
Offene Fragen sollen zum freien Sprechen einladen, Pausen so gesetzt werden, dass sie den Bedürfnissen des Patienten entgegenkommen: Sie müssen ihm ein Nachdenken ermöglichen und dürfen nicht lediglich der thematischen Strukturierung des Gesprächs dienen.
Der entscheidende Punkt scheint mir aber zu sein, dass Pflegende auf, wie Walther sagt, „Anspielungen, Probleme und Ängste" der Patienten eingehen – und an dieser Stelle möchte ich etwas zur Sprache bringen, das sich aus meinen praktischen Erfahrungen speist.

Vorweg aber eines dazu: Ich schließe mich den Ausführungen Sabine Walthers uneingeschränkt an und nichts von dem, was ich hier sage, soll sie in Frage stellen. Worauf ich hinaus will, ist etwas anderes.
Zwischen Gerda und Frau Baumann kommt es zu dem, was ich hier „Funkenflug“ nennen möchte – die beiden kommen einander so nahe, dass jene Sorge der Patientin, die tatsächlich fast ihr gesamtes Denken bestimmt, zum Thema wird – zwischen Marion und Frau Baumann passiert dies nicht.
Gerda macht, genau genommen, vieles, was beim Erstgespräch eigentlich vermieden werden soll, und das bei Marion unterbleibt: Gerda „interviewt“ ganz klassisch, verwendet Fachausdrücke („Körperpflege“, „andere Heilbehelfe“) und bietet andererseits ihre Unterstützung unter Verwendung von Vokabeln an, die gar nicht professionell klingen („... dann hängen Sie sich einfach fest an meine Schürze, ja?“ anstatt „... dann bin ich gerne für Sie da.“). Schließlich widmet sich Gerda auch **jenem Teil von Frau Baumanns Verhalten,** der das Gespräch eigentlich **stört** (nämlich ihr ständiges Zur-Tür-Sehen) und gibt ihm Platz (vgl. auch Kapitel II 5).
Ich habe Pflegende aus dem slawischen Raum im Gespräch mit verzweifelten Angehörigen von Pflegeheimbewohnern erlebt – und gehört, dass diese Kollegen zu den Töchtern alter, demenziell erkrankter Menschen nichts weiter sagten als: „Was kann man machen“, dabei ihre Hand nahmen und sie „einfach nur“ ansahen. Es kam zu dem, was ich weiter oben „Funkenflug“ nannte.
Ebenso erinnere ich mich an Gespräche, die gut strukturiert waren und in denen, von außen betrachtet, zwar gemeinsame Lösungen überlegt wurden, aber sich die, für die sie gedacht waren, gedanklich längst aus der Situation verabschiedet hatten. Sie gaben formal wohl die eine oder andere Antwort, hatten dabei jedoch längst wieder die im Raum umherirrende Mutter oder Oma im Blick.
Und natürlich gab es die Kombination „korrekte“ Kommunikation plus Erfolg (Funkenflug) und klarerweise „unkorrekt“ geführte Gespräche, in denen kein Funke überspringen konnte.

„Wie soll man's denn nun richtig machen?“, mögen Pflegende sich nun fragen und dabei an die vielen verschiedenen Ansprüche und zugleich an die knappe Zeit denken. Natürlich bieten ein möglichst guter Rahmen (und hier ist alles das gemeint, was Walther empfiehlt) und

zunächst *wohlwollende Gelassenheit* die besten *Voraussetzungen* für das Gelingen solcher Gespräche.
Wer auf professionelle Weise kommuniziert, muss weiter über die Möglichkeit verfügen, die Situation, in der er das tut, zu reflektieren – also, sie *selbst* auch von *außen zu betrachten.* Bleibt er nicht allein *dabei,* sondern stellt das her, was man *„affektive Nähe"* nennt – versetzt er sich also in die Situation des Gegenübers, *beobachtet* es aufmerksam und hat vor allem die dringende *Lust* und Neugierde, in dessen Welt vorzudringen – hat man große Chancen, die Sorgen des Gegenübers so gut zu erfühlen, wie das im Beispiel Gerdas der Fall ist.

Weiter ist der Mut, für ein paar Momente zu scheitern, gefragt: Gute Kommunikation zeichnet sich auch dadurch aus, *jederzeit* das Bild, das man sich von der Situation macht, durch ein anderes zu ersetzen – indem etwa feinfühlig und schnell auf die Signale, die empfangen werden, reagiert wird.
Der Begriff der *Toleranz* scheint mir strapaziert und zugleich wichtig. Wer sich durch Empfindungen, die in ihm hoch kommen, oder durch die Bewertung von Aussehen, Geruch oder Verhalten des Gegenübers (nachhaltig) verstören lässt, strahlt das mit großer Wahrscheinlichkeit aus und das Zustandekommen wirklicher Nähe wird verhindert.
Aufrichtiges Interesse lässt sich durch *großen Raum,* den man dem Anderen für seine (kommunikativen) *Eigenheiten* gibt, vermitteln – und das wieder ist nicht *unbedingt und schon gar nicht ausschließlich* an Eröffnungsphasen, Frageform oder Sprachverwendung im kommunikativen Miteinander gebunden. Was wiederum nicht bedeutet, dass sie es nicht maßgeblich erleichtern können.

Für die Praxis:

- Die Frage, wodurch sich professionell geführte Erst- oder Aufnahmegespräche auszeichnen, werden in der diesbezüglichen Literatur dahin gehend beantwortet, dass ihr Kommunikationstyp grundsätzlich eher der des Gesprächs denn der eines Interviews ist – was gewährleisten soll, dass kein bloßes „Abfragen" stattfindet, sondern auch die Bedürfnisse und Anliegen des Patienten Raum haben.

- Man könnte somit auch sagen, dass der Patientenorientierung gegenüber der Faktenorientierung der Vorzug gegeben werden soll.
- Neben fachlicher Kompetenz kommt auch dem Wissen und den Fertigkeiten mit Blick auf die Gesprächsführung selbst Bedeutung zu, was sich etwa darin zeigt, dass der Patient immer wieder ins Gespräch einbezogen und ausreichend über dessen Zweck aufgeklärt wird.
- Anspielungen und Ängste der Patienten sollen schließlich aufgenommen und verarbeitet werden, wobei es eine wichtige Rolle spielt, dass Pflegende auch die Perspektive von Laien einzunehmen in der Lage sind.
- Ich schließe mich allen diesen Empfehlungen an, möchte sie aber um den Hinweis darauf erweitern, dass diese spezielle Form des Gesprächs grundsätzlich auch dann gelingen kann, wenn „formale" Fehler gemacht werden, und habe daher auch mit Absicht ein Beispiel gewählt, in dem das der Fall ist.
- Das hat seinen Grund darin, dass affektive, gefühlsmäßige Nähe zum Gegenüber auch in ganz kurzer Zeit, trotz vielleicht sogar brüchiger Sprache oder nicht verstandener Fachausdrücke, zustande kommen kann – und dass umgekehrt „korrektes" Gesprächsverhalten *allein* kein Garant für gelingende Verständigung ist, wenn es der Pflegeperson nicht gelingt, gefühlsmäßige Beteiligung zu signalisieren.
- Gefühlsmäßige Beteiligung kommt zustande, wenn den **Eigenheiten des Gegenübers** viel Raum gegeben wird, wenn der, der das Gespräch führt, es zugleich auch immer „von außen" betrachtet, wenn er tatsächlich **neugierig** auf das ist, was der Andere zu sagen hat. Weiter darf er sich nicht dazu verleiten lassen, **ein Bild, dass er sich von der Situation oder dem Patienten gemacht** hat, als gegeben hinzunehmen, sondern muss vielmehr bereit sein, es jederzeit zu ändern.
- Schließlich ist **dem, was das Miteinander vielleicht stört, Vorrang zu geben** – oft liegt genau darin etwas, das es zu entdecken gilt.

1.2 „Zwischen Tür und Angel" (Das „beiläufige" Gespräch und die sogenannte Alltagskommunikation)

Aus der Praxis (Madame)

Veronika kommt in der Früh zu Frau Kron ins Zimmer, die geläutet hat. „Bitte nur ganz kurz die Schüssel", sagt sie – und wenig später: „Ich brauch' nur noch meine Spritze". Veronika erklärt Frau Kron, dass die Spritze abgesetzt wurde und sie stattdessen Tabletten bekommt. „Gut", gibt sich diese zufrieden, „dann helfen Sie mir bitte noch kurz mit Waschen und so."

„Wir machen noch Dienstübergabe, aber ich komme dann gleich", sagt Veronika, während sie schon das Nachtkästchen für die Ganzkörperwaschung vorbereitet. „Ist die Nachtschwester noch da?", will Frau Kron wissen. „Ja", entgegnet Veronika, aber die macht auch noch Dienstübergabe und geht dann nach Hause."

„Na, und wenn jetzt die Patienten dringend etwas brauchen?"

„Naja, in Notfällen geht das schon", erklärt Veronika, „wenn geläutet wird, kommt ja auch immer jemand. Aber ganz mit dem Waschen anzufangen, das geht halt erst in einer halben Stunde."

„Halt, halt, Madame", sagt Frau Kron, „ich habe nur um ein bisschen Hilfe gebeten, das wird ja wohl nicht wieder gleich zu viel sein."

Aus der Praxis (Grenzüberschreitungen)

Herr Huber wird von Susanne und Kerstin versorgt. Er leidet unter starkem Durchfall und wird im Bett gepflegt. „Ist schon wieder was da", sagt er. Susanne meint: „So, dann drehen Sie sich auf die Seite, dann helfen wir Ihnen." Herr Huber dreht sich mit Hilfe der beiden um und sieht an die Wand. „Keine Angst, Sie fallen nicht aus dem Bett, wir sind ja zwei Starke! So, jetzt müssen wir nur schnell mal da ..."

„So, jetzt nehmen wir die Unterlage heraus, Sie halten einfach ruhig, dann schaffen wir das schon!"

„Mit vereinten Kräften", ergänzt Herr Huber.

„Genau, so machen wir das", sagt Susanne.

An dieser Stelle möchte ich einen Teil eines Praxisbeispiels von Iren Bischofberger im Wortlaut wiedergeben, das sich hier nahtlos anschließen könnte – man stelle sich also statt des Herrn Müller ruhig weiterhin Herrn Huber vor:

„(...) er wollte sich sogleich wieder bei uns für den unangenehmen Geruch entschuldigen, aber meine erfahrene Kollegin ließ ihn gar nicht erst zu Wort kommen, sondern sie meinte spontan: „Machen Sie sich mal keine Sorgen, den Geruch kriegen wir gleich wieder aus dem Zimmer raus. Und wissen Sie, ich arbeite nun schon sehr lange in meinem Beruf, aber ich habe noch nie jemanden gepflegt, der Parfüm scheißt." Herr Müller blickte sie zunächst verdutzt an. Aber sofort hellte sich sein Gesicht auf, und er begann herzhaft zu lachen. Eine für ihn unangenehme Situation hatte sich völlig unerwartet entschärft. Er wirkte sehr erleichtert. Derselbe Spruch war auch bei späteren „Aktionen auf dem Thron" eine wertvolle Hilfe (...)" (Bischofberger 2002, S. 45).

Tätigkeitsbegleitende Kommunikation

Christine Weinhold beschreibt in ihren theoretischen Vorüberlegungen zur sogenannten „tätigkeitsbegleitenden" Kommunikation in der Pflege, dass es sich dabei um „Gesprächssequenzen" handle, „mittels derer Pflegekräfte vor, während oder nach einer praktischen Tätigkeit diese ankündigen, erklären oder in anderer Art und Weise thematisieren." Es könne auch vorkommen, dass eine Tätigkeit zwar thematisiert, aber nicht ausgeführt werde; die Kommunikation begleite dann deren Planung.
Pflegerische Handlungen würden mittels dieser Form der Kommunikation also „sprachlich strukturiert, wobei das primäre Ziel die Erledigung dieser Tätigkeiten ist" (Weinhold 1997, S. 139).

Grundsätzlich unterscheidet die Autorin zwei Arten pflegerischen Tuns, die sich nicht nur in ihrem Wesen, sondern (zumindest in dem Rahmen, in dem von ihr beforscht) auch in der dabei stattfindenden Kommunikation unterscheiden:
Es sind dies zum einen die „stellvertretend ausgeführten Tätigkeiten" wie etwa die Körperwaschung, die Unterstützung beim Ausscheiden

oder der Nahrungsaufnahme – also Dinge, die der Patient, ließe es seine Situation zu, selbst ausführen würde.
Andererseits gibt es die „nicht stellvertretend ausgeführten Tätigkeiten“ wie etwa das Messen des Blutdrucks oder Pulses.
Pflegende neigen, so eines der Ergebnisse der Forschung Weinholds, dazu, im Rahmen der nicht stellvertretend ausgeführten Arbeiten den Patienten weniger Mitspracherecht bezüglich ihrer eigenen Wünsche einzuräumen als im Zusammenhang mit den stellvertretend ausgeführten Tätigkeiten: Lehnt ein Patient beispielweise die Mundpflege ab oder möchte keine Salbe, wird dies von den Pflegenden akzeptiert. Zeigt aber ein Messinstrument (Fieberthermometer) kein akzeptables Ergebnis, so muss die Messung wiederholt werden (Weinhold 1997, S. 168).

Die Verwendung von Abtönungspartikeln

Im Rahmen unseres Handelns müssen notwendig **Intim- und Schamgrenzen überschritten** werden, wobei auf der anderen Seite auch versucht wird, sie so weit als möglich zu respektieren. Auf der Suche nach (kommunikativen) Mechanismen, mittels derer sowohl Pflegende als auch Klienten der Pflege diesen Umstand so weit als möglich versuchen zu bewältigen, stößt Weinhold auf bestimmte „Abtönungspartikel“ (Weinhold 1997, S. 141 ff).
Abtönungspartikel sind Worte, die dazu dienen, Einstellungen und/oder Erwartungen des Sprechenden Ausdruck zu verleihen, also Aussagen in bestimmter Weise zu „tönen“. Typische Beispiele für solche Worte sind:

auch, eben, eigentlich, halt, mal, ruhig, überhaupt, schon, wohl, vielleicht, aber etc.

Ein Beispiel für die Verwendung eines Abtönungspartikels sind etwa die Fragen:
„Warum sind Sie *eigentlich* gekommen?“ oder
„Haben Sie *überhaupt* schon etwas gegessen?“

Frau Kron verwendet solche Worte, indem sie sagt:
„Bitte *nur ganz kurz* die Schüssel“;

„Ich brauch‘ *nur noch* meine Spritze“;
„dann helfen Sie mir bitte *noch kurz* mit Waschen und so“ und
„Ich habe *nur* um ein bisschen Hilfe gebeten, das wird ja wohl *nicht wieder gleich* zu viel sein.“

Veronika sagt:
„Wir machen noch Dienstübergabe, aber ich komme *dann gleich.*“

Nun können diese Worte unterschiedliche Funktionen erfüllen, sie dienen im Zusammenhang mit Grenzüberschreitungen etwa der **Bagatellisierung** („nur schnell mal da ...“). Ebenso können Patienten mit dem Wort „schnell“ andeuten, dass es sich um ein „kleines“ Anliegen handelt („Geben Sie mir schnell die Zeitung?“, vgl. hierzu Weinhold 1997, S. 48) – es soll also **relativiert** werden.
Wenn Pflegende (wiederholt) Aufforderungen an Patienten richten (müssen), kann die **Direktheit von Aufforderungen abgeschwächt** werden („Machen Sie geschwind noch einmal den Arm frei“, vgl. auch Weinhold 1997, S. 147).
Abtönungspartikel können auch ganz klar **Beleidigungen** sein, die unterschwellig etwa andeuten, jemand habe sich über etwas (zu viel Arbeit) beschwert: „Das wird ja wohl *nicht wieder gleich* zu viel sein“). Dieselbe Funktion erfüllt übrigens auch der Zusatz „Madame“, mit dem Frau Kron Veronika anspricht.

Einerseits muss im Pflegealltag damit umgegangen werden, dass, Intim- und Schamgrenzen überschritten werden müssen – andererseits hat man es auch mit ständigen Aufforderungen zu tun, die von Klienten an Pflegende und umgekehrt von Pflegenden an Klienten gerichtet werden.
Pflegende hören dabei häufig Satzsequenzen, die – formal gesehen – höfliche Bitten sind, „im institutionellen Kontext aber den Charakter einer Aufforderung“ haben, „der sich die Krankenschwester nicht entziehen kann“ (Weinhold 1997, S. 143) – und selbstverständlich ist dies auch umgekehrt der Fall: „Könnten Sie den Oberkörper freimachen“ ist in der Tat eine von der Pflegeperson an den Patienten gerichtete Aufforderung, die ebenso wie eine höfliche Frage klingt wie: „Schwester, kann ich die Schüssel haben?“

Was im Zusammenhang mit den besprochenen Phänomenen rund um die „tätigkeitsbegleitende" Kommunikation in der Pflege auffällt, sind zunächst wohl zwei Dinge:
Einerseits geschieht – auch mit Worten – vieles, um die Überschreitung intimer Grenzen zu bewältigen, andererseits stehen eine Menge Bemühungen im Dienst, (wiederholte) Aufforderungen, Bitten, Wünsche und Anliegen quasi zu entschärfen und ihnen einen anderen Charakter zu geben.
Beides trifft für beide Richtungen, in die Botschaften gesendet werden, zu: sowohl vom Klient zur Pflegeperson als auch umgekehrt.

Dagegen ist, so denke ich, nichts zu sagen. Ich fordere Pflegende allerdings auf, empfundenen Unmut in Kommunikation und Interaktion nicht zu schlucken, sondern sich ihn bewusst zu machen. Gerade das Gesprächsverhalten von Frau Kron kann unter Umständen schwer zu ertragen sein. Die unterschwelligen leisen Andeutungen „zwischen den Zeilen" lassen Veronika mit einem „unguten Gefühl", wie sie später sagt, zurück.
Die Bewusstmachung des Unmuts hat folgenden Zweck: Wie Paul Watzlawick ausführt (vgl. Kap. I 1.2), dominiert innerhalb kommunikativer Begegnungen die Beziehungsebene häufig die inhaltliche. Würde Veronika nun auf die unterschwelligen Angriffe der Patientin auf *inhaltlicher* Ebene reagieren, würde sie z. B. sagen: „Wann ich Zeit habe, kann ich noch nicht sagen. Es ist vielleicht gegen zehn, vielleicht aber auch gegen elf Uhr möglich." Sie könnte auch erst wesentlich später kommen und das recht einfach durch institutionelle Zwänge („Notfall", „Zwischenfall", „Anderes war wichtiger", „Andere Patienten brauchten dringend etwas" etc.) begründen. Hier zeigt sich auch die Asymmetrie der Kommunikation in der Pflege (vgl. Kap. III 1) wieder deutlich.
Dann wären aber die kommunikativen Ebenen verlagert: Es würde dort auf inhaltlicher Ebene reagiert, wo das Problem eigentlich auf der Ebene der *Beziehung* (nämlich in den Angriffen, die Frau Kron „zwischen den Zeilen" platziert) liegt.
So etwas geschieht im Rahmen von Kommunikation häufig – und nicht immer gibt es Raum und/oder Notwendigkeit, das aufzuklären: Jemand der vom Verhalten und vielleicht Redefluss eines Verkäufers unangenehm berührt ist, verzichtet eventuell darauf, ein Produkt zu

kaufen (und besorgt es sich anderswo), auch dann, wenn es ihn interessiert.
Im Rahmen der Pflege haben wir es aber meist mit längeren, oft intensiveren Beziehungen zu tun und ein „Austragen" **auf inhaltlicher Ebene** ist häufig **problematisch.** Gerade, wenn diese Gefahr gegeben ist, gilt: Wenn ich auch im Kapitel III 1 geraten habe, nicht sofort die sogenannte Metakommunikation zu bemühen, macht es durchaus Sinn, etwa das Wort „Madame" anzusprechen oder ganz klar auf die Abtönungspartikel einzugehen, also zu sagen: „Frau Kron, wenn Sie von ‚*wieder* gleich zu viel' sprechen, klingt das für mich, als hätten Sie diesen Eindruck häufiger." In vielen Fällen kommt dann das zu Sprache, was eigentlich Thema ist und bietet sich die Gelegenheit, vielleicht ein Missverständnis aufzuklären.

Allerdings: Selbstverständlich gibt es im Ansprechen solcher Angriffe oder Abwertungen viele verschiedene Stufen – und wer es tut, kann das Gespräch diesbezüglich auch steuern. Eine sehr direkte Möglichkeit wäre etwa, zu sagen:
„Frau Kron, wenn Sie von ‚*wieder* gleich zu viel' und ‚Madame' sprechen, fühle ich mich angegriffen."
Hier müssen Pflegende in sehr kurzer Zeit viele verschiedene Komponenten einbeziehen: Handelt es sich um eine Patientin, die eine sehr ungünstige Diagnose erfahren hat und verzweifelt ist, kann viel mehr ertragen und „eingesteckt" werden, als wenn es sich – und ja, das gibt es – schlicht um Klienten handelt, die Pflegende abwerten wollen.
Hier liegt, was die feinen Nuancierungen betrifft, viel in unserem eigenen Ermessensspielraum, und besonders die Reaktionen von Patienten, die schon sehr lange stationär aufgenommen sind und sich sehr hilflos und unsicher fühlen, können dann recht heftig sein.
Ich empfehle, die Situation unter Einbeziehung der gegebenen Umstände aus der Distanz zu betrachten und dann zu überlegen, welches Register man ziehen will.
Wichtig ist aber, dass, wenn eine sehr persönliche und direkte Ebene angepeilt und auch erreicht wird, auch den Rahmen dafür zu bieten, die Sache aufzuklären (und nicht etwa das Zimmer zu verlassen oder die Angelegenheit mit einem „Nun wissen Sie ja Bescheid" oder Ähnlichem abzutun).

Ich kann mich an viele eigene Erfahrungen erinnern, in denen schon ein kleiner Hinweis auf unterschwellige Beleidigungen genügte, damit Klienten ihr Verhalten änderten – und empfehle ein solches Vorgehen auch.
Humor ist auch hier etwas, das mir als gute Möglichkeit erscheint, die Sache zwar anzusprechen, aber nicht unnötig in einen Bereich zu bringen, der sehr viel emotionale und affektive Beteiligung auf beiden Seiten nach sich zieht. Veronika könnte z. B. sagen: „Wissen Sie, Frau Kron, wäre ich eine Madame, säße ich zu Hause mit Scharen von Dienstboten. Jetzt bin ich aber hier und wir werden's schon gut miteinander schaffen." Tut sie das mit wohlwollender Gelassenheit (und ohne bittere Ironie), zwinkert sie vielleicht dabei, stehen die Chancen gut, dass Frau Kron, auch ohne dass dies explizit zum Thema gemacht wird, wahrnimmt, dass ihre Andeutungen nicht unkommentiert „geschluckt" werden.

Humor in der tätigkeitsbegleitenden Kommunikation

Müssen Intimgrenzen überschritten werden oder hat man es mit Asymmetrie und Abhängigkeit zu tun (und beides sind Umstände, unter denen tätigkeitsbegleitende Kommunikation in der Pflege u. a. stattfindet), können Angst und/oder Spannung entstehen, die danach drängen, abgebaut zu werden.
Irene Bischofberger erläutert in ihrem Werk einerseits gängige Humor-Theorien und setzt sie in Beziehung zur Pflege, und überlegt andererseits, wie Humor so eingesetzt werden kann, dass er den Bedürfnissen von Patienten gerecht wird und der Schuss nicht nach hinten los geht.
Uns soll hier die „Erleichterungstheorie" im Zusammenhang mit Humor beschäftigen. Damit ist vorrangig gemeint, dass ein **Entspannungseffekt** eintritt, der dann im Vordergrund steht – und somit die verursachende Situation in entlastender Weise von der Bildfläche schiebt. Die Autorin hält dies (gemeinsam mit anderen Theorien zum Humor), „gerade für helfende Berufe hilfreich und erhellend", da dabei auf „zentrale Elemente des Lebens mit Krankheit" hingewiesen würde – beispielsweise „Leben mit peinlichen Situationen" (Bischofberger 2002, S. 37).

Nun ist es mit dem Humor so eine Sache. Natürlich kann er falsch verstanden werden, zum falschen Zeitpunkt in ungünstiger Weise platziert sein oder um den kleinen, entscheidenden Zwischenton zu schrill, zu schwarz, zu derb oder zu seicht sein. Ich denke, dass es aber, besonders wo er den Zweck der Entlastung erfüllen soll, schlicht genügen kann, ihn *überhaupt* einzusetzen – jedenfalls solange er, wie Bischofberger sagt, zum „Humorstil" des Patienten passt und mit seinem übereinstimmt.

Das klingt vielleicht komplizierter, als es ist: Wir alle greifen in einer angespannten Situation die Möglichkeit, sie durch Lachen zu entlasten, gerne auf und sind nicht unbedingt zimperlich, wenn auch die ganz persönliche Humor-Präferenz nicht getroffen wird. Ziel ist dabei schließlich nicht, sich auf hohem, hintergründigen Niveau zu amüsieren, sondern eine angespannte Lage zu „ent-spannen". Bischofberger drückt das (meines Erachtens) Wesentlichste dabei so aus: „‚Lachen mit' und nicht ‚Lachen über' muss im Zentrum stehen" und meint weiter: „Für mich stand in all den Jahren der Beschäftigung mit dem Konzept Humor nie das Risiko oder der Misserfolg im Vordergrund, denn negative oder unerwünschte Auswirkungen können grundsätzlich bei allen pflegerischen Interventionen und auch bei bester Vorbereitung auftreten" und: „Viel mehr als potenzielle Risiken beschäftigt mich, dass Humor kranken Menschen und deren Angehörigen noch immer vielenorts vorenthalten wird, weil es ‚ja nichts mehr zu lachen gebe'" (Bischofberger 2002, S. 80).

Zu Anfang meiner beruflichen Pflegetätigkeit traute ich mir nicht zu, Humor einzusetzen, und ich denke, das ist so nachvollziehbar wie normal: Ist man kein diesbezügliches Naturtalent, hat man zu Anfang durchaus anderes zu tun, als sich um gut eingesetzte Spässchen im Pflegealltag Gedanken zu machen. Im Lauf meiner Tätigkeit in der geriatrischen Langzeitpflege ergab sich mit der Zeit allerdings ein kleines Repertoire an Bemerkungen, die es– zugegeben – nicht mit dem feinen englischen Humor aufnehmen können, dafür aber sehr wohl dazu geeignet sind, peinliche oder unangenehme Zustände zu entlasten. Wenn es „passt" (und das ist in der jeweiligen Situation tatsächlich meist zu *spüren)*, kann auch die Melancholie alter Menschen manchmal ein wenig gelöst werden: Die abendliche Pflege und Inkontinenzversorgung eines alten Ehepaares, das ich pflegte, zog manchmal bedauerndes Nachdenken über frühere Zeiten nach sich: „Jaja, heut' sind wir nichts mehr wert", sagte die Frau manchmal, und ihr Mann entgegnete etwas wie „... und liegen in den Windeln". Natürlich muss die Trauer und Bedrückung in diesen Botschaften wahrgenommen werden, ich tat das auch eine ganze Weile lang ausschließlich in ernster Weise. Eines Abend wagte ich mich einfach nach vorn: „Jaja, das sagt ihr jetzt, aber kaum, dass ich draußen bin, geht's doch wieder heimlich rund." Beide nahmen diesen – losen – Witz zum Anlass, die Spannung im Zusammenhang mit Scham und Peinlichkeit einfach wegzulachen; das tat uns allen (Dreien!) so gut, dass ich an der Zimmertür noch nachsetzte: „und dass mir morgen keine Klagen kommen, wir sind ein anständiges Haus!" Auch das kam so gut an, dass diese und ähnliche Sätze sich zu einem kleinen kommunikativen Ritual zwischen uns entwickelten. Ich behaupte bis heute, dass dieser (damals zufällig entdeckte) Weg, mit der Bedrückung über (Pflege-)Abhängigkeit und auch Verluste nicht nur zu diesem Ehepaar passte, sondern überhaupt eine der besten Möglichkeiten ist, mit dem, was tätigkeitsbegleitende Kommunikation in der Pflege mitunter so schwierig macht, umzugehen.

Für die Praxis:

- Tätigkeitsbegleitende Kommunikation **kündigt eine praktische Tätigkeit an, erklärt sie oder macht sie in anderer Weise zum Thema.**
- Tätigkeitsbegleitende Kommunikation findet demgemäß auch statt, während **Intim- oder Schamgrenzen** im Zuge pflegerischer Interventionen überschritten werden müssen.
- Sowohl Pflegende als auch Klienten können nun versuchen, im Rahmen des sprachlichen Miteinanders diesen Umstand zu **relativieren, bagatellisieren oder abzuschwächen** (etwa durch die sogenannten **„Abtönungspartikel"**, z. B. „Können Sie *nur mal* kurz ..."). Mitunter können Gefühle der Ohnmacht, denen Klienten häufig ausgesetzt sind, auch dazu führen, dass sie Pflegende bzw. deren Tun abwerten oder beleidigen. In diesem Fall kann und soll das klar angesprochen werden – man kann sich dabei unterschiedlicher Möglichkeiten bedienen, die der momentanen Befindlichkeit des Klienten jeweils angepasst sind.

- Die „abtönenden“ Mechanismen der Relativierung oder Abschwächung im Zusammenhang mit der Überschreitung von Körpergrenzen sind andererseits probate Mittel, entstehende Spannungen auszugleichen.
- Ebenso hat der Einsatz von **Humor** hier Platz: Er ist unter Umständen in der Lage, Erleichterung und Entspannung herbeizuführen – und wird in aller Regel von Klienten der Pflege dankbar angenommen. Ich bin der Meinung, dass Pflegende viel zu häufig davor zurückschrecken, ihn anzuwenden.

2. Kommunikation zwischen Pflegenden und Angehörigen von Klienten der Pflege

Pflegende haben nicht nur mit den Klienten der Pflege, sondern auch mit ihren Angehörigen zu tun. Das können Eltern, Kinder, Freunde, Bekannte oder Nachbarn sein. Gemeinsam ist ihnen eine mehr oder minder intensive Beziehung oder eben ein verwandtschaftliches Verhältnis zu denen, die von Pflegenden versorgt werden.
Ebenso unterschiedlich, wie es sich mit der Kommunikation mit Klienten der Pflege selbst verhält, ist dies für Gespräche mit ihren Angehörigen der Fall.
Ich habe mich hier für die Besprechung zweier typischer Probleme entschieden, mit denen in einer Weise umgegangen werden kann, die zu übertragen auch auf andere kommunikative Situationen im Zusammenhang mit pflegerischem Tun möglich ist: Es ist dies einerseits das, was sich unter dem Begriff der „inneren Widerstände" zusammenfassen lässt und womit man es zu tun bekommt, wenn pflegende Angehörige misstrauisch, fordernd oder ängstlich wirken und dies die Interaktion schwierig zu machen oder ihr Gelingen schier zu verhindern droht.
Andererseits möchte ich mich dem professionellen Umgang mit Beschwerden von Angehörigen unserer Klienten widmen.

2.1 „Ich kenne meine Mutter!" (Kommunikation mit Angehörigen von Klienten der Langzeitpflege)

Aus der Praxis (Widerstände)

„Das kann was werden, da steht uns einiges bevor", sagt Laura, nachdem Herrn Messers Frau angerufen hat. Er wurde vor zwei Wochen auf der Abteilung „Regenbogen" des städtischen Pflegeheims aufgenommen, nachdem seine Frau ihn über fünf Jahre zu Hause gepflegt hat.

„Und, nicht vergessen, er braucht seine Vitamintropfen und Leinsamen, da muss man ihn immer erinnern, was haben Sie denn schon für eine Ahnung, wie sehr ihm das hilft", macht Laura die Anruferin nach. „Nicht auszudenken, was wäre, wenn ihr das wieder vergesst", beteiligt sich Hans. „Und ich werde mir das ansehen, Punktum", rufen Jewel, Yasmin und Rosa im Chor.

„Achtung, ich glaub', sie kommt!", flüstert Laura. Frau Messer steht schon vor der Teeküche und studiert das Programm der Seniorenanimation, das an der Wand hängt. „Singen mag er nicht, das ist nichts für ihn. Sitzgymnastik vielleicht. Ich werde mir das ansehen. Hilft mir jetzt jemand, meinen Mann ins Bad zu bringen?" Frau Messer geht energisch voraus ins Zimmer ihres Mannes. Laura steht auf. „Und nicht, dass du ihn wieder halb umbringst, grob, wie du immer bist", grinst Hans, „ich werde mir das nachher ansehen."

Laura bemüht sich nach Kräften, es der Frau recht zu machen – sie weiß, dass sie die Pflege nur schwer aus der Hand geben kann und will ihr die Ängste nehmen. „Machen Sie sich keine Sorgen", sagt sie, „wir erinnern Ihren Mann schon an seine Tropfen, da, sehen Sie, da steht die Flasche schon."

„Vorsichtig, er stürzt, er stürzt", ruft Frau Messer, als Laura den Mann aufsetzt. „Keine Angst, ich halte ihn sicher, wir machen es vielleicht anders als Sie zu Hause, aber es funktioniert auch."

„Sehen Sie, da haben Sie's. Er wäre jetzt fast gestolpert, so wie Sie ihn da am Arm genommen haben. Ich hab's genau gesehen!", ereifert sich Frau Messer weiter.

„So, jetzt ist erst einmal Ruhe, bis sie ihn oben gewaschen hat", sagt Laura eine halbe Stunde später in der Teeküche, „aber nachher, zum Aufstehen, geht einer von euch. Ich halte das nur ein Mal am Tag aus."

Angehörige von Klienten der Langzeitpflege

Pflegende in Langzeitpflegeeinrichtungen gehen auch Beziehungen mit den Angehörigen ihrer Klienten ein. Im Gegensatz zur Akutpflege werden die Bewohner aber meist nicht irgendwann wieder aus der Einrichtung entlassen, sondern leben ständig darin. Das schließt auch soziale Kontakte und langfristigere Beziehungen ein, was sich wiederum auf die Situation der Pflegenden auswirkt – man muss sich, so es Probleme gibt, arrangieren.

Besonders am Anfang ist es wichtig, dass es zu einem Miteinander kommt und diejenigen, die einen nahen Verwandten oder Bekannten in eine Pflegeeinrichtung bringen, nicht den Eindruck haben, nun gar nichts mehr mitbestimmen und -gestalten zu können.
Wer den Prozess des Umzugs eines nahen Angehörigen begleitet, erlebt viele gegensätzliche Gefühle zugleich – er mag zunächst Erleichterung verspüren, da er ihn aufgehoben weiß. So groß diese Erleichterung auch sein mag, können zugleich Verlust, Sorge, Eifersucht und Misstrauen gegenüber den Pflegenden, Versagens- und Schuldgefühle u.v.m. erlebt werden. War die erbrachte Pflegeleistung zu Hause sehr intensiv, kann es dazu kommen, dass die (ehemals) hauptverantwortlich pflegenden Angehörigen Schwierigkeiten haben, die Verantwortung ganz aus der Hand zu geben und daran festhalten wollen.
Selbstverständlich gibt es auch im Bereich der Akutpflege Angehörige von chronisch Kranken, denen Pflegende immer wieder begegnen und die manchmal viel Zeit mit „ihrem" Patienten verbringen – hier gilt, was in diesem Kapitel besprochen wird, natürlich ebenso.
Um zur Kommunikation zu kommen: Ein Erst- oder Aufnahmegespräch, in dem das Gefühl eines Miteinander vermittelt wird und das es Angehörigen ermöglicht, sich auch in Zukunft als Akteure im Pflegeprozess fühlen zu können, ist eine sehr gute Voraussetzung – und natürlich soll diese Haltung auch in der weiteren Interaktion vermittelt werden. Vielfach haben sie sich beträchtliche Pflegeexpertise angeeignet – und wissen zudem vieles über die speziellen Bedürfnisse, Vorlieben, Abneigungen oder die Biografie des Klienten. Wie ist aber in Gesprächen, im Umgang miteinander vorzugehen, damit sich das, was man ein „gutes" Verhältnis nennt, einstellt? Wie ist Widerstand und Misstrauen zu begegnen, die sich – gibt es für Angehörige doch meist mehrere, einander entgegengesetzte Empfindungen zugleich – mit großer Wahrscheinlichkeit (mehr oder weniger) zeigen?

Innere Widerstände als Verbündete

Zunächst macht es Sinn, einzukalkulieren, dass es bei der Unterbringung eines Verwandten in eine Pflegeeinrichtung dazu kommen kann, dass Angehörige Unsicherheiten oder Misstrauen äußern, vielleicht sogar zu „kontrollieren" scheinen.

Es kann Pflegenden helfen, dies nicht als Misstrauen gegenüber ihren Fähigkeiten oder ihrer Leistungsbereitschaft zu verstehen, sondern als das, was es (meist) ist: als Ausdruck von Unsicherheit und einem – wodurch auch immer begründeten – Widerstand, plötzlich alles aus der Hand zu geben und vom Akteur zum Zuseher zu werden. Das gilt auch, wenn die Pflege von den Angehörigen zuvor nicht selbst geleistet wurde: Der Umzug des Lebenspartners oder Elternteils in eine Institution ist immer auch mit der Unberechenbarkeit des Neuen verbunden, und diese macht – je nach Situation – mehr oder weniger Angst.

Christoph Thomann und Friedemann Schulz von Thun sprechen in einem anderen Zusammenhang vom Umgang mit inneren Widerständen von Klienten: Sie zeigen Hilfen für die Kommunikation in schwierigen Gesprächssituationen, in denen Klienten eine Prozessbegleitung oder Klärungshilfe in Anspruch nehmen, wobei es sich um Trennungsangelegenheiten oder die Beratung von Unternehmen handeln kann (Thomann und Schulz von Thun 2003, S. 87ff).

Die Autoren zeigen anhand eines Beispiels, welches Vorgehen sie empfehlen: Ein Klient, der Sorgen hat, Besprochenes würde aus der Gruppe hinausgetragen, wird vom Klärungshelfer *nicht* davon überzeugt, dass er dahin gehend nichts zu befürchten habe, sondern bekommt folgende Antwort:
„Genau, Sie haben somit allen Anlass, vorsichtig zu sein – und ich würde Sie bitten, da auch selbst auf sich aufzupassen. Wenn Sie merken, dass das Gespräch eine Richtung nimmt, die Ihnen nicht behagt, dass Sie dann sofort protestieren, ist das recht?" (Thomann und Schulz von Thun 2003, S. 87f).

Der Klient verliert tatsächlich langsam sein Misstrauen und entscheidet sich für die Kooperation. Die Autoren empfehlen sogar für den Fall, dass ein anderes Mitglied der Gruppe auf unbedingter Offenheit bestünde, da dies unabdingbar sei, als Klärungshelfer korrigierend einzugreifen und die Eigenständigkeit und Entscheidungsfreiheit der einzelnen Teilnehmer zu betonen.
Man fordert Herrn Müller also auf, sich aktiv an der Gewährleistung dessen zu beteiligen, was ihm wichtig ist, nämlich Diskretion – er soll

selbst Acht geben, ob etwas geschieht, das ihm diesbezüglich unangenehm ist.
Die Rechnung geht auf: „Wohlgemerkt:“, so die Autoren weiter, „Kein Wort davon, dass Herr Müller doch ‚Vertrauen haben sollte‘ oder Ähnliches! Oder gar, dass er sich doch selber einmal fragen müsste, ob seine Haltung zu einer Verständigung beizutragen in der Lage sei (...)“, und:

„Paradoxerweise wächst die Bereitschaft zur persönlichen Aussage in dem Maße, wie der Klärungshelfer den Widerstand dagegen akzeptiert“ (Thomann und Schulz von Thun 2003, S. 88).

Macht Laura nun die **Widerstände** Frau Messers zu ihren Verbündeten, könnte sie im Fall der Tropfen – anstatt zu beteuern, die Pflegenden würden schon darauf achten, dass Herr Messer sie einnimmt, Folgendes sagen: „Ich verstehe Ihre Sorgen, und das ist wirklich eine wichtige Sache. Was halten Sie davon, wenn wir ein Schild für Ihren Mann anfertigen, das ihn an die Einnahme erinnern soll?“ – und dann z. B.: „Worauf, denken Sie, reagiert er am besten? Ein Foto von der Flasche und darunter die Uhrzeit oder etwas anderes?“
Was das Stürzen betrifft, wäre Folgendes denkbar: „Klar, das ist eine Gefahr, das stimmt. Wir haben zwar unsere Techniken, aber Sie kennen Ihren Mann ja. Sehen Sie, wir machen es so“, (Laura könnte die Griffe vorzeigen) – „gibt es etwas, wovon Sie denken, dass er es anders gewohnt ist, oder glauben Sie, dass er damit gut kann?“

Im Fall der Animation könnte man Frau Messer einen Wochenplan ausdrucken, ihn ihr mit den Worten: „Sie haben recht, es ist schon wichtig, dass es das Richtige ist. Sie kennen seine Vorlieben ja – würden Sie das für uns ankreuzen und dann geben wir gemeinsam Acht, dass er nicht im falschen Programm landet?“, geben.

Das alles hat nichts damit zu tun, sich die Pflege vorschreiben zu lassen – und normalerweise geschieht dies auch in der Folge nicht. Das Paradox, von dem die Autoren sprechen, tritt tatsächlich ein – und es ist gut möglich, dass nach wenigen solcher Vorschläge Frau Messer ohnehin bereit ist, die Pflegenden „machen zu lassen“.

Schließlich steht es außer Frage, dass sie ihr Handwerk beherrschen – der springende Punkt ist ein anderer: Es geht darum, dass **Bedenken und Widerstände nicht negiert und als unnötig abgetan werden,** da Frau Messer genau dann nämlich alles daran setzen wird, die Pflegenden vom Gegenteil zu überzeugen. Dadurch entsteht zwangsläufig eine Art Struktur von Fronten.

Verbündet man sich hingegen mit den Bedenken, entsteht Zusammenarbeit. Und quasi „nebenbei" fühlt die Angehörige sich als (Mit-) Akteurin und auch verstanden. Ich halte diese kleine Technik weder für eine Finte noch für einen Trick, sondern bin – nicht zuletzt durch eigene Praxiserfahrung – überzeugt davon, dass es sich dabei lediglich um die Befriedigung zweier grundlegend wichtiger Bedürfnisse handelt: zum einen um die Möglichkeit, sich nicht aus der Interaktion ausgeschlossen, zum anderen darum, sich schlicht ernst genommen zu fühlen.
Letztlich spart die „Verbündung mit dem Widerstand" auf beiden Seiten Energie.

Für die Praxis:

- **Angehörige von Klienten der Pflege** sind gerade im Bereich der (geriatrischen) Langzeitpflege **wichtige Interaktionspartner,** weshalb es von Bedeutung ist, sie von Anfang an nicht als „Anhängsel", sondern als Personen wahrzunehmen, mit denen es ebenso in einen Beziehungsprozess einzusteigen gilt wie mit dem Klienten selbst. Das ist vor allem dann der Fall, wenn es sich um sehr nahe Angehörige handelt, die (mehrmals) täglich zu Besuch kommen.
- Der Beginn einer solchen Interaktion ist so wichtig wie häufig auch problematisch. Angehörige, die ihren Partner oder ihr Elternteil ins Pflegeheim „begleiten", können eine Menge **unterschiedlicher Empfindungen zur gleichen Zeit** haben: Erleichterung, Schuldgefühle, Angst, allein zu sein u. v. m.
- Das kann dazu führen, dass sie den Pflegenden mehr oder weniger große **Widerstände –** die wiederum bewusst oder unbewusst sein können – entgegenbringen.
- In solchen Situationen macht es **keinerlei Sinn, zu beruhigen oder zu beschwichtigen zu versuchen** – das Mittel der Wahl ist

die sogenannte „Verbündung mit dem Widerstand“, im Rahmen derer etwa bestimmte Ängste ernst genommen, ausgesprochen und aufgegriffen werden. Schließlich können die Angehörigen dazu aufgefordert werden, sich (ist die Angst etwa, dass der Gatte im Rahmen der Animation im Pflegeheim etwas tun soll, das ihm unangenehm ist) aktiv an der Problemlösung zu beteiligen (etwa auszusuchen, an welchen Aktivitäten er teilnehmen soll und an welchen nicht).

2.2 „Seit zehn Tagen warte ich darauf“ (Mit Beschwerden und Kritik von Angehörigen umgehen)

Aus der Praxis (Frau Perl)

Frau Perl steht am Schwesternstützpunkt der Chirurgie und wartet. „Kann ich etwas für Sie tun?“, fragt Maria. „Also, Schwester, das muss ich Ihnen schon sagen – so geht es einfach nicht. Meine Mutter, Frau Juliane Perl, liegt seit drei Wochen bei Ihnen. Niemand kümmert sich richtig um ihre Fingernägel und die Haare sind nicht gewaschen worden. So geht es nicht.“ Maria tippt dem Haustechniker, der hinter ihr vorbeigeht, an die Schulter, gibt ihm mit den Worten: „Nimmst du das mit?“ ein Formular in die Hand und wendet sich gleich wieder Frau Perl zu.

Diese holt nun weiter aus und meint: „Und, nur damit Sie es wissen, meine Mutter isst keine Erbsen und das haben wir beim Aufnahmegespräch gesagt – und was gibt es dreimal in der Woche als Beilage? Erbsen.“

„Wir schauen, ja?“, sagt Maria. „Hoffentlich!“, sagt Frau Perl und verlässt den Stützpunkt. Nach zehn Minuten kommt sie zurück und hat ein Stück Pflaster in der Hand. „Das ist abgegangen!“, ruft sie und hält es Maria hin. „Das war wahrscheinlich von der Blutabnahme, das braucht er nicht mehr“, entgegnet Maria und tippt weiter Pflegeberichte in den Laptop.

Aus der Praxis (Frau Karl)

Frau Karl stellt sich neben die Auszubildende Ingrid, die auf der Pflegeabteilung des Seniorenheimes die Speisetabletts im Wagen überprüft und mit dem Austeilen beginnen möchte. Frau Karl hat ein Unterhemd in der Hand und beschwert sich lautstark: „Wie lange, Schwester, wie lange denken Sie, haben wir das gesucht? Und wo ist es zum Vorschein gekommen? Beim Nachbarn. Da haben wir euch extra einen eigenen Wäschekorb gebracht, damit ihr Ordnung in dieses Chaos bekommt – eine solche Schlamperei habe ich noch nie erlebt, nur damit Sie's wissen."
„Beim Nachbarn kann das gar nicht gelegen sein", sagt Ingrid, „der ist im Krankenhaus."
„Sie wissen genau, was ich meine", ist Frau Karl nun noch wütender, „bei seinem Nachtkästchen eben."
„Das haben Sie geöffnet?", fragt Ingrid und Frau Karl ruft: „Ich werde mich bei der Stationsleitung über Sie beschweren, das sage ich Ihnen!", dann verschwindet sie mit dem Unterhemd in der Hand auf dem Gang.
„Alles ok?", fragt Hans im Vorbeigehen. „Jaja, nur wieder die Beuer-Schwiegertochter, wie immer."

Beschwerden und Beschwerdeführer

Das vorliegende Kapitel will sich ausdrücklich *nicht* mit dem Beschwerdemanagement beschäftigen, sondern die *Kommunikation* im Zusammenhang mit *persönlichen* Beschwerden, die von Angehörigen von Klienten der Pflege geäußert werden, ins Zentrum stellen.
Mit dem Begriff der Beschwerde werde, so die Organisationsentwicklerin Monique Vergnaud, im Allgemeinen „die Äußerung eines Kunden bezeichnet, die eine **Unzufriedenheit** ausdrückt und mit einer **Forderung** an die Einrichtung verbunden ist" (Vergnaud 2002, S. 3).
„Klassische" Beschwerden stünden häufig mit subjektiven Empfindungen im Zusammenhang (Vergnaud 2002, S. 5); sie können auf verschiedenen Wegen entgegengenommen werden (Vergnaud 2002, S. 12ff), wobei uns der Umgang mit den sogenannten „persönlichen" Beschwerden interessiert.

Wer sie entgegennimmt, müsse in der Lage sein, die Kritik, die mit der Beschwerde verbunden sein könne, „von seiner Person und seiner Arbeit zu trennen", ansonsten könne es „schnell zu emotionalen **Eskalationen** kommen, indem sich sowohl der Beschwerdeführer als auch der Mitarbeiter in eine destruktive Rechtfertigungsposition begeben."

Trete nach einer Erstbeschwerde eine sogenannte Folgebeschwerde auf, so zeige dies, dass aus Sicht des Beschwerdeführers der Beschwerdeanlass nicht behoben wurde. Folgebeschwerden seien meist schon mit gesteigerter Unzufriedenheit verbunden, da zum eigentlichen Problem noch der Unmut über die als unzureichend empfundene Beschwerdebearbeitung hinzukomme (Vergnaud 2002, S. 9f).

Grundsätzlich zählen Klienten der Pflege sowie deren Angehörige zu möglichen Beschwerdeführen.
Wo Monique Vernaud über die Motivation spricht, die im Pflegebereich dazu führt, dass Beschwerden geäußert werden, unterscheidet sie für die zweite Gruppe (also die der Angehörigen) zwischen Beschwerden, die „Kooperationsangebote" sind und solchen, die der Kompensation eigener Defizite oder Schuldgefühle dienen (etwa, einen eigenen Elternteil nicht selbst zu pflegen). Übermäßige Beschwerdeführung sei demnach ein Ausdruck von Hilflosigkeit und Überforderung (Vergnaud 2002, S. 21).

Überträgt man dies auf direkte Klienten der Pflege (also Patienten oder etwa Bewohner von Pflegeheimen), so liegt auf der Hand, dass analog zu dem, was über ihre Angehörigen gesagt wird, es ebenso Beschwerden gibt, die Angebote zur Zusammenarbeit sind – und eben solche, die der Kompensation dienen – wofür eine Vielzahl von Gründen denkbar sind: Angst, Verzweiflung, Unsicherheit, Scham, Verlegenheit, Gefühle der Abhängigkeit u.v.m.

Abgesehen davon gebe es, so die Autorin weiter, durchaus „Kunden, die ständig und an jeder Kleinigkeit etwas auszusetzen haben" – diese Kundengruppe aber würde ihr Verhalten grundsätzlich nur schwer ändern, „da es ihnen gerade nicht um die inhaltliche, konstruktive Auseinandersetzung mit der Einrichtung" ginge (Vergnaud 2002, S. 21).

Beschwerden würden, so die Autorin weiter, im Gesundheitswesen meist an die **„Basismitarbeiter** des **Pflegebereichs** weitergegeben", wobei sie weder immer die Pflege direkt – sondern häufig Bereich der Verwaltung oder Hauswirtschaft – betreffen würden, noch immer begründet seien (Vergnaud 2002, S. 83). Zeitmangel sei einerseits üblich, anderseits problematisch, da Beschwerden dadurch verloren gingen, „nicht ernst genommen werden (können)" und Unzufriedenheit bestehen bliebe.
„Zeitersparnis" könne in diesem Bereich aber gerade dazu führen, dass später mehr Zeit als eigentlich nötig investiert werden müsse, um etwa „Unklarheiten oder falsche Sachverhalte aufzuklären" (Vergnaud 2002, S. 83).

Bevor ich zurück zur Praxis komme, möchte ich kurz ausführen, was ich als die zentralen **Ziele** im direkten **kommunikativen Umgang mit Angehörigen** (und selbstverständlich auch Klienten der Pflege), **die Beschwerden äußern,** erachte.

Beschwerde*management* ist weiter gefasst als die Annahme von Beschwerden im *Gespräch,* dessen Ziele vorrangig sind:

- dem Beschwerdeführer den Eindruck zu vermitteln, dass sein Anliegen „angekommen" ist und bearbeitet wird, und
- die Sammlung der notwendigen Informationen zur Weiterbearbeitung der Beschwerde (die, je nach Dringlichkeit der Angelegenheit und nach Handhabung des Beschwerdemanagements in der Einrichtung, völlig unterschiedlich aussehen kann).

Ich denke, dass der (oft versehentlich) vernachlässigte erste Punkt recht häufig der Ausgangspunkt für längere „Beschwerdekarrieren" ist.

Beschwerden und Kritik begegnen

Frau Perl äußert nach kurzer Zeit schon weitere Beschwerden, begibt sich offenbar förmlich auf die Suche nach immer neuen Problemen, die ihr die Aufmerksamkeit der Pflegenden sichern sollen. Ich will Maria keinen Vorwurf machen.

Sie ist wohl

- entweder vom Geschehen rund um sich vereinnahmt
- oder (und das lässt sich aus der Darstellung der Situation nicht ersehen) legt es auf ein kleines Machtspiel mit Frau Perl (nach dem Motto: „Du kriegst mich nicht") an.
- *oder* aber ihr ist die Wirkung ihres Handelns nicht bewusst, vielleicht hält sie es für korrekt. Es mag durchaus sein, dass sie weiß, dass man sich um die Anliegen Frau Perls kümmern wird und die Sache daher für nicht weiter wichtig hält.

Für den ersten oder den dritten Fall fehlt es ihr tatsächlich an Bewusstsein darüber, wie wichtig es ist, in der Annahme von Beschwerden **zwei bestimmte Signale** zu setzen.
Wichtig ist, Frau Perl zu vermitteln, dass ihre Beschwerde „angekommen" ist und Maria beabsichtigt, sie zu bearbeiten. *Nicht* erforderlich sind zunächst Entschuldigungen und/oder Schuldeingeständnisse, auch *Rechtfertigungen* sind fehl am Platz – ich komme noch darauf zurück.

Als besonders zielführend erweist sich hingegen, die Beschwerde von Frau Perl zu wiederholen, z. B. so: „Guten Tag, Frau Perl. Die Fingernägel Ihrer Mutter sind nicht geschnitten und die Haare sind nicht gewaschen?" Frau Perl würde die Wiederholung wohl als Interesse an ihrem Anliegen werten. Nun könnte Maria – je nachdem, wie sich das Gespräch entwickelt (und je nachdem, wie viel Zeit sie tatsächlich hat) – Frau Perl anbieten, sich die Sache anzusehen. Selbst wenn ihr nun die Fingernägel und Haare der Patientin von deren Tochter gezeigt werden und sie das (ausführlich) kommentiert, kostet Maria die Angelegenheit wohl höchstens fünf Minuten. Weiters könnte sie die Tochter der Patientin nun entweder **über die weitere Vorgangsweise informieren** bzw. auch **erklären,** warum was nicht durchgeführt wurde – in jedem Fall macht es aber Sinn, das mit den Worten „Ich verstehe gut, dass Sie es gerne anders gehabt hätten" („. . ., dass Sie das stört", „. . ., dass Sie nun das Gefühl haben, die Haar- und Nagelpflege wurde vernachlässigt" oder Ähnliches) einzuleiten.
Dann können Vorschläge bezüglich des weiteren Vorgehens gemacht werden: „. . . wird noch heute/morgen durchgeführt", „. . . wird in den nächsten beiden Tagen geschehen" – und gegebenenfalls kann erklärt

werden, warum das Gewünschte noch nicht erfolgen konnte. Gibt es Dinge, die – obwohl von Angehörigen gewollt – auf der Abteilung (etwa aufgrund organisatorischer Gegebenheiten) nicht Standard sein können, empfiehlt sich durchaus, das anzusprechen.
Sollte die Beschwerde Frau Perls gelautet haben, ihrer Mutter seien die Nägel nicht lackiert worden (was tatsächlich nicht vorrangige Aufgabe der Pflege ist), macht es *ebenfalls* Sinn, davor zu signalisieren, dass das Anliegen verstanden wurde – also: „Ich kann verstehen, dass Sie das gerne so hätten, aber in Anbetracht der personellen Ressourcen ist uns das nicht möglich."

Was, wenn Maria schon am Stützpunkt keine Zeit für Frau Perl hat? Ich würde ihr für diesen Fall empfehlen, Frau Perl etwa zu sagen: „Ich kümmere mich gern um Ihr Anliegen und habe in zehn Minuten Zeit. Geht das in Ordnung?"
Sollte Maria tatsächlich ein kleines Machtspiel im Auge haben („Du kriegst mich nicht, ich sitze am längeren Ast"), so mag es zwar im Moment lustvoll sein, Frau Perl, „auflaufen" zu lassen. Deren Reaktion zeigt sich aber schon bald: Je intensiver Maria versucht, sie abzuwürgen und loszuwerden, desto angestrengter versucht Frau Perl, genau das zu verhindern. Wäre sie weniger hartnäckig, würde sie vielleicht resignieren, sich aber (unabhängig davon, ob ihr Anliegen „gerechtfertigt" war oder nicht!) jedenfalls ungerecht behandelt fühlen und ihre Beschwerde entweder anderswo vorbringen, zumindest aber die Pflegenden „im Auge behalten" und möglicherweise nach einer weiteren Gelegenheit suchen, ihrem Ärger Luft zu machen.
Es ist also tatsächlich zeitökonomischer (und deutlich weniger energieaufwendig), nach dem oben genannten Prinzip vorzugehen – das ich (mit wenigen Ausnahmen, auf die ich im nächsten Absatz zurückkomme) für *jedes* Entgegennehmen von Beschwerden empfehle.
Interessant sind dazu auch die Ausführungen zur Spiegeltechnik im Kapitel I 4.3.

Beschwerdekarrieren, aufgebrachte Angehörige und emotionale Kontrolle

Frau Karl hat, wie sich aus dem Beispiel ablesen lässt, offenbar schon eine längere Beschwerdekarriere hinter sich. Hintergrund ihrer Geschichte ist, dass ihr Schwiegervater auf Betreiben seines Sohnes in die Pflegeeinrichtung aufgenommen wurde, von der sie nichts hält – sie sähe ihn lieber in einer anderen. Aus diesem Grund ist ihr eigentlich daran gelegen, zu beweisen, dass „hier nichts funktioniert", dass man „auf alles zehn Tage warten muss" und die Pflege „einfach nur schlecht" ist.

Selbst in dieser Situation empfehle ich, wenn es möglich ist, in der oben vorgeschlagenen Weise vorzugehen. Was Ingrid tut, mag ihr zwar kurzfristig Erleichterung verschaffen, dem Problem aber geht sie damit aus dem Weg.

Je weniger Raum man der Angehörigen gibt, desto mehr davon wird sie fordern – und umgekehrt. Im günstigsten Fall gelingt es, Frau Karl zu jenem Punkt hinzuführen, an dem das weitere Vorgehen beschlossen und die Sache (auch für sie) abgehakt sein muss – zumindest im Moment. Man kann also sein Bedauern zum Ausdruck bringen, dass das Unterhemd des Schwiegervaters unter dem Nachtkästchen des abwesenden Zimmernachbarn aufgefunden wurde (was mit einer Entschuldigung nichts zu tun hat – der Satz: „Ich kann verstehen, dass Sie das ärgert" ist ebenso wenig eine Entschuldigung wie ein Schuldeingeständnis!) Weiters kann man anbieten, den bestmöglichen Rahmen dafür zu schaffen, dass Ähnliches nicht mehr geschieht, zugleich aber erwähnen, dass das selbst bei besten Vorkehrungen in einer Pflegeeinrichtung, in der auch demenziell erkrankte Bewohner leben, nie ganz auszuschließen ist.

Natürlich ist mir aus der Praxis bekannt, dass es Monologe von Beschwerdeführern gibt, die beleidigend, laut und nicht enden wollend sind.

Im Fall von Beleidigungen ist klar, dass Pflegende sie sich *nicht* gefallen lassen müssen. Wie auch in der Alltagskommunikation (vgl. Kap. V 1.2) ist es hilfreich, die aktuelle Situation einzubeziehen: Handelt jemand aus Verzweiflung oder empfundener Hilflosigkeit oder hat es mit der Lust, Andere abzuwerten oder herumzukommandieren, zu tun?

Emotionale Beteiligung im Sinne großer Betroffenheit oder großer Wut schränkt das eigene kommunikative Repertoire empfindlich ein. Ich empfehle im Unterricht und in Vorträgen zunächst eines: Auch räumlich einen Schritt zurückzugehen und folgende Frage zu stellen, nötigenfalls auch zwei Mal: „Wie kann ich Ihnen *jetzt* helfen?"
Dies lenkt das Gegenüber in Richtung einer Lösungsorientierung und ist häufig in der Lage, emotionale Monologe zu durchbrechen. Je nachdem,wie gelassen man ist, ist es für Pflegende auch eine Möglichkeit, zu sagen: „ich verstehe ja, dass Sie das betrifft. Ich würde Ihnen gerne helfen. Was kann ich *jetzt* tun?"
Das Wort „jetzt" ist dabei von großer Bedeutung, da es von dem, was war (oder empfunden wurde), weglenkt.

Einen weiteren, wirkungsvollen „Trick" erwähnen die Autoren Thomas Wilhelm und Andreas Edmüller in ihrem „Trainingsbuch", das helfen soll, Manipulationen zu erkennen und abzuwehren. Ich möchte die Autoren zitieren:

„Wir kennen einen Seelsorger, der hat folgenden Trick, um emotionale Kontrolle zu bewahren. (...) Auf seinem Schreibtisch hat er eine kleine Plexiglasscheibe stehen und auf dieser Scheibe steht ein Wort, das lautet ‚INTERESSANT'. Und immer dann, wenn er mit einer unfairen Attacke konfrontiert wird, blickt er auf diese Scheibe und denkt: ‚interessant'.
Was er dadurch erreicht ist im Grunde eine Art Distanz zu sich selbst und der Situation. Er befindet sich in einer Art Beobachtungsmodus wie ein Forscher, der von außen die Phänomene um ihn herum betrachtet. (...)" (Wilhelm und Edmüller 2005, S. 10).

Nun kann nicht die (alleinige) Lösung sein, sich im Fall langwieriger „Beschwerdekarrieren" darauf zu beschränken, sich stets einander ähnelnden Dialogen zu stellen und mit der einen oder anderen „Krücke" zu versuchen, quasi „das Schlimmste" – nämlich Eskalation und beidseitigen Kontrollverlust – zu verhindern.
Gerade in Frau Karls Fall scheint es notwendig, längerfristig einen Termin zu vereinbaren, in dem Stationsleitung und/oder hauptverantwortlich Pflegende und die Schwiegertochter *gemeinsam* nach Lösungen suchen.

Nicht zuletzt möchte ich darauf hinweisen, dass mit stetigen Beschwerden auch unbewusste „Botschaften hinter der Botschaft“ (vgl. Kap. III 2) gesendet werden können.
Ich möchte dies zum Abschluss des Kapitels ausnahmsweise noch mit einem weiteren Praxisbeispiel illustrieren:

Die Angehörige eines Klienten, der an Morbus Parkinson erkrankt war und den ich pflegte, kam – nachdem sie jahrelang als freundliche und verständnisvolle Angehörige galt – immer wieder an den Schwesternstützpunkt und äußerte zur je gleichen Tageszeit Beschwerden im Zusammenhang mit einer ganz bestimmten Pflegeintervention. So sehr wir uns auch bemühten – es war ihr nicht mehr recht zu machen. Irgendwann (ich war gerade wieder mit ihr gegangen, um ihren Mann, der nicht ansprechbar war, in dieser Sache zu versorgen) sagte ich, halb zu mir selbst, halb zu ihr: „Na, Sie haben sich den Ruhestand sicher auch anders vorgestellt.“
Was folgte, war eine Erzählung über die Erkrankung ihres Mannes und die Auswirkungen auf das gemeinsame Leben – und schließlich eine Beschreibung ihrer eigenen körperlichen Beschwerden.
Wir beschlossen daraufhin im Team, die Frau immer wieder nach ihrem Befinden zu fragen. Das bekannte gute Verhältnis war tatsächlich in kurzer Zeit wiederhergestellt.

Nun soll diese „runde“ Geschichte nicht zu dem Schluss verleiten, die Frage: „Wie geht's denn *Ihnen?*“ sei in der Interaktion mit Angehörigen von Langzeitpflegepatienten ein kommunikatives Allheilmittel. Nicht zu leugnen ist aber, dass die vielfältigen Belastungen, denen nahe Verwandte oder Bekannte von chronisch kranken oder pflegeabhängigen Menschen ausgesetzt sind, gerne übersehen oder abgewertet werden – und die Frage nach deren *eigenem* Wohlbefinden eine nicht zu unterschätzende Wirkung auf das (kommunikative) Miteinander haben kann.

Für die Praxis:

- Wer Beschwerden ausspricht, drückt damit eine Form von Unzufriedenheit aus und hat meist eine bestimmte Forderung an die Einrichtung.
- Wichtig ist, dass, wer Beschwerden entgegen nimmt, in der Lage ist, sie sowohl von seiner Arbeit als auch seiner Person zu trennen. Das gilt besonders für den Bereich der Pflege, da sich hier sowohl Klienten als auch deren Angehörige in Ausnahmesituationen befinden können, die wieder Gefühle der Ohnmacht und Verzweiflung bedingen – was sich (mitunter) in einer bestimmten Art der Beschwerdeführung bemerkbar machen kann.
- Abgesehen davon gibt es natürlich auch die sogenannten „chronischen Nörgler" – wobei es häufig schier unmöglich scheint, ihnen etwas recht zu machen.
- Im Zusammenhang mit der Kommunikation rund um die Äußerung von Beschwerden geschieht das Wichtigste zu Anfang: Dem Beschwerdeführer muss vermittelt werden, dass sein Anliegen „angekommen" ist und bearbeitet wird. Geschieht dies nicht, wird er seine Aufmerksamkeit wahrscheinlich weiteren Unmutsäußerungen widmen und versuchen, anderweitig zu deponieren, was ihn beschäftigt.
- Im Umgang mit erregten, verärgerten Angehörigen empfiehlt sich – in gewissem Umfang – etwa die Spiegeltechnik (vgl. Kapitel I 4.3).

VI. Literaturverzeichnis

Alban S, Leininger M, Reynolds C (2000) Multikulturelle Pflege. Urban & Fischer, München und Jena

Altorfer A, Käsermann M-L (2001) Die Bedeutung des Nonverbalen in der Kommunikation. In: Domenig D (Hg) Professionelle Transkulturelle Pflege. Handbuch für Lehre und Praxis in Pflege und Geburtshilfe. Hans Huber, Bern, 159–183

Amrhein L (2005) Stationäre Altenpflege im Fokus von Machtbeziehungen und sozialen Konflikten. In: Schroeter K, Rosenthal T (Hg) Soziologie der Pflege. Grundlagen, Wissensbestände und Perspektiven. Juventa Verlag, Weinheim und München, 405–426

Bartholomeyczik S (1997) Nachdenken über Sprache – Professionalisierung der Pflege? In: Zegelin A (Hg) Sprache und Pflege. Ullstein Mosby, Berlin/Wiesbaden, 11–21

Bateson et al (2002) Auf dem Weg zu einer Schizophrenie-Theorie. In: Bateson G Schizophrenie und Familie: Beiträge zu einer neuen Theorie. Suhrkamp, Frankfurt am Main, 11–43, 6. Auflage

Bateson G (2002) Schizophrenie und Familie: Beiträge zu einer neuen Theorie. Suhrkamp, Frankfurt am Main, 6. Auflage

Becker S, Wunderer E, Schultz-Gambard J (2006) Muslimische Patienten. Ein Leitfaden zur interkulturellen Verständigung in Krankenhaus und Praxis. Unter Mitarbeit von Ingrid Seyfarth-Metzger und Elisabeth Wesselman. W. Zuckerschwerdt Verlag, München, 3. Auflage

Bion W R (1991) Erfahrungen in Gruppen und andere Schriften. Fischer Taschenbuch Verlag, Frankfurt am Main

Bischofberger I (2002) „Das hat uns gerade noch gefehlt!" – Ein Standard für Humor und Lachen in der Pflege. In: Bischofberger I (Hg) „Das kann ja heiter werden". Humor und Lachen in der Pflege. Verlag Hans Huber, Bern, 255–264

Bischofberger I (2002) Humor – Ein Pflegekonzept im Aufwind. In: Bischofberger I (Hg) „Das kann ja heiter werden". Humor und Lachen in der Pflege. Verlag Hans Huber, Bern, 27–80

Bischofberger I (Hg) (2002) „Das kann ja heiter werden". Humor und Lachen in der Pflege. Verlag Hans Huber, Bern

Blumer H (2004) Der methodologische Standort des Symbolischen Interaktionismus. In: Burkart R Hömberg W (Hg) Kommunikationstheorien. Ein Textbuch zur Einführung. Verlag Wilhelm Braumüller, Wien

Bodenheimer A R (2004) Warum? Von der Obszönität des Fragens. Reclam, Stuttgart, 6. um ein Kapitel erweiterte Auflage

Brünner G (1997) Fachsprache, berufliche Kommunikation und Professionalisierung der Pflege. In: Zegelin A (Hg) Sprache und Pflege. Ullstein Mosby, Berlin/Wiesbaden, 37–47

Brünner G und Fiehler R (1997) Thesen zur Entwicklung des Pflegeberufs. In: Zegelin A (Hg) Sprache und Pflege. Ullstein Mosby, Berlin/Wiesbaden, 49

Burkart R (1998) Kommunikationswissenschaft. Grundlagen und Problemfelder. Umrisse einer interdisziplinären Sozialwissenschaft. Böhlau, Wien, Köln, Weimar, 3. überarbeitete und aktualisierte Auflage

Burkart R, Hömberg W (Hg) (2004) Kommunikationstheorien. Ein Textbuch zur Einführung. Wilhelm Braumüller, Wien

Cohen, R C (2004) Von der Psychoanalyse zur themenzentrierten Interaktion. Von der Behandlung einzelner zu einer Pädagogik für alle. Clett-Cotta, Stuttgart, 15. Auflage

Csef H (2003) Affekte als Regulatoren zwischenmenschlicher Beziehungen. In: Nissen G (Hg) Affekt und Interaktion. Neue Aspekte zur Genese und Therapie psychischer Störungen. Verlag W. Kohlhammer, Stuttgart, 104–112

Domenig D (Hg) (2001) Professionelle Transkulturelle Pflege. Handbuch für Lehre und Praxis in Pflege und Geburtshilfe. Verlag Hans Huber, Bern

Dörner R (2004) Erwartungen in der Pflegepraxis. Alle(s) im Einklang?! Neue Handlungsspielräume in der Gesundheits- und Krankenpflege. Verlag Wilhelm Maudrich, Wien

Feil N (2002) Validation. Ein Weg zum Verständnis verwirrter alter Menschen. Ernst Reinhardt Verlag, München, 7. Auflage

Ford Y (1997) Workshop „Sprachliche Implikationen eines multikulturellen Pflegeteams". In: Zegelin A (Hg) Sprache und Pflege. Ullstein Mosby, Berlin/Wiesbaden, 167–172

Freud S (1999) Ratschläge für den Arzt bei der psychoanalytischen Behandlung. In: Gesammelte Werke chronologisch geordnet. Achter Band – Werke aus den Jahren 1909–1913. Fischer Taschenbuch Verlag, Frankfurt am Main

Geißner U (1997) So ist es nicht gemeint! Fachjargon der Pflegenden. In: Zegelin A (Hg) Sprache und Pflege. Ullstein Mosby, Berlin/Wiesbaden, 105–110

Grundböck A, Seidl E, Walter I (2002) Multikulturelle Aspekte der Pflege. In: Seidl E, Walter I (Hg) Pflegeforschung aktuell. Studien – Kommentare – Berichte. Zum 10-jährigen Bestand der Abteilung Pflegeforschung. Verlag Wilhelm Maudrich, Wien, 109–128

Holoch E (2001) Herbarts ‚pädagogischer Takt' und reflexives Pflegehandeln. Zur gemeinsamen Struktur pädagogischen und pflegerischen Handelns. In: Pr – Internet – Pflegepädagogik, 3. Jahrgang 6: 130–137

Holzbrecher A (2004) Interkulturelle Pädagogik. Cornelsen Scriptor, Berlin

Hülshoff T (2006) Emotionen. Eine Einführung für beratende, therapeutische, pädagogische und soziale Berufe. Ernst Reinhardt, München, 3., aktualisierte Auflage

Hüper C, Kerkow-Weil R (2001) Schmerz im Migrationskontext. In: Domenig (Hg) Professionelle Transkulturelle Pflege. Handbuch für Lehre und Praxis in Pflege und Geburtshilfe. Verlag Hans Huber, Bern, 287–303

Ilkilic I (2005) Begegnung und Umgang mit muslimischen Patienten. Eine Handreichung für Gesundheitsberufe. Zentrum für Medizinische Ethik, Medizinische Materialien, Heft 160, Bochum, 5. Auflage

Kohut H (1989) Wie heilt die Psychoanalyse? Suhrkamp, Frankfurt am Main

Kozon V, Mayr H, Seidl E (Hg) (2001) Pflegewissenschaft – Aufbruch in Österreich. Facultas Universitätsverlag, Wien

Kuhn R (2003) Beziehungen zwischen Sprache und Affekt. In: Nissen G (Hg) Affekt und Interaktion. Neue Aspekte zur Genese und Therapie psychischer Störungen. Verlag W. Kohlhammer, Stuttgart, 65–70

Kumbier D, Schulz von Thun F (Hg) (2008) Interkulturelle Kommunikation: Methoden, Modelle, Beispiele. Rowohlt, Reinbek bei Hamburg, 2. Auflage

Laplanche J, Pontalis, J-B (1980) Das Vokabular der Psychoanalyse. Erster Band. Suhrkamp, Frankfurt am Main, 4. Auflage

Menche N (Hg) (2004) Pflege Heute. Lehrbuch für Pflegeberufe. Elsevier, Urban & Fischer, München 3., vollständig überarbeitete Auflage

Mentzos S (1997) Neurotische Konfliktverarbeitung. Einführung in die psychoanalytische Neurosenlehre unter Berücksichtigung neuer Perspektiven. Fischer Taschenbuch Verlag, Frankfurt am Main

Moers M (2001) Pflegewissenschaft. Die Bedeutung von Pflegestudiengängen für die Pflegeberufe. In: Kozon V, Mayr H, Seidl E (Hg): Pflegewissenschaft – Aufbruch in Österreich. Facultas Universitätsverlag, Wien, 72–85

Müller R (1997) „Abgeklatscht und fertiggemacht!" -Was verstehen Patienten unter pflegerischen Fachausdrücken? In: Zegelin A (Hg) Sprache und Pflege. Ullstein Mosby, Berlin/Wiesbaden, 135–142

Nightingale F (2005) Bemerkungen zur Krankenpflege. Die „Notes on Nursing" neu übersetzt und kommentiert von Christoph Schweikardt und Susanne Schulze-Jaschok. Mabuse-Verlag, Frankfurt am Main

Nissen G (Hg) (2003) Affekt und Interaktion. Neue Aspekte zur Genese und Therapie psychischer Störungen. Verlag W. Kohlhammer, Stuttgart

Powers P (1999) Der Diskurs der Pflegediagnosen. Aus dem Amerikanischen von Monika Noll und Rüdiger Hentschel. Verlag Hans Huber, Bern

Rogers C (2004) Therapeut und Klient. Grundlagen der Gesprächspsychotherapie. Fischer Taschenbuch Verlag, Frankfurt am Main, 18. Auflage

Rosenberg M B (2004) Gewaltfreie Kommunikation. Eine Sprache des Lebens. Gestalten Sie Ihr Leben, Ihre Beziehungen und Ihre Welt in Übereinstimmung mit Ihren Werten. Junfermann, Paderborn, 5. überarbeitete und erweiterte Auflage

Roßmanith S (1999) Medizinpsychologie der Beziehung. In: Sonneck G et al. (Hg) Medizinische Psychologie. Ein Leitfaden für Studium und Praxis mit Prüfungsfragen. Facultas Universitätsverlag, Wien, 6. überarbeitete Auflage, 107–114

Satir V (2002) Kommunikation und Selbstwert. Familientherapie für Berater und zur Selbsthilfe. Pfeiffer bei Klett-Cotta, Donauwörth, 14., durchgesehene Auflage

Schmidbauer W (1992) Helfen als Beruf. Die Ware Nächstenliebe. Rowohlt Taschenbuch Verlag, Reinbek bei Hamburg

Schmidbauer W (2000) Hilflose Helfer. Über die seelische Problematik der helfenden Berufe. Rowohlt Taschenbuch Verlag, Reinbek bei Hamburg, 9. Auflage

Schroeter K, Rosenthal T (Hg) (2005) Soziologie der Pflege. Grundlagen, Wissensbestände und Perspektiven. Juventa Verlag, Weinheim und München

Schulz von Thun F (2001) Miteinander reden: 2. Stile, Werte und Persönlichkeitsentwicklung. Differentielle Psychologie der Kommunikation. Rowohlt Taschenbuch Verlag, Reinbek bei Hamburg

Schulz von Thun F (2006) Miteinander reden: 1. Störungen und Klärungen. Allgemeine Psychologie der Kommunikation. Rowohlt Taschenbuch Verlag, Reinbek bei Hamburg

Schützendorf E (1999) Das Recht der Alten auf Eigensinn. Ein notwendiges Lesebuch für Angehörige und Pflegende. Ernst Reinhardt, München, 2. Auflage

Seidl E, Walter, I (Hg) (2002) Pflegeforschung aktuell. Studien – Kommentare – Berichte. Zum 10-jährigen Bestand der Abteilung Pflegeforschung. Verlag Wilhelm Maudrich, Wien

Sluzki C E et al. (1990) Transaktionelle Disqualifikationen. Untersuchungen über die Doppelbindung. In: Watzlawick P, Weakland J H (Hg) Interaktion. Menschliche Probleme und Familientherapie. Piper, München, 6. Auflage, 289–314

Sonneck G et al. (Hg) (1999) Medizinische Psychologie. Ein Leitfaden für Studium und Praxis mit Prüfungsfragen. Facultas Universitätsverlag, Wien, 6. überarbeitete Auflage

Tannen D (1992) Das hab' ich nicht gesagt! Kommunikationsprobleme im Alltag. Ernst Kabel Verlag, Hamburg

Thomann C, Schulz von Thun F (2003) Klärungshilfe 1. Handbuch für Therapeuten, Gesprächshelfer und Moderatoren in schwierigen Gesprächen. Rowohlt Taschenbuch Verlag, Reinbek bei Hamburg, Neuausgabe

Vergnaud M (2002) Beschwerdemanagement. Hohe Leistungsqualität durch Kundenkritik. Urban & Fischer, München

Walther S (2001) Abgefragt?! Pflegerische Erstgespräche im Krankenhaus. Verlag Hans Huber, Bern

Watzlawick P (2007) Anleitung zum Unglücklichsein. Piper, München, 5. Auflage

Watzlawick P, Beavin J H, Jackson D (2007) Menschliche Kommunikation. Formen, Störungen, Paradoxien. Verlag Hans Huber, Bern, 11., unveränderte Auflage

Watzlawick P, Weakland J H (Hg) (1990) Interaktion. Menschliche Probleme und Familientherapie. Piper, München, 6. Auflage

Weakland J H (2002) „Double-Bind“ – Hypothese und Dreier-Beziehung. In: Bateson G (Hg) Schizophrenie und Familie: Beiträge zu einer neuen Theorie. Suhrkamp, Frankfurt am Main, 6. Auflage, 221–244

Weinhold C (1997) Kommunikation zwischen Patienten und Pflegepersonal. Eine gesprächsanalytische Untersuchung des sprachlichen Verhaltens in einem Krankenhaus. Verlag Hans Huber, Bern

Wilhelm T, Edmüller A (2005) Manipulation. Das Trainingsbuch. Haufe, Freiburg (Umschlagtext: Manipulationen erkennen und abwehren)

Willi J (1990) Die Zweierbeziehung. Spannungsursachen – Störungsmuster – Klärungsprozesse – Lösungsmodelle. Analyse des unbewussten Zusammenspiels in Partnerwahl und Paarkonflikt: das Kollusionskonzept. Rowohlt Taschenbuch Verlag, Reinbek bei Hamburg

Zegelin A (Hg) (1997) Sprache und Pflege. Ullstein Mosby, Berlin/Wiesbaden

VII. Sach- und Personenverzeichnis

P

R

S

T

U

V

W

Z